贯通经络养生祛病

主 编
吕文良

副主编
张建珍　张婷婷　陈宇征　闫　洁

编　著
杨　佼　李娟梅　张莎莎
李　川　刘明坤　赵慧慧
左　草　吕　品　杨广栋
赵　辉

金盾出版社

内容提要

人体经络贯通上下,沟通内外,经络通则人体健,经络不通则人生病。本书分四章,分别介绍人体经络的组成、生理功能、临床应用,贯通经络的各种锻炼方法,经络治病、养生常用穴位的定位与功效,常见病的经络治疗方法等。其内容丰富,图文并茂,通俗易懂,科学实用。适合于广大中医爱好者及基层医务人员阅读。

图书在版编目(CIP)数据

贯通经络养生祛病/吕文良主编.—北京:金盾出版社,
2014.8(2025.1重印)
ISBN 978-7-5082-9247-2

Ⅰ.①贯… Ⅱ.①吕… Ⅲ.①经络—养生(中医)②经络—穴位按压疗法 Ⅳ.①R224.1

中国版本图书馆 CIP 数据核字(2014)第 037214 号

金盾出版社出版、总发行
北京市丰台区晓月中路 29 号
邮政编码:100165 电话:(010)68276683 (010)68214093
河北文盛印刷有限公司印刷、装订
各地新华书店经销

开本:850×1168 1/32 印张:11 字数:243 千字
2025 年 1 月第 1 版第 4 次印刷
印数:20 001~23 000 册 定价:40.80 元

(凡购买金盾出版社的图书,如有缺页、
倒页、脱页者,本社发行部负责调换)

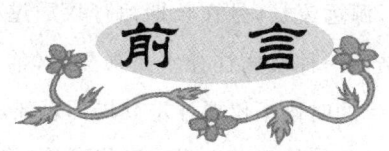

前言

"如何才能保持健康"是人类长期的愿望。中医学认为,脏腑经络与周身相贯通,经络不通畅,脏腑失去正常联系,功能不能正常发挥,则气血失调、阴阳失和,这是疾病产生的常见原因和内在因素。经络通过运行气血、联络脏腑肢节、沟通上下内外,以达到人体完美的气化运动而产生生命能量。只有生命能量不断充盈,十二经脉的经气才能充足,任、督二脉的经气才有来源,任、督二脉可将经气储存起来以起到对十二经脉经气蓄积和渗灌的调节作用。督脉统领人体一身之阳气,是人体生命活动的原动力;任脉统领一身之阴经经气。任脉主血,可以调节人体阴经气血,起到延缓衰老的作用。故任、督二脉经气来源充盛,通过导引促进经气的运行,起到行气血、强脏气的作用,从而保持人体的健康。因此,通过经络锻炼可以蓄积经气、贯通经络、调理脏腑功能,从而起到防病、治病、强身的作用。

一直以来,中草药在疾病的预防和治疗中都起着主导作用。但是,试想如果13亿中国人在亚健康或疾病状态下都服用中草药,那么必定会造成自然植物的破坏和土地资源的浪费,破坏自然环境,从而影响人与自然的和谐发展。因此,贯通经络这一传统自我保健和治疗疾病的非药物疗法,在治病的同时又能尽量地保护自然环境,故很值得普及和推广。

非药物疗法属于我国自然医学范畴,也是中医学的重要组成部分,历史悠久,源远流长,是在长期治疗疾病过程中反复论证而形成的经验总结。一种疾病往往不是孤立的,常常涉及多脏腑及经络气血,在治疗的时候不仅要注重其局部表现,更要注重疏通整体经络,使之与局部经络贯通。贯通经络既治标又治本,既缓解即时的痛苦又解决根本的问题,重点在于提高患者自身抵御和对抗疾病的能力;内气充盈,自然就不会生病了。当然,不亲身体验,难以言其奥妙!鉴于此,我们在总结前人利用经络、穴位防治疾病的经验基础上,结合自己的临床经验和患者运用经络锻炼法防治疾病的效果,经认真、系统的分析和提炼,将一些简便易行、安全有效、科学实用的传统自我经络锻炼法,经过自我实践后介绍给大家,其目的是在弘扬祖国传统医学精髓的同时为大家的身体健康出一份力。

当今世界,很多人都非常崇尚中医学,世界各国的医学专家们也苦苦探索中医学的奥秘。众所周知,《内经》是中医理论的奠基之作,分为《素问》和《灵枢》两部分。其中,《灵枢》是全面系统论述经络学说的最早文献,主要在于论述通过经络来治疗疾病,内容全面深奥,但是并不难学。该书不仅强调了经络的重要性,而且详细介绍了十二经脉、十二经别、十五别络、十二经筋、奇经八脉的循行、特定腧穴、所生病证和治疗原则,指出经络"内连于脏腑,外络于肢节",将人体连接成一个有机的整体;又能运行气血,濡养脏腑组织,同时调节人体的生理功能,维持相对的平衡协调。本书所选择的养生保健及防治疾病的贯通经络方法,基本理论源于《内经》,结合后世各代医家的经验而成,体现了中医学在防病、治病中操作简便、易学实用、收效迅速、效果持久、不良反应少等优势。临床所见的许多慢性病只有采用针对经穴的内外合治、整体调养、多种疗法综合运用的贯通经络方法进行保健和治疗，才能使病情得到全面、快捷、稳固的缓解，又可免除"扎针之痛，服药之苦"，深受广大患者的欢迎。

我们在日常医疗工作中，经常会遇到许多朋友、患者及其家属求教一些保持身体健康的方法，我也每每给予认真传授。通过经络锻炼，许多人认识到身体的健康很大程度上掌握在自己的手里，然而由于个人交往面较窄，往往有许多人不能有这样的机遇，因而我们编写了这本书。在今天，对许多慢性病患者而言，要想获得比较满意的健康生活，经络锻炼无疑是最佳的选择。

全书共分四章，第一章概述，介绍了经络系统的组成、经络的循行、常用腧穴及经络的生理功能和临床应用等；第二章经络锻炼，着重介绍了贯通经络法的独特性、经络锻炼的反应和要求、常用的贯通经络方法，如站桩锻炼法、按摩锻炼法、经络的艾灸及拔罐疗法、经络的运动锻炼、太极拳、八段锦等；第三章临床常用穴位，详尽地描述了十四经穴及常用的经外奇穴，每穴均配有相应穴位图，便于大家学习；第四章经络治疗，介绍咳嗽、胃下垂、湿疹、颈椎病等临床常见疾病的贯通经络治疗方法。大家只要能坚持按照书中介绍的方法去做，则经络通，气血和，就能获得较好的疗效。

由于我们水平有限，书中不当之处在所难免，敬请广大读者提出宝贵意见。

中国中医科学院广安门医院　　吕文良

目　录

第一章　概　述

第一节　经络的基础知识 …………………………… 1
一、经络系统的组成 ………………………………… 2
二、腧穴 ……………………………………………… 2
三、经络的循行及常用腧穴 ………………………… 7
　（一）十二经脉的循行、主治及常用腧穴 ………… 7
　（二）奇经八脉的循行及交会腧穴 ………………… 15
　（三）十二经别的循行 ……………………………… 18
　（四）十二经筋和十二皮部的循行 ………………… 18
　（五）络脉的循行 …………………………………… 19
四、经穴现代研究 …………………………………… 19
五、取穴方法 ………………………………………… 30
第二节　经络的生理功能及病变特点 ……………… 31
一、经络的生理功能 ………………………………… 31
二、经络的病变特点 ………………………………… 35
第三节　经络学说的临床应用 ……………………… 39

第二章　经络锻炼

第一节　经络锻炼的作用及注意事项 ……………… 42
一、经络锻炼的独特性、优越性和作用 …………… 42

二、经络锻炼的反应 …………………………………… 48
　　　(一)正常反应 …………………………………………… 48
　　　(二)异常反应 …………………………………………… 50
　　三、经络锻炼的要求 …………………………………… 53
第二节　贯通经络之意拳养生桩法 ………………………… 57
　　一、养生桩锻炼方法 …………………………………… 57
　　二、养生桩锻炼的要领 ………………………………… 64
　　三、练养生桩肩背沉重感的原因及对策 ……………… 65
第三节　贯通经络之站式八段锦法 ………………………… 67
　　一、练功作用与注意事项 ……………………………… 67
　　二、站式八段锦套路 …………………………………… 68
第四节　经络的传统运动锻炼 ……………………………… 71
　　一、运动疗法的作用 …………………………………… 71
　　二、锻炼方法 …………………………………………… 72
　　　(一)肩颈经络锻炼方法 ……………………………… 72
　　　(二)腰背经络锻炼方法 ……………………………… 75
　　　(三)腰腿经络锻炼方法 ……………………………… 82
　　三、运动锻炼的注意事项 ……………………………… 87
第五节　贯通经络之易筋经、五禽戏及太极拳法 ………… 89
　　一、易筋经 ……………………………………………… 89
　　二、五禽戏 ……………………………………………… 92
　　三、太极拳 ……………………………………………… 96
第六节　贯通经络之按摩法 ………………………………… 98

目 录

一、按摩锻炼禁忌证 ………………………………… 98
二、手法介绍 …………………………………………… 99

第七节 贯通经络之艾灸及拔罐法 ………………… 105
一、艾灸疗法 …………………………………………… 105
二、拔罐疗法 …………………………………………… 109

第八节 贯通经络之其他锻炼方法 ………………… 113
一、头面部保健经络锻炼法 …………………………… 113
二、足底保健经络锻炼法 ……………………………… 116
三、经络放松锻炼法 …………………………………… 118
四、疏通经络捏脊法 …………………………………… 120

第三章 临床常用穴位

一、十二经脉 …………………………………………… 123
(一)手太阴肺经 ……………………………………… 123
(二)手阳明大肠经 …………………………………… 126
(三)足阳明胃经 ……………………………………… 132
(四)足太阴脾经 ……………………………………… 143
(五)手少阴心经 ……………………………………… 148
(六)手太阳小肠经 …………………………………… 151
(七)足太阳膀胱经 …………………………………… 156
(八)足少阴肾经 ……………………………………… 171
(九)手厥阴心包经 …………………………………… 177
(十)手少阳三焦经 …………………………………… 180
(十一)足少阳胆经 …………………………………… 187

（十二）足厥阴肝经 ·················· 199
二、奇经八脉 ························· 203
　　（一）督脉 ·························· 203
　　（二）任脉 ·························· 211
三、经外奇穴 ························· 216
　　（一）头颈部 ······················ 216
　　（二）躯干部 ······················ 219
　　（三）四肢部 ······················ 222

第四章　经络治疗

一、哮喘 ······························· 229

二、咳嗽 ······························· 231

三、呃逆 ······························· 232

四、呕吐 ······························· 234

五、胃下垂 ···························· 235

六、腹痛 ······························· 236

七、胁痛 ······························· 238

八、男性不育症 ······················ 240

九、郁病 ······························· 241

十、多汗症 ···························· 244

十一、心悸 ···························· 246

十二、尿失禁 ························· 248

十三、更年期综合征 ················ 250

十四、闭经 ···························· 252

目 录

十五、月经先期 …………………………………… 254

十六、月经后期 …………………………………… 255

十七、产后缺乳 …………………………………… 257

十八、消渴 ………………………………………… 259

十九、小儿积滞 …………………………………… 261

二十、小儿遗尿 …………………………………… 262

二十一、湿疹 ……………………………………… 264

二十二、荨麻疹 …………………………………… 266

二十三、痤疮 ……………………………………… 267

二十四、颈椎病 …………………………………… 268

二十五、落枕 ……………………………………… 271

二十六、肩周炎 …………………………………… 273

二十七、足跟痛 …………………………………… 275

二十八、妊娠恶阻 ………………………………… 277

二十九、视疲劳综合征 …………………………… 278

三十、慢性疲劳综合征 …………………………… 280

三十一、便秘 ……………………………………… 281

三十二、肥胖症 …………………………………… 283

三十三、慢性肝炎 ………………………………… 285

三十四、流行性感冒 ……………………………… 288

三十五、高血压病 ………………………………… 291

三十六、冠心病 …………………………………… 293

三十七、黄褐斑 …………………………………… 295

三十八、近视 …………………………………… 296

三十九、老年性阴道炎 ………………………… 297

四十、类风湿关节炎 …………………………… 299

四十一、慢性鼻炎 ……………………………… 301

四十二、慢性腹泻 ……………………………… 302

四十三、慢性肾炎 ……………………………… 304

四十四、慢性胃炎 ……………………………… 307

四十五、慢性咽炎 ……………………………… 309

四十六、慢性支气管炎 ………………………… 310

四十七、前列腺炎 ……………………………… 311

四十八、三叉神经痛 …………………………… 313

四十九、神经衰弱 ……………………………… 315

五十、失眠 ……………………………………… 316

五十一、痛经 …………………………………… 320

五十二、头痛 …………………………………… 323

五十三、小儿厌食 ……………………………… 326

五十四、牙痛 …………………………………… 328

五十五、亚健康状态 …………………………… 329

五十六、阳痿 …………………………………… 331

五十七、腰痛 …………………………………… 333

五十八、痔疮 …………………………………… 338

五十九、卒中后遗症 …………………………… 339

第一章 概 述

第一节 经络的基础知识

经络是经脉和络脉的总称。经,有路径的含义,经脉贯通上下,沟通内外,是经络系统中的主干;络,有网络的含义,络脉是经脉别出的分支,较经脉细小,纵横交错,遍布全身。经络内属脏腑,外络肢节,行气血,通阴阳,沟通表里内外,网络周布全身,把人体各个部分联结成一个统一的整体,以保持人体活动的协调和平衡。这种平衡一旦遭到破坏,就会导致疾病的发生。经络因其对生理、病理、诊断、治疗等方面的重要意义,而为历代医家所重视。

经络学说是我国劳动人民通过长期的医疗实践,不断观察总结而逐步形成的。根据文献分析,其形成途径如下:①"针感"等传导的观察。针刺时产生酸、麻、重、胀等感应,这种感应常沿着一定路线向远部传导。②腧穴疗效的总结。主治范围相似的腧穴往往有规律地排列在一条路线上。③体表病理现象的推理。某一脏器发生病变,在体表相应部位可有压痛、结节、皮疹、色泽改变等现象,也是发现经络系统的途径之一。④解剖,生理知识的启发。古代医家通过解剖,在一定程度上认识了内脏的位置、形态及某些生理功能,观察到人体内分布着很多管状和条索状结构,并与四肢联系,观察到某些脉管内血液流动的现象。

《黄帝内经》经脉篇中云,经络可以控制人体一切功能,具有决生死、处百病、调虚实的作用。也就是说,生命是否存在,决定于经络!疾病之所以发生,是由于经络活动出了问题!疾病之所以能得到治疗,也是由于经络的作用。

一、经络系统的组成

经络在内联属于脏腑,在外联络于筋肉、皮肤。经络系统是由经脉、络脉、经筋、皮部等组成(图1-1)。

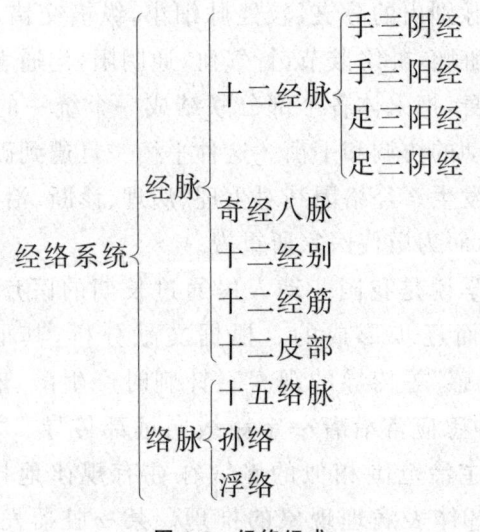

图1-1 经络组成

二、腧 穴

腧穴是人体脏腑经络之气输注于体表的特殊部位。腧,

第一章 概 述

本写作"输",或从简作"俞",有转输、输注的含义,言经气转输之所;穴,即孔隙的意思,言经气所居之处。人体的腧穴既是疾病的反应点,又是针灸的施术部位。腧穴与经络、脏腑、气血密切相关。《灵枢·九针十二原》载:"欲以微针通其经脉,调其气血,营其逆顺出入之会。"说明针灸通过经脉、气血、腧穴三者的共同作用,达到治疗的目的。经穴均分别归属于各经脉,经脉又隶属于一定的脏腑,故腧穴—经脉—脏腑间形成了不可分割的联系。

1. 腧穴的发展 腧穴是人们在长期的医疗实践中发现的治病部位。远古时代,我们的祖先当身体某一部位或脏器发生疾病时,在病痛局部砭刺、叩击、按摩、针刺、火灸,发现可减轻或消除病痛。这种"以痛为输"所认识的腧穴,既无定位,又无定名,是认识腧穴的最初阶段。在医疗实践中,对体表施术部位及其治疗作用的了解逐步深入,积累了较多的经验,认识到有些腧穴有确定的位置和主治的病证,并给予位置的描述和命名。这是腧穴发展的第二阶段,即定位、定名阶段。

随着对经络及腧穴主治作用认识的不断深入,古代医家对腧穴的主治作用进行了归类,并与经络相联系,说明腧穴不是体表孤立的点,而是与经络脏腑相通。通过不断总结、分析归纳,逐步将腧穴分别归属各经。这是腧穴发展的成熟阶段,即定位、定名、归经阶段。

《内经》论及穴名约 160 个,并有腧穴归经的记载。晋代皇甫谧所著《针灸甲乙经》记载周身经穴名 349 个,除论述了腧穴的定位、主治、配伍、操作要领外,并对腧穴的排列顺序进行了整理,为腧穴学理论和针灸实践的发展做出了重要贡献。北宋王唯一对腧穴重新进行了考定,撰写了《铜人腧穴针灸图经》,详载了354个穴名。元代滑伯仁所著《十四经发挥》载经穴穴名亦为354个,并将全身经穴按循行顺序排列,称"十四经穴"。明代杨继洲《针灸大成》载经穴名359个,并列举了辨证选穴的范例,充实了针灸辨证施治的内容。清代李学川《针灸逢源》定经穴穴名361个,并延续至今。

2. 腧穴的分类 人体的腧穴大体上可归纳为十四经穴、奇穴、阿是穴三类。

(1)十四经穴:十四经穴为位于十二经脉和任、督二脉的腧穴,有固定的名称和位置,简称"经穴"。经穴因其分布在十四经脉的循行线,所以与经脉关系密切,它不仅可以反映本经经脉及其所属脏腑的病证,也可以反映本经脉所联系的其他经脉、脏腑之病证,同时又是施治部位。因此,腧穴不仅有治疗本经脏腑病证的作用,也可以治疗与本经相关经络脏腑之病证。十四经穴共有361个,是腧穴的主要部分。

(2)奇穴:是指未能归属于十四经脉的腧穴,它既有规定的穴名,又有明确的位置,又称"经外奇穴"。这些腧穴对某些病证具有特殊的治疗作用。奇穴因其所居人体部位的不同,其分布也不尽相同。有些位于经脉线外,如中泉、中魁穴;有些在经脉线内,如印堂、肘尖穴;有些为穴位组合之奇穴,如四神聪、四缝等穴。历代对奇穴记载不一。目前,国家技术监督局批准发布的《经穴部位》,对48个奇穴的部位确定了统一的定位标准。

(3)阿是穴:是指既无固定名称,亦无固定位置,而是以压痛点或其他反应点作为针灸施术部位的一类腧穴,又称"天应穴""不定穴""压痛点"等。唐代孙思邈《备急千金要方》载:"有阿是之法,言人有病痛,即令捏其上,若里当其处,不问孔穴,即得便快成痛处,即云阿是,灸刺皆验,故曰阿是穴也。"阿是穴多位于病变的附近,也可在与其距离较远的部位,无一定数目。

3. 腧穴的命名 腧穴的名称均有一定的含意,《千金翼方》指出:"凡诸孔穴,名不徒设,皆有深意。"历代医家以腧穴所居部位和作用为基础,结合自然界现象和医学理论等,采用取类比像的方法对腧穴命名。了解腧穴命名的含义,有助于熟悉、记忆腧穴的部位和治疗作用。兹将腧穴命名规律分类说明。

(1)根据所在部位命名:根据腧穴所在的人体解剖部位而命名,如腕旁的腕骨,乳下的乳根,面部颧骨下的颧髎,第七颈椎棘突下的大椎等。

(2)根据治疗作用命名:根据腧穴对某种病证的特殊治疗作用命名,如治目疾的睛明、光明,治水肿的水分、水道,治面瘫的牵正等。

(3)利用天体地貌命名:根据自然界的天体名称如日、月、星、辰等,或地貌名称如山、陵、丘、墟、溪、谷、沟、泽、池、泉、海、渎等,结合腧穴所在部位的形态或气血流注的状况而命名,如日月、上星、太乙、承山、大陵、商丘、丘墟、太溪、合谷、水沟、曲泽、涌泉、小海、四渎等。

(4)参照动、植物命名:根据动、植物的名称,以形容腧穴所在部位的形象而命名,如伏兔、鱼际、犊鼻、鹤顶、攒竹、口禾髎等。

（5）借助建筑物命名：根据建筑物来形容某些腧穴所在部位的形态或作用特点而命名，如天井、印堂、巨阙、脑户、屋翳、膺窗、库房、地仓、气户、梁门等。

（6）结合中医学理论命名：根据腧穴部位或治疗作用，结合阴阳、脏腑、经络、气血等中医学理论命名，如阴陵泉、阳陵泉、心俞、三阴交、三阳络、百会、气海、血海、神堂、魄户等。

4. 腧穴的作用

（1）近治作用：是一切腧穴主治作用所具有的共同特点。所有腧穴均能治疗该穴所在部位及邻近组织、器官的局部病证，是"腧穴所在，主治所在"规律的体现。例如，眼区周围的睛明、承泣、攒竹、瞳子髎等经穴治疗眼部疾患；胃脘部周围的中脘、建里、梁门等经穴均能治疗胃痛；膝关节周围的鹤顶、膝眼等奇穴均能治疗膝关节疼痛；阿是穴均可治疗部位局部的病痛等。

（2）远治作用：是十四经腧穴主治作用的基本规律。在十四经穴中，尤其是十二经脉在四肢肘膝关节以下的腧穴，不仅能治疗局部病证，还可治疗本经循行所及的远部的组织器官脏腑的病证，有的甚至可影响全身的功能。例如，合谷不仅可治上肢病，还可治颈部及头面部疾患，同时还可治疗外感发热等疾患；足三里不但治疗下肢病，而且对调整消化系统功能，甚至人体免疫反应等方面都具有一定的作用，这是"经脉所过，主治所及"规律的反映。

（3）特殊作用：指某些腧穴所具有的双向性良性调整作用和相对特异性而言。所谓双向性良性调整作用，是指同一腧穴对机体不同的病理状态,可以起到两种相反而有效的治疗作用,如天枢可治泄泻,又可治便秘;内关在心动过速时可减慢心率,心动过缓时又可提高心率。特异性如大椎退热,至阴矫正胎位等。

三、经络的循行及常用腧穴

(一)十二经脉的循行、主治及常用腧穴

十二经脉对称地分布于人体的两侧,分别循行于上肢或下肢的内侧或外侧,每一经脉分别属于一个脏或一个腑。手经行于上肢,足经行于下肢;阴经行于四肢内侧,属脏,阳经行于四肢外侧,属腑。

手足三阴、三阳通过经别和别络互相沟通,组合成六对表里相合关系。《素问·血气形志篇》曰:"足太阳与少阴为表里,少阳与厥阴为表里,阳明与太阴为表里,是为足阴阳也。手太阳与少阴为表里,少阳与厥阴为表里,阳明与太阴为表里,是为手之阴阳也。"相为表里的两条经脉,都在四肢末端交接,都分别循行于四肢内外两个侧面的相对位置,分别络属于相为表里的脏腑。

十二经脉分布在人体内外,经脉中的气血是循环贯注的,即从手太阴肺经开始,依次传至足厥阴肝经,再传至手太阴肺经,首尾相贯,如环无端,而且与前后正中的督脉和任脉也相通。

1. 手太阴肺经

【经脉循行】 起于中焦(胃),向下联络大肠,再上行穿

过横膈膜，入属于肺脏；从肺系（指肺与喉咙相联系的脉络）横出腋下，沿上臂内侧行于手少阴和手厥阴之前，下行到肘窝中，沿着前臂掌面桡侧入寸口（桡动脉搏动处），过鱼际，沿鱼际的边缘，出拇指的桡侧端。

腕后支脉：从列缺穴处分出，一直走向食指桡侧端，与手阳明大肠经相接。

【主　治】　本经主治胸、肺、喉部疾患及经脉循行部位的病变。

【常用腧穴】　中府、云门、天府、侠白、尺泽、孔最、列缺、经渠、太渊、鱼际、少商。

2. 手阳明大肠经

【经脉循行】　起于食指桡侧端（商阳），沿食指桡侧，通过第一、二掌骨之间，向上进入拇长伸肌腱与拇短伸肌腱之间的凹陷中，沿前臂背面桡侧缘，至肘部外侧，再沿上臂外侧前缘上行至肩端（肩髃），沿肩峰前缘，向上会于督脉大椎穴，然后进入缺盆，联络肺脏，通过横膈，属于大肠。

缺盆部支脉：上走颈部（扶突），经过面颊，进入下牙龈，回绕口、唇，交叉于水沟（人中），左脉向右，右脉向左，分布在鼻旁（迎香），与足阳明胃经相接。

【主　治】　本经主治头面、五官疾患和经脉循行部位的病变。

【常用腧穴】　商阳、二间、三间、合谷、阳溪、偏历、温溜、下廉、上廉、手三里、曲池、肘髎、手五里、臂臑、肩髃、巨骨、天鼎、扶突、口禾髎、迎香。

3. 足阳明胃经

【经脉循行】 起于鼻翼两侧（迎香），上行到鼻根部，与旁侧足太阳经交会，向下沿着鼻外侧（承泣）入上牙龈，回出环绕口、唇，向下交会于颏唇沟内承浆穴（任脉）处，再向后沿着口腮后下方，出于下颌大迎处，沿着下颌角颊车，上行耳前，经过上关（足少阳经），沿发际至额（头维），与督脉会于神庭。

面部支脉：从大迎前下走人迎，沿着喉咙，会大椎，入缺盆，向下通过横膈，属胃，络于脾脏。

缺盆部直行支脉：经乳头，向下挟脐旁，入小腹两侧气冲。

胃下口部支脉：沿腹里向下到气冲处与前脉会合，再由此向下至髀关，直抵伏兔部，下至膝膑，沿着胫骨前嵴外侧，下经足背，进入足第二趾外侧端（厉兑）。

胫部支脉：从膝下3寸（足三里）处分出，进入足中趾外侧。

足背部支脉：从足背上（冲阳）分出，进入足大趾内侧端（隐白），与足太阴脾经相接。

【主　治】 本经主治胃肠病、神志病和头、面、眼、鼻、口、齿疾患及经脉循行部位的病变。

【常用腧穴】 承泣、四白、巨髎、地仓、大迎、颊车、下关、头维、人迎、水突、气舍、缺盆、气户、库房、屋翳、膺窗、乳中、乳根、不容、承满、梁门、关门、太乙、滑肉门、天枢、外陵、大巨、水道、归来、气冲、髀关、伏兔、阴市、梁丘、犊鼻、足三里、上巨虚、条口、下巨虚、丰隆、解溪、冲阳、陷谷、内庭、厉兑。

4. 足太阴脾经

【经脉循行】 起于足大趾末端（隐白），沿着大趾内侧赤白肉际,过大趾本节后半圆骨,上行至内踝前,再上腿肚,沿胫骨后交出足厥阴经之前,经膝、股部内侧前缘入腹,属脾,络胃,过横膈上行,挟咽部两旁,联系舌根,分散于舌下。

胃部的支脉:向上再通过横膈,流注于心中,与手少阴心经相接。

【主　治】　本经主治胃脘痛、腹胀、呕吐嗳气、便溏、黄疸、身体沉重无力、舌根强痛、膝股部内侧肿胀、厥冷等病证。

【常用腧穴】　隐白、大都、太白、公孙、商丘、三阴交、漏谷、地机、阴陵泉、血海、箕门、冲门、府舍、腹结、大横、腹哀、食窦、天溪、胸乡、周荣、大包。

5. 手少阴心经

【经脉循行】　起于心中,出属于"心系"(心与其他脏器相联系的部位),过横膈,下络小肠。

"心系"向上支脉:挟着咽喉上行,系于"目系"(指眼球与脑相联系的脉络)。

"心系"直行支脉:上行于肺部,横出于腋窝(极泉),沿上臂内侧后缘、肱二头肌内侧沟,至肘窝内侧,沿前臂内侧后缘、尺侧腕屈肌腱之侧,到掌后豌豆骨部,入掌,经小指桡侧至末端(少冲),与手太阳小肠经相接。

【主　治】　本经主要治疗心、胸、神志病证及本经循行部位的病变。

【常用腧穴】　极泉、青灵、少海、灵道、通里、阴郄、神门、少府、少冲。

6. 手太阳小肠经

【经脉循行】　起于手小指尺侧端(少泽),沿手背尺侧至腕部,出于尺骨茎突,直上前臂外侧尺骨后缘,经尺骨鹰嘴与肱骨内上髁之间,循上臂外侧后缘出肩关节,绕行肩胛部,交会于大椎穴(督脉),入缺盆络于心脏,沿食管过横膈,过胃属小肠。

缺盆部支脉:沿颈部上行面颊,至目外眦,转入耳中(听宫)。

颊部支脉:上行目眶下,抵于鼻旁,至目内眦(睛明),与足太阳膀胱经相接,而又斜行络于颧骨部。

【主　治】　本经主治头项、五官病证、热病、神志疾患及本经部位的病变。

【常用腧穴】　少泽、前谷、后溪、腕骨、阳谷、养老、支正、小海、肩贞、臑俞、天宗、秉风、曲垣、肩外俞、肩中俞、天窗、天容、颧髎、听宫。

7. 足太阳膀胱经

【经脉循行】　起于目内眦(睛明),会于巅顶(百会,属督脉)。

巅顶部支脉:从头顶到颞部。

巅顶部直行支脉:从头顶入里联络于脑,回出分开下行项后,沿着肩胛部内侧,挟着脊柱,到达腰部,从脊旁肌肉进入体腔,联络肾脏,属于膀胱。

腰部的支脉:向下通过臀部,进入腘窝中。

后项的支脉:通过肩胛骨内缘直下,过臀部(环跳,属足少阳胆经)下行,沿大腿后外侧,与腰部下来的支脉会合于腘窝中,从此下行,过腓肠肌,出于外踝的后面,沿第五跖骨粗隆,达小趾外侧端(至阴),与足少阴经相接。

【主　治】　本经主治头项、五官病证、热病、神志疾患及本经部位的病变。

【常用腧穴】　睛明、攒竹、眉冲、曲差、五处、承光、通天、络却、玉枕、天柱、大杼、风门、肺俞、厥阴俞、心俞、督俞、膈俞、肝俞、胆俞、脾俞、胃俞、三焦俞、肾俞、气海俞、大肠俞、关元俞、小肠俞、膀胱俞、中膂俞、白环俞、上髎、次髎、中髎、下髎、会阳、承扶、殷门、浮郄、委阳、委中、附分、魄户、膏肓、神堂、譩譆、膈关、魂门、阳纲、意舍、胃仓、肓门、志室、胞肓、秩边、合阳、承筋、承山、飞扬、跗阳、昆仑、仆参、申脉、金门、京骨、束骨、足通谷、至阴。

8. 足少阴肾经

【经脉循行】　起于足小趾下，斜走足心（涌泉），出于舟骨粗隆下，沿内踝后，进入足跟，再向上行于腿肚内侧，出于腘窝内侧半腱肌腱与半膜肌之间，上经大腿内侧后缘，通向脊柱，属于肾脏，联络膀胱，还出于前（中极，属任脉），沿腹中线旁开0.5寸，胸中线旁开2寸，到达锁骨下缘（俞府）。

肾脏直行支脉：向上通过肝和横膈，进入肺中，沿着喉咙，挟于舌根两侧。

肺部支脉：从肺出来，联络心脏，流注胸中，与手厥阴心包经相接。

【主　治】　本经主要治疗妇科、前阴、肾、肺、咽喉病及经脉循行部位的病变，如月经不调、阴挺、遗精、小便不利、水肿、便秘、泄泻等。

【常用腧穴】　涌泉、然谷、太溪、大钟、水泉、照海、复溜、交信、筑宾、阴谷、横骨、大赫、气穴、四满、中注、肓俞、商曲、石关、阴都、腹通谷、幽门、步廊、神封、灵墟、神藏、彧中、俞府。

9. 手厥阴心包经

【经脉循行】 起于胸中,出属心包络,向下通过横膈,从胸至腹,依次联络上、中、下三焦。

胸部支脉:沿着胸中,出于胁部,至腋下3寸处(天池),上行抵腋窝中,沿上臂内侧正中,行于手太阴和手少阴之间,进入肘窝中,向下行于前臂掌长肌腱与桡侧腕屈肌腱之间,进入掌中,沿着中指到指端(中冲)。

掌中支脉:从劳宫分出,沿着无名指尺侧到指端,与手少阳三焦经相接。

【主 治】 本经主治心、胸、胃、神志病证及经脉循行部位的病变,如心痛、心悸、胃痛、呕吐、胸痛、癫狂、昏迷等。

【常用腧穴】 天池、天泉、曲泽、郄门、间使、内关、大陵、劳宫、中冲。

10. 手少阳三焦经

【经脉循行】 起于无名指尺侧端(关冲),向上出于手背第四、五掌骨之间,沿着腕背,出于前臂外侧尺、桡骨之间,向上通过肘尖,沿上臂外侧三角肌后缘,上达肩部,交出于足少阳经的后面,向前进入缺盆,分布于胸中,联络心包,向下通过横膈,从胸至腹,属于上、中、下三焦。

胸中支脉:从胸上出缺盆,上直项部,沿耳后直上,出于耳上到额角,再屈而下行至面颊,到达目眶下。

耳部支脉:从耳后入耳中,出走耳前,与前脉交叉于面颊部,到达目外眦(丝竹空之下),与足少阳胆经相接。

【主 治】 本经主要治疗侧头部、耳、目、咽喉、胸胁部病证、热病及经脉循行部位的病变,如偏头痛、胁肋痛、耳鸣、耳聋、目痛、咽喉痛。

【常用腧穴】 关冲、液门、中渚、阳池、外关、支沟、会宗、三阳络、四渎、天井、清冷渊、消泺、臑会、肩髎、天髎、天牖、翳风、瘈脉、颅息、角孙、耳门、耳和髎、丝竹空。

11. 足少阳胆经

【经脉循行】 起于目外眦(瞳子髎),向上到达额角部(颔厌),下行至耳后(风池),沿着颈部行于手少阳经的前面,到肩上交出手少阳经的后面,向下进入缺盆部。

耳部支脉:从耳后入耳中,出走耳前,到达目外眦后方。

外眦部的支脉:从目外眦处分出,下走大迎,会合于手少阳经到达目眶下,下行经颊车,由颈部向下会合前脉于缺盆,后向下进入胸中,过横膈,联络肝脏,属于胆,沿着胁肋内,出于少腹两侧腹股沟动脉部,过外阴部毛际,横行入髋关节部(环跳)。

缺盆部直行的支脉:下行腋部,沿着侧胸部,经过季胁,向下会合前脉于髋关节部,再向下沿大腿的外侧,出于膝外侧,下行经腓骨前面,直下到达腓骨下段,再下到外踝的前面,沿足背部,进入足第四趾外侧端(足窍阴)。

足背部支脉:从足临泣处分出,沿第一、二跖骨之间,出于大趾端,穿过趾甲,回过来到趾甲后的毫毛部(大敦,属肝经),与足厥阴肝经相接。

【主 治】 本经主要治疗头侧、耳、目、咽喉、神志疾病、热病证及经脉循行部位的病变。

【常用腧穴】 瞳子髎、听会、上关、颔厌、悬颅、悬厘、曲鬓、率谷、天冲、浮白、头窍阴、完骨、本神、阳白、头临泣、目窗、正营、承灵、脑空、风池、肩井、渊腋、辄筋、日月、京门、带脉、五枢、维道、居髎、环跳、风市、中渎、膝阳关、阳陵泉、阳交、外丘、光明、阳辅、悬钟、丘墟、足临泣、地五会、侠溪、足窍阴。

12. 足厥阴肝经

【经脉循行】 起于足踇趾上毫毛部（大敦），沿足背部向上，过内踝前1寸处（中封），向上至内踝上八寸处交出于足太阴经的后面，上行膝内侧，沿股部内侧，进入阴毛中，绕过阴部，上达小腹，挟着胃旁，属于肝经，联络胆腑，向上过横膈，分布于胁肋，沿喉咙的后面，向上进入鼻咽部，连接于"目系"（眼球联系于脑的部位），向上出于前额，与督脉会合于巅顶。

"目系"的支脉：下行颊里，环绕唇内。

肝部的支脉：从肝分出，过横膈，向上流注于肺，与手太阴肺经相接。

【主　治】 本经主要治疗肝病、妇科病、前阴病及经脉循行部位的病变。

【常用腧穴】 大敦、行间、太冲、中封、蠡沟、中都、膝关、曲泉、阴包、足五里、阴廉、急脉、章门、期门。

（二）奇经八脉的循行及交会腧穴

奇经八脉即别道奇行的经脉，包括督脉、任脉、冲脉、带脉、阴维脉、阳维脉、阴跷脉、阳跷脉共8条。奇经八脉有统率、联络和调节十二经脉的作用。

奇经八脉的分布规律：奇经八脉的分布部位与十二经脉

纵横交互,八脉中的督脉、任脉、冲脉皆起于胞中,同出于会阴,其中督脉行于背正中线;任脉行于前正中线;冲脉行于腹部会于足少阴经。奇经中的带脉横行于腰部,阳跷脉行于下肢外侧及肩、头部;阴跷脉行于下肢内侧及眼;阳维脉行于下肢外侧、肩和头项;阴维脉行于下肢内侧、腹和颈部。

1. 督脉

【经脉循行】 起于小腹内,下出于会阴部;向后行于脊柱的内部;上达项后风府,进入脑内;上行巅顶;沿前额下行至鼻柱。

【交会腧穴】 长强、陶道、大椎、哑门、风府、脑户、百会、水沟、神庭。

2. 任脉

【经脉循行】 起于小腹内,下出会阴部;向上行于阴毛部;沿着腹内,向上经过关元等穴;到达咽喉部;再上行环绕口唇;经过面部;进入目眶下(承泣穴,属足阳明胃经)。

【交会腧穴】 会阴、曲骨、中极、关元、阴交、下脘、中脘、上脘、天突、廉泉、承浆。

3. 冲脉

【经脉循行】 起于小腹内,下出于会阴部;向上行于脊柱内;其外行者经气冲与足少阴经交会,沿着腹部两侧;上达咽喉;环绕口唇。

【交会腧穴】 会阴、阴交、气冲、横骨、大赫、气穴、四满、中注、肓俞、商曲、石关、阴都、通谷、幽门。

4. 带脉

【经脉循行】 起于季胁部的下面,斜向下行到带脉、五枢,维道穴;横行绕身一周。

【交会腧穴】 带脉、五枢、维道。

5. 阴维脉

【经脉循行】 起于小腹内侧;沿大腿内侧上行到腹部;与足太阴经相合;过胸部;与任脉会于颈部。

【交会腧穴】 筑宾、府舍、大横、腹哀、期门、天突、廉泉。

6. 阳维脉

【经脉循行】 起于足跟外侧;向上经过外踝;沿足少阳经上行髋关节部;经胁肋后侧;从腋后上肩;至前额;再到项后,合于督脉。

【交会腧穴】 金门、阳交、臑俞、天髎、肩井、头维、本神、阳白、头临泣、目窗、正营、承灵、脑空、风池、风府、哑门。

7. 阴跷脉

【经脉循行】 起于足舟骨的后方;上行内踝的上面;直上沿大腿内侧;经过阴部;向上沿胸部内侧;进入锁骨上窝;上经人迎的前面;过颧部;到目内眦,与足太阳经和阳跷脉相会合。

【交会腧穴】 照海、交信、睛明。

8. 阳跷脉

【经脉循行】 起于足跟外侧;经外踝上行腓骨后缘,没股部外侧和胁后上肩,过颈部上挟口角,进入目内眦,与阴跷脉会合,再沿足太阳经上额;与足少阳经合于风池。

【交会腧穴】 申脉、仆参、跗阳、居髎、臑俞、肩髃、巨骨、天髎、地仓、巨髎、承泣、睛明、风池。

(三)十二经别的循行

十二经别是从十二经脉别出的经脉,它们分别起自四肢,循行于体腔脏腑深部,上出于颈项浅部,它能补正经之不足。十二经别的分布规律:十二经别多从四肢肘膝关节上下的正经别出(离),经过躯干深入体腔与相关的脏腑联系(入),再浅出体表上行头项部(出),在头项部阳经经别合于本经脉,阴经的经别合于其表里的阳经经脉(合),由此将十二经别汇合成6组,称为(六合)。足太阳、足少阴经别从腘部分出,入走膀胱,上出于项,合于足太阳膀胱经;足少阳、足厥阴经别从下肢分出,行至毛际,入走肝胆,上系于目,合于足少阳胆经;足阳明、足太阴经别从髀部分出,入走脾胃,上出鼻颏,合于足阳明胃经;手太阳、手少阴经从腋部分出,入走心与小肠,上出目内眦,合于手太阳小肠经;手少阳、手厥阴经别从所属正经分出,进入胸中,入走三焦,上出耳后,合于手少阳三焦经;手阳明、手太阴经别从所属正经分出,入走肺与大肠,上出缺盆,合于手阳明大肠经。

(四)十二经筋和十二皮部的循行

经筋和皮部,是十二经脉与筋肉和体表的连属部分。经筋是十二经脉之气"结、聚、散、络"于筋肉、关节的体系,是十二经脉的附属部分,所以称"十二经筋"。经筋有连缀四肢百骸,主司关节运动的作用。十二经筋的分布规律:十二经筋均起于四肢末端,上行于头面胸腹部。每遇骨节部位则结于或聚于此,遇胸腹壁或入胸腹腔则散于或布于该部而成片,但与脏腑无属络关系。三阳经筋分布于项背和四肢外侧,三阴经筋分布于胸腹和四肢内侧。足三阳经筋起于足趾,循股外上行结于頄(面);足三阴经筋起于足趾,循股内上行结于阴器(腹);手三阳经筋起于手指,循臑外上行结于角(头);手三阴经筋起于手指,循臑内上行结于贲(胸)。全身的皮肤是十二经脉的功能活动反映于体表的部位,也是经络之气的散布所在。所以,把全身皮肤分为十二个部分,分属于十二经脉,称"十二皮部"。十二皮部的分布规律:以十二经脉体表的分布范围为依据,将皮肤划分为十二个区域。

(五)络脉的循行

络脉是经脉的分支,有别络、浮络、孙络之分。别络是较大的和主要的络脉。十二经脉与督脉、任脉各有一支别络,再加上脾之大络,合为"十五别络"。浮络是循行于浅表部位而常浮现的络脉。孙络是最细小的络脉。它们主要是加强各部联系和网络经脉不及的部分。十五络脉的分布规律:十二经脉的别络均从本经四肢肘膝以下的络穴分出,走向其相表里的经脉,即阴经别络于阳经,阳经别络于阴经。任脉的别络从鸠尾分出以后散布于腹部;督脉的别络从长强分出经背部向上散布于头;脾之大络散布于胸胁。此外,还有从络脉分出的浮行于浅表部位的浮络和细小的孙络,遍及全身,难以计数。

四、经穴现代研究

1. 肯定现象 1956年中国即将经络的研究列为全国自

然科学发展规划的重点项目,有组织地进行临床观察、形态学研究和实验研究,取得了一定的进展,在不同性别、年龄、地域、种族、健康和文化水平的受试者身上都能观察到循经感传现象。日本等国学者也先后进行过这类研究和报道。经过30多年的努力,经络的现代研究取得了显著的进展。目前我国学者已有大量的资料说明:①经络现象是客观存在的,其中循经感传尤为多见,它普遍地存在,是一种正常的生命现象。②人体体表可以观察到与古典经脉循行路线基本一致的线路。它与人体功能的调节密切相关。③经脉和脏腑间确有相对特异性联系。我国学者在经络的研究方面采用了电、声、光、核、气等多种理化方法,神经生物形态学方法,如辣根酶(CB-HRP),荧光双标法等手段,从细胞水平进行研究。20世纪50年代以来,自从重新发现经络感传现象以后,普遍引起了国内外学者的重视,对经络现象展开了广泛而深入的研究,除了采用普查的手段进行研究外,大量引用了现代科技的最新成果,如将大视野数字式γ照相机引入放射性同位素示踪的方法;用红外热像仪观察感传过程中循经出现的温度变化;用高敏仪器检测体表超弱冷光的发射等,使经络现象研究始终保持在较高的先进水平上。

2. 循经感传现象的研究 用针刺或脉冲电流等刺激人体的穴位时,受试者会产生酸、麻、胀等特殊感觉,从被刺激的穴位开始,沿着古典的经络循行路线传导,这种现象称为循经感传。20世纪70年代开始,在针灸治疗中发现部分循经感传现象的病人基础上,在全国展开了大规模的调查研究,至70年代后期,20个省、市、自治区所做的人群感传调查总数已达 18 万人次,其中有 3 000 例以上出现感传现象。经脉能出现循经感传,是因为分肉之间是管状通道,而循感的"气",过去由于时代原因"不知其谁",现代通过仪器测试,已经证明经气是一种能量流,包括热能、各种频率的波谱等,并且常人还存在着隐性循经感传现象。这也说明经脉是人体的第三循环系统——能量通道。

3. 穴位存在的特点 穴位历来被认为是经络中经气聚集的地方,针灸学中对此有大量总结。古人记载全身经穴的穴名共有 359 个(《针灸大成》)或 361 个(《医宗金鉴》);今人认为有 360 个(《新针灸学》)或 361 个(《腧穴学》)。但是在实际应用中,经外奇穴、新穴及民间用穴还相当多。例如:《针灸经外奇穴图谱》收集了经外奇穴 588 个穴名,《针灸经外奇穴图谱续集》收集了新穴 1 007 个穴名。这些资料反映出穴位是客观存在的;穴位大量存在、遍布全身但又在某些部位相对密集;与非穴位的其他部位相比较,穴位都有其某些特别之处。我国古人很早就发现了穴位功能活动的特点,即:①穴位是输注气血之处,按现代的话就是某些特殊的生理活动点。②穴位是反映病痛之处,也就是所说的某些病理反应点。③穴位是防治疾病之处,即是临床上的治疗点。

人们通过对人体及动物的大量穴位的解剖学研究发现,除机体正常结构如神经、脉管、肌肉、结缔组织等之外,至今并未发现有特殊意义的其他结构。因此,人们偏重于从已知结构来分析穴位的实质。在分析大量资料后认为:"从大多数的人体解剖和组织学的观察结果,以及实际上针刺可能涉及的结构来看,以神经和脉管(包括管壁的神经装置)的综合性结构作为穴位的形态学基础,是比较合乎客观实际的。"

4. 穴位形态与血管及其神经 古人提出穴位是"络脉渗灌"或"脉气所发"之处,这表明穴位与血管系统的密切关系。经研究 309 个经穴与动、静脉的密切关系,发现正当动脉干和旁有动、静脉干者共 286 穴,占 91.62%。在研究中还有人观察到,在足三里穴区内,皮下组织中的肥大细胞沿小血管旁纵横浅深分层呈直线成行排列分布;肌内肥大细胞伴同血管分支而分布。由于肥大细胞为神经激素细胞,其颗粒中含组胺、5-羟色胺等多种生物活性物质,针刺可引起穴区内这些颗粒的释放和解体,从而可刺激局部感觉神经末梢引起兴奋。这些资料说明穴位的形态学基础与血管密切相关。

解剖表明,血管的自主神经与躯体神经有密切关系。例如,足三里穴与来自腓深神经及腓总神经至胫前动脉的血管支有关;复溜穴与来自胫神经到胫前动脉的血管支有关;劳宫穴与来自正中神经及尺神经的血管支有关;合谷穴与来自第一指掌侧总神经的血管支有关;三间穴与来自食指掌侧固有神经的血管支有关等。

在穴位内,血管的交感性传入神经末梢的形态学也已有研究报道。中国科学院动物研究所通过对牙痛穴的细致观察指出:"不仅在血管外层分支形成复杂的树枝状末梢,而且有的进入到血管的中层,在血管的横切面上,可以看到感觉神经纤维及其分支包绕了整个血管壁的周围"。如通过对人中穴的镜下观察发现,该部位血管神经分布最为丰富,传入神经末梢大都是无髓的游离神经末梢,但也见有髓的和带包囊的神经末梢。实验研究表明,穴位内汇合型胆碱能的毛细血管前动脉旁丛很可能是传入的终末感受器,由胆碱能动脉周丛伸入到该旁丛者很可能是沿动脉来的交感内脏传入,由胆碱酯酶阳性小神经末梢加入该旁丛者,很可能是由脑脊髓神经干来的内脏传入。从上述研究结果可以看出,外周血管的交感性传入神经及结末感受器作为一种普遍存在的感受器,在形态上基本具备了穴位实质的可能性。其中胆碱酯酶阳性的无髓的细神经及其游离神经末梢已经受到注意,但血管传入神经中的有髓纤维(如较粗的 $A\beta$ 类相较细的 $A\delta$ 类)及其终末感受器的研究尚少。另外,由于自主神经末梢感受器与躯体神经末梢感受器的形态结构目前尚无明显区分,我们认为在穴位实质的探讨中应加以综合考虑。

5. 穴位功能与血管及其神经

(1)输注气血:古代对经络穴位输注气血的论述,无不与神经系统控制下的血管功能活动相关。有人应用穴位色素注射法,在18个人的肢体上共注射了60个穴位,发现循经被色素充盈的纤细管道多与血管神经伴行。经过组织学观察发现,这种结构由小静脉构成,且管壁外有小动脉伴行。另外,通过现代手段观察了局部血流图的变化。在刺激心包经、心经、肺经的井穴后,发生感传的经线与旁开线的局部血流图变化有明显差异。这种循经部位的血循环变化,可以看作是穴位输注气血的功能活动。由此可知,穴位通过血管及其神经在调输"气血"方面有重要的生理功能。

(2)反映病痛:在这方面古今临床已有大量应用,如循摸经穴、阿是穴、穴位诊断法等。穴位诊断法目前有两大类:根据穴位压痛反应、结节、条索等来进行辨证的手法检查和以穴温、皮电、红外成像、冷光信息等客观指标进行的检查,其中自主神经系统在经穴与脏腑的联系起重要作用。

穴位是感受器,也是效应器。有关穴位与痛觉的关系问题,研究发现,在某些穴位的小动脉壁上及其周围有明显的胆碱酯酶阳性神经,它们的多少对该处痛阈的高低有一定影响。其内在机制,可能与胆碱能和肾上腺素能两种交感节后纤维与胆碱酯酶阳性无髓传入纤维发生交会有关。已有实验证明:电针动物痛阈的提高,与该穴区去甲肾上腺素的显著减少有密切关系。

根据神经反射理论,机体存在着"躯体—躯体""躯体—内脏""内脏—内脏"等反射活动。我们认为在穴位反映病痛方面,后两类的反射活动是重要的。例如,实验研究中内脏疾患在外周相应区域出现的穴温变化、皮肤电活动的降低、可见的经络现象(如循经发汗带、循经立毛现象和循经皮疹)、感觉异常(交感神经系统对其他感受器的阈值有影响)等现象,都可能与此两类机制相关。

(3)防治疾病:古今流传的"面口合谷收,肚腹三里留"等口诀,在疾病防治方面卓有成效。其机制是以非药物刺激促使机体内部调整来抗衡疾病,其中也与血管及其神经密切相关。例如,在临床应用华佗夹脊穴时体会到:夹脊穴不仅能用于治疗相应的内脏病,而且还能治疗远离内脏又与自主神经有关的疾病,如血管性偏头痛、肢端感觉异常症、自主神经功能紊乱症、脑血管病等,疗效都较好。说明夹脊穴具有调节自主神经的作用,进而还影响血液循环和血管舒张。

大量资料表明,在针灸刺激作用下,通过影响中枢的兴奋性,可以促进交感神经系统产生各种反应,使外周交感神经兴奋或抑制,影响相应部位的血管等因素的变化。例如,针刺"足三里"穴区,可以影响胃神经传出放电和胃肠的蠕动,使相应的神经递质发生变化,进一步影响交感神经系统的作用。又如,在针麻手术时,针刺可能通过某些抑制交感末梢去甲肾上腺素释放的途径,使交感神经活动保持相对稳定的状态,或者引起机体内源性阿片样物质的释放,促进交感神经系统的抑制,使外周血管舒张而产生降血压效应。

6. 穴位的相对特异性 穴位从形态到功能都有一定的相对特异性,对于血管及其神经来说也是如此。

经研究发现,穴位处动脉的配布有一定的形式,即穴位的动脉配布多属于本干,第一支或第二支可有规则性辐辏型、放射排列型、不规则排列型。一般辐辏型排列者,穴点正常位于其中央部。某些穴位(如拔牙麻醉点和人中穴)内的末梢血管还有特殊的构造,即末梢血管成球状小体,在小体的一端有出入微血管,小体大小为300～500微米,类似动脉性毛细血管球。但另一些非常用穴位(如兑端和龈交穴),就没有发现这些特殊的结构。另外经研究证实,曲池等穴区内的小血管、神经束、神经丛和神经末梢都较非穴区丰富,沿小血管排列的肥大细胞在数量上也明显高得多。

在生理活动中,穴位与穴位及穴位与非穴位之间,有明显的不同。例如,观察针刺家兔的人中、合谷、足三里等穴区及耳尖区对颈总动脉血流量为指标的影响。实验结果证实,针刺人中穴对颈总动脉血流量有增强作用;这种作用分别与合谷、足三里、耳尖区的作用相比,差异非常显著,说明穴位是具有相对特异性的。一般认为,皮肤电现象与交感神经系统的活动有关。因此,在用体表电位测定仪测定,将水平排列的多头探测电极分别固定在穴位和非穴位上进行测定,结果有70%的穴位体表电位,与非穴位体表电位相比较,有显著差别。另外,在耳郭这个狭小的区域内,耳穴与非穴之间也有明显的区别。

以上研究说明,穴位确有它的生物学基础,而且穴位与非穴位之间存在某些差别,血管及其交感性神经在穴位内有重要作用。

7. 穴位实质与躯体性神经 上海有关专家研究观察了309个穴位,在针刺时,直接刺中神经干或旁0.5厘米内有神经干者占100%。在穴位内,人们发现了大量的也存在于其他区域的感受器,如各种游离神经末梢、露菲尼小体、麦氏小体、克氏小体、环层小体、高尔基-马楚尼小体及肌梭等。目前一般把它们分为浅部感受器和深部感受器,并且倾向于认为穴位不同,其感受器的类别和数量也不同。

另外,针灸临床和实验说明,在许多情况下即使直接刺激神经干,也可以获得相当的疗效。尤为突出的是,以刺激穴位皮肤的针灸方法(如毛刺、半刺、梅花针、七星针等)自古以来就有之。这种方法实际上是以皮肤神经及其感受器为刺激目标,说明穴位实质还与肌肉浅部的躯体性神经相关。

穴位体表组织同样参与针剂效应,即浅刺与深针同样具有镇痛和改变脏器活动规律的作用。例如,内侧腓肠肌神经和股后侧皮神经传导的针刺信息都随针刺术式而呈规律性变化。因此,针刺刺激与浅部、深部的感受器及其躯体性神经,都有密切关系。

由上可知,躯体性神经及其多种末梢感受器,在穴位实质中的作用是可以肯定的。

8. 穴位的现代分类

(1)皮神经穴:由于全部经穴浅表部分都分布有皮神经及其末梢,因此经穴都可作为皮神经穴。但临床经常是将那些分布在头颅部、脊柱两侧、四肢部、耳部等处的穴位,以及穴位周围皮肤作为皮神经穴使用,如皮内针和皮肤针等疗法。即使在一般针灸疗法中,也是先刺激皮神经,之后才深入刺激到穴位的其他结构。

(2)混合神经穴:在穴位内有明显的神经干或束支,这些神经基本上属于混合神经,如曲池(桡神经),殷门(坐骨神经),阳陵泉(腓总神经)等。在针灸这些穴位时,很容易直接刺激相应的混合神经干或束支,以显示出相应神经受刺激的感觉及疗效。

(3)血管神经穴:在穴位内有明显的干线血管或小血管及其相应的神经。血管在经络循行路线、营养代谢、体液调节等方面有一定作用;在血管壁上或其周围的交感性神经,则在感觉和反应调节等方面起作用。血管神经穴如人迎(颈内、外动脉,交感神经干),内关(正中动、静脉,前臂掌侧骨间动、静脉,以及它们相应的神经),委中(腘静脉、腘动脉及它们相应的神经)等,在针灸这些穴位时,很容易直接刺激到血管及其交感性神经,从而导致交感神经系统支配下的血管系统和内脏系统的特异性变化。在刺激量较大的情况下,可能导致全身性的神经-体液变化。

（4）淋巴管（结）神经穴：在穴位内有明显的淋巴管或淋巴结，以及它们相应的神经。现代研究发现，淋巴系统受交感性神经支配，淋巴液内有丰富的生物递质和免疫物质。研究还证明，淋巴系统与经络穴位密切相关，如听会（耳前淋巴结及其神经）、三阴交（下肢内侧群淋巴管及其神经）等。临床应用刺激淋巴结疗法对某些疾病疗效甚好。但由于目前尚无穴位与淋巴管（结）的系统资料，所以此处先提出概念，留待今后总结。淋巴管（结）神经穴的作用可参照血管神经穴去理解。

（5）压敏穴：在穴位内有丰富的压力感受器或牵张感受器，它们所产生的神经冲动主要由粗的和中等粗细的有髓纤维传导。一般来说，这些穴位都位于肌肉较丰富、对按压和牵张刺激比较敏感的部位。许多重要穴位如合谷、内关、曲池、足三里等都是压敏穴，它们在针灸刺激下容易产生"得气"感觉，并通过压力感受性反射在中枢引起一系列的反应和调节，对实现针灸针麻的效应有重要作用。

（6）痛敏穴：在穴位内有较多的痛觉神经末梢，它们所产生的神经冲动主要由较细的有髓纤维和细的无髓纤维传导。这些穴位多位于痛觉敏感的部位，如常用的手指末端穴位十宣，以及少商、素髎、人中等穴。它们在针灸的一般刺激下容易产生一定程度的痛感，在激活机体的防御性反应中起着重要作用。

（7）一般穴：在穴位内没有特殊之处，其感受器不甚丰富或敏感性不强，但针灸刺激又确有疗效，如俞府、肩髃、梁门、犊鼻等穴。这些穴位的规律性及分类有待进一步探讨。

总的来说，上述穴位分类仅仅是相对而言的。每个穴位既有普遍性，又有特殊性；每个穴位既可表现为某种结构起到主要作用，又可表现为多种结构的多种作用。许多临床疗效较好的穴位往往都有多种结构在针灸疗法中起作用，是谓"多能穴"，如三阴交，可以是皮神经穴（小腿内侧皮神经）、混合神经穴（胫神经）、血管神经穴（大隐静脉，胫后动、静脉及其相应的交感性神经）、淋巴管神经穴（下肢内侧群淋巴管及其相应的交感性神经）、压敏穴（比目鱼肌和屈指长肌的压力感受器和牵张感受器及其相应的传入神经）等。

9. 穴位的本质　《灵枢·九针十二原》曰："节之交，三百六十五会，知其要者，一言而终，不知其要，流散无穷。所言节者，神气之所游行出入者也，非皮肉筋骨也。"明确指出穴位是神气游行出入的部位，并不是指皮肤、肌肉等可视见、触摸到的有形物。现在一般认为，"神"是中枢神经系统的功能表现，穴位似应是反映中枢神经系统功能——神经递质出入的部位，自身是能感觉体验到的，这可能即是神经递质的释放降解过程或神经兴奋产生的电脉冲。

10. 穴位的位置

(1)穴位据于经线上：《内经》所载脉气所发三百六十余穴，均是分布于经脉循行线上，数目与位置是一定的，与生俱来即如此。

(2)穴位有一定的深度：《素问·刺要论》记载，"病有浮沉，刺有浅深，各致其理，无过其道。过之则内伤，不及则生外壅，壅则邪从之。浅深不得，反为大贼，内动五脏，后生大病"。说明针刺深浅必须根据穴位的深浅来确定，否则有害无益,不同穴位的深浅度是有区别的。

(3)穴位处在分肉间:针刺取穴是遵循循经取穴的原则,穴位是处于分肉之间的经脉上,其深浅即由分肉间隙来决定,穴位并不是皮肤表面的一个点。

(4)穴位是反应点、治疗点:穴位是脏腑功能状态的反应点,亦是刺、灸、按摩的治疗部位。经脉联属于脏腑,穴位是经脉的据点,穴位与脏腑功能是息息相通的,外在的穴位可影响调节内在的脏腑。

总之,穴位是经络不可分割的组成部分,与中枢神经系统密切关联,又是反映脏腑经络功能状态的根本所在。

五、取穴方法

1. 手指同身寸取穴法 以患者的手指为标准来定取穴位的方法称为"手指同身寸取穴法"。因各人手指的长度和宽度与其他部位有着一定的比例,所以可用患者本人的手指来测量定穴,医者或根据病人高矮胖瘦做出伸缩,也可用自己的手指来测定穴位。本法种类很多,各有一定的适应范围。

(1)中指同身寸:是以患者的中指中节屈曲时内侧两端纹头之间作为1寸,可用于四肢部取穴的直寸和背部取穴的横寸。

(2)拇指同身寸:是以患者拇指指关节的横度作为1寸,亦适用于四肢部的直寸取穴。

(3)横指同身寸:又名"一夫法",是令患者将食指、中指、无名指和小指并拢,以中指中节横纹处为准,四指横量作为3寸。

2. 简便取穴法 简便取穴法是一种临床简便易行的方法。例如,垂手中指端取风市;两手虎口自然平直交叉,在食指端到达处取列缺等。

3. 骨度分寸取穴法 骨度分寸取穴法是临床常用的一种取穴法,如前发际至后发际 12 寸,两乳突间 9 寸等,这种方法取穴较为适用。

第二节 经络的生理功能及病变特点

一、经络的生理功能

经络在生理、病理、诊断和防治疾病方面都有十分重要的意义。其主要功能是:

1. 运行气血,调和阴阳 在正常情况下,经络具有运行气血、濡养脏腑肌肤和调节阴阳平衡的作用,以维持人体各部分的正常功能。人体的五脏六腑、四肢百骸、五官七窍、皮毛筋骨肉等,虽然有各自的生理功能,但在正常的功能活动中必须保持着密切的联系、协调和平衡,而这主要是通过经络来实现的。

2. 抵御病邪,反映病痛 气血的正常运行是保证机体健康的必要条件,如果由于某些因素的影响,而使经气的运行失常,机体抵御病邪的能力就会减弱,罹至病患,外邪致病的传变次序是由浅入深,由表及里,由轻而重的过程。相反,脏腑有病,也可以通过经络反映到体表上来。

3. 传导经气,调整虚实 经脉具有感应传导经气、调整虚实的作用。针灸治疗当经气循经到达病所时,病痛就会减轻,乃至消失,异常的功能即趋于恢复。针刺治病的关键是"得气"(包括感传)。说明针刺治疗主要是通过疏通经脉,调和血气,以恢复机体的阴阳平衡。

4. 维持机体与外环境的平衡 人是自然界的一部分,生存于自然界之中,时时刻刻都在与自然界进行着物质、能量和信息的交换,自然界的一切变化都会对人体有一定的影响,而人体的功能活动也必须与之相适应。只有与周围的自然环境保持协调、统一的平衡,人的生命活动才能正常进行。经络不仅保证了机体活动的协调,而且对于保持机体与自然界的统一和平衡,实现其正常的生命活动都有非常重要的意义。

5. 网络周身,联通整体 经络具有联系脏腑和肢体的作用。人体的五脏六腑、四肢百骸、五官七窍、皮肉筋骨等组织器官,虽各有不同的生理功能,但又共同进行着有机的整体活动,使机体的内外上下保持着协调统一,构成一个有机的整体。而这种相互联系,有机配合主要是依靠经络系统的联络沟通作用实现的。由于十二经脉及其分支纵横交错、入里出表、通上达下联系了脏腑器官,奇经八脉沟通于十二经之间,经筋皮部连接了肢体筋肉皮肤,从而使人体的各脏腑组织器官有机地联系起来。

6. 除十二经脉外,其他经络的功能简单加以概述

(1)十二经别的生理功能:十二经别加强了十二经脉的内外联系及在体内的脏腑之间表里关系,补充了十二经脉在体内外循行的不足。由于十二经别通过表里相合的"六合"作用,使得十二经脉中的阴经与头部发生了联系,从而扩大了手足三阴经穴位的主治范围。此外,又由于其加强了十二经脉对头面的联系,故而也突出了头面部经脉和穴位的重要性及其主治作用。

(2)十二经筋的生理功能:十二经筋是十二经脉之气濡养筋肉骨节的体系,是十二经脉的外周联系部分。主要起到约束骨骼,完成运动关节和保护关节的功能。

(3)十二皮部的生理功能:十二皮部是十二经脉功能活动反映于体表的部位,也是络脉之气散布之所在。由于十二皮部居于人体最外层,又与经络气血相通,故是机体的卫外屏障,起着保卫机体、抵御外邪和反映病证的作用。

(4)十五络脉的生理功能:络脉是由经脉分出行于浅层的支脉。十二经脉和任、督二脉各自别出一络,加上脾之大络,总称十五络脉或十五别络。四肢部的十二经别络,加强了十二经中表里两经的联系,从而沟通了表里两经的经气,补充了十二经脉循行的不足。躯干部的任脉络、督脉络和脾之大络,分别沟通了腹、背和全身经气,从而输布气血以濡养全身组织。

(5)奇经八脉的生理功能

①沟通、联络作用。奇经八脉多数从十二经脉分出,在其循行分布过程中,与其他各经互相交会,沟通了各经络之间的关系,进一步密切十二经脉之间的联系。例如,"阳维维于阳",组合所有的阳经、"阴维维于阴",组合所有的阴经;带脉"约束诸经",沟通腰腹部的经脉;冲脉通行上下,渗灌三阴、三阳;督脉"总督诸阳"、任脉为"诸阴之海"等。对十二经和有关脏腑起着各种不同性质的联系作用。此外,奇经八脉

与肝、肾等脏及女子胞、脑、髓等奇恒之腑的关系较为密切，相互之间在生理、病理上均有一定的联系。

②统率、主导作用。奇经八脉将性质作用相类似的经络组合在一起，并起统率和主导作用。通过它对十二经脉的组合而起统率和主导的作用。

③渗灌、调节作用。奇经八脉纵横交错循行于十二经脉之间，当十二经脉和脏腑之气旺盛时，奇经则加以储蓄；当十二经脉生理功能需要时，则奇经又能渗灌和供应，因此奇经起调节和溢蓄正经脉气的作用。

④奇经八脉中各脉的基本功能

督脉的基本功能：督，有总管、统率的意思。督脉行于背部正中，其脉多次与手足之阳经及阳维脉交会，能总督一身之阳经，故又称为"阳脉之海"。其次，督脉行于脊里，上行入脑，并从脊里分出属肾，它与脑、脊髓和肾有密切的联系。

任脉的基本功能：任，有担任、任受的意思。任脉行于腹面正中线，其脉多次与手足三阴及阴维脉交会，能总任一身之阴经，故又称"阴脉之海"。任，又与"妊"意义相通，其脉起于胞中，与女子妊娠有关，称"任主胞胎"。

冲脉的基本功能：冲，有要冲的意思。冲脉上行至头，下至于足，贯穿全身，或为气血的要冲，能调节十二经气血，故有"十二经脉之海"之称。冲脉又称"血海"，与妇女的月经有密切关系。

带脉的基本功能：带脉围腰一周，犹如束带，能约束纵行诸脉。

阴跷脉及阳跷脉的基本功能：跷，有轻健跷捷的意思。

有濡养眼目、司眼睑之开合和下肢运动的功能。古人还有阴阳跷脉"分主一身左右之阴阳"之说。

阴维脉及阳维脉的基本功能：维，有维系的意思。阴维脉的功能是"维络诸阴"；阳维脉的功能是"维络诸阳"。

二、经络的病变特点

1. 十二经脉病变的特点

（1）手太阴肺经病变的特点：咳嗽，气喘，少气，咯血，伤风，胸部胀满，咽喉肿痛，缺盆部及手臂内侧前缘痛，肩背部寒冷、疼痛等病症。

（2）手阳明大肠经病变的特点：腹痛，肠鸣，泄泻，便秘，痢疾，咽喉肿痛，牙痛，鼻流清涕或出血，本经循行部位疼痛，热肿或寒冷等病症。

（3）足阳明胃经病变的特点：肠鸣、腹胀、水肿、胃痛、呕吐、消谷善饥、口渴、咽喉肿痛、鼻出血，以及胸部、膝髌等本经循行部位的疼痛，热病，发狂等病症。

（4）足太阴脾经病变的特点：胃脘痛，食则呕，嗳气，腹胀，便溏，黄疸，身重无力，舌根强痛，下肢内侧肿胀，四肢厥冷。

（5）手少阴心经病变的特点：心痛，咽干，口渴，目黄，胁痛，上臂内侧痛，手心发热等病症。

（6）手太阳小肠经病变的特点：少腹痛，腰脊痛引睾丸，耳聋，目黄，颊肿，咽喉肿痛，肩臂外侧后缘痛等病症。

（7）足太阳膀胱经病变的特点：小便不通，遗尿，癫狂，疟疾，目痛，见风流泪，鼻塞多涕，鼻出血，头痛，项、背、腰、臀部及下肢后侧本经循行部位疼痛等病症。

(8)足少阴肾经病变的特点:咯血,气喘,舌干,咽喉肿痛,水肿,大便秘结,泄泻,腰痛,脊股内后侧痛,痿弱无力,足心热等病症。

(9)手厥阴心包经病变的特点:心痛,胸闷,心悸,心烦,癫狂,腋下肿,肘臂挛急等病症。

(10)手少阳三焦经病变的特点:腹胀,水肿,遗尿,小便不利,耳聋,耳鸣,咽喉肿痛,目赤肿痛,颊肿,耳后、肩臂肘部外侧疼痛等病症。

(11)足少阳胆经病变的特点:口苦,目眩,疟疾,头痛,颔痛,目外眦痛,缺盆部肿痛,腋下肿,胸、胁、股及下肢外侧痛,足外侧痛,足外侧发热等病症。

(12)足厥阴肝经病变的特点:腰痛,胸满,呃逆,遗尿,小便不利,疝气,少腹肿等病症。

2. 奇经八脉病变的特点

(1)督脉病变的特点:脊柱强痛,角弓反张,通体厥冷等。

(2)任脉病变的特点:疝气,月经不调,带下,腹中结块等。

(3)冲脉病变的特点:腹部气逆而拘急,季胁部满,心烦,女子不孕等。

(4)带脉病变的特点:腹满,腰部觉冷如坐水中,月经不调,女子不孕,男子失精等。

(5)阴维脉病变的特点:心痛,忧郁,腰痛喜按等。

(6)阳维脉病变的特点:恶寒发热,腰痛且有局部肿胀等。

(7)阴跷脉病变的特点:癫痫(阴证),目红痛,多眠、癃闭,足内翻等。

(8)阳跷脉病变的特点:癫痫(阳证),目痛,不眠,崩漏,足外翻等。

3. 十二经筋病变的特点

(1)手太阴经筋病变的特点:本经循行和聚结的部位掣引、转筋、疼痛,胁下拘急,呕血。

(2)手阳明经筋病变的特点:本经循行和聚结的部位掣引、转筋及疼痛,肩不能抬举,颈部不能左右转动顾视。

(3)足阳明经筋病变的特点:足中趾、胫部转筋,足部有跳动及坚硬不舒感,大腿部转筋,睾丸肿大且疼痛,腹筋拘急,向上牵扯到缺盆部及颊部,突然发生口眼㖞斜,筋脉拘急之侧眼胞不能闭合,如有热则筋脉弛纵、眼不能开。

(4)足太阴经筋病变的特点:足大趾牵引内踝转筋,作痛,膝内疼痛,大腿内侧痛,阴囊有扭转作痛感,同时向上引脐及两胁作痛,并牵引胸部及脊柱痛。

(5)手少阴经筋病变的特点:本经循行和聚结的部位掣引、转筋及疼痛。

(6)手太阳经筋病变的特点:手小指掣引肘内高骨后缘疼痛,沿臂的内侧至腋下及腋下后侧等处疼痛,绕肩胛,牵引颈部作痛,耳中鸣响且痛,其疼痛牵引颔部且使眼睛闭合,经较长时间才能看清东西,颈筋拘急。

(7)足太阳经筋病变的特点:足小趾和足跟部掣引疼痛,腘窝部挛急,脊背反张,项筋拘急,肩不能抬举,腋部牵扯缺盆部似扭折样疼痛,不能左右动摇。

(8)足少阳经筋病变的特点:瘛症、抽搐和项背反张等。病在背侧的不能前俯,在胸腹部的不能后仰,阳病项背部筋急,腰向后反折,身体不能前俯,阴病腹部筋急,身体不能后仰。

(9)手厥阴经筋病变的特点:本经循行和聚结的部位掣引、转筋及胸痛。

(10)手少阳经筋病变的特点:本经循行和聚结的部位掣引、转筋,舌卷缩。

(11)足少阳经筋病变的特点:足第四趾掣引转筋,并牵扯膝的外侧也转筋,膝部不能随意屈伸,腘窝部的筋脉拘急。

(12)足厥阴经筋病变的特点:足踇趾牵引内踝前部疼痛,大腿内侧疼痛转筋,若房劳过度耗伤阴精则阳痿,伤于寒则阴缩,伤于热则阳强。

4. 络脉病变的特点

(1)手太阴络脉病变的特点:实证是手掌发热;虚证张口呵欠,遗尿不禁,或小便频数。

(2)手阳明络脉病变的特点:实证是龋齿,耳聋;虚证是齿冷,膈间闭塞不畅。

(3)足阳明络脉病变的特点:喉痹,突然失音,实证是癫狂病;虚证是两足弛缓不收,胫骨部肌肉萎缩。

(4)足太阴络脉病变的特点:霍乱,实证是腹中剧烈疼痛,虚证是腹胀如鼓。

(5)手少阴络脉病变的特点:实证是胸膈间有支撑不舒之感,虚证是不能言语。

(6)手太阳络脉病变的特点:实证是骨节弛缓,肘关节萎废不能活动;虚证是皮上生赘肉。

(7)足太阳络脉病变的特点:实证是鼻塞不通,头背部疼痛;虚证是鼻塞流涕或出血。

(8)足少阴络脉病变的特点:气逆则心烦闷乱,实证是二便不通,虚证是腰痛。

(9)手厥阴络脉病变的特点:实证是心痛,虚证是心中烦乱。

(10)手少阳络脉病变的特点:实证是肘部挛急,虚证是肘部弛缓不收。

(11)足少阳络脉病变的特点:实证是四肢厥冷;虚证是下肢萎软无力,不能行走,坐下则不能站起。

(12)足厥阴络脉病变的特点:气逆则疝病、睾丸肿痛,实证是阴茎挺长,虚证是阴部暴痒。

(13)督之络脉病变的特点:实证是脊背强急,不能俯仰;虚证是头部有沉重感,不能转摇。

(14)任之络脉病变的特点:实证是腹皮疼痛,虚证是腹皮作痒。

(15)脾之络脉病变的特点:实证是遍身疼痛,虚证是周身骨节皆弛缓无力。

第三节 经络学说的临床应用

1. 阐释病理变化 在正常生理情况下,经络有运行气血,感应传导的作用,而在发生病变时,经络就成为传递病邪和反映病变的途径。经络是外邪从皮毛腠理内传五脏六腑的传变途径。由于脏腑之间通过经脉沟通联系,所以经络还可成为脏腑之间病变相互影响的途径。

经络不仅是外邪由表入里和脏腑之间病变相互影响的途径,而且也是脏腑与体表组织之间病变相互影响的途径。通过经络的传导,内脏的病变可以反映于外表,表现于某些特定的部位或与其相应的孔窍。

2. 指导疾病的诊断 由于经络有一定的循行部位和络属脏腑,可以反映所属脏腑的病证,因而在临床上就可根据疾病症状出现的部位,结合经络循行的部位及所联系的脏腑,作为疾病诊断的依据。在临床实践中,发现在经络循行的部位,或在经气聚集的某些穴位处,可有明显的压痛或有结节状、条索状的反映物,或局部皮肤出现某些形态变化,也有助于疾病的诊断。

3. 指导临床治疗 经络学说广泛地用于临床各科的治疗,特别是对针灸、按摩和药物治疗更具有较大的指导意义。针灸疗法和按摩疗法,主要是对于某一经(脏腑)的病变,在其病变的邻近部位或经络循行的远隔部位上取穴。以调整经络气血的功能活动,从而达到治疗的目的。而穴位的选取,首先必须按经络学说来进行辨证,断定疾病属于何经后,再根据经络的循行分布路线和联系范围来选定,这就是"循经取穴"。

药物治疗也是以经络为渠道,通过经络的传导转输,才能使药到病所,发挥其治疗作用。古代医家根据某些药物对某一脏腑经络所具有的特殊选择性作用,创立并形成了"药物归经"和"引经报使"等理论。

4. 指导预防和养生 通过各种经络锻炼有培育元气,顺应自然,达到养生防病,颐养天年的目的。

5. 指导辨证归经　由于经络有一定的循行部位和脏腑络属,它可以反映所属脏腑的病证,因而在临床上就可以根据疾病所出现的症状,结合经络循行的部位及所联系的脏腑,作为辨证归经的依据。例如,头痛一证即可根据经脉在头部的循行分布而辨别,其痛在前额者多与阳明经有关,痛在两侧者多与少阳经有关,痛在颈项者多与太阳经有关,痛在巅顶者多与厥阴经有关。

此外,常发现某些疾病在经络循行通路上,或在经气聚集的某些穴位上,有明显的压痛、结节、条索状等反应物和皮肤形态、温度、电阻改变等,也有助于对疾病的诊断。例如,肠痈患者,有时在足阳明胃经的上巨虚穴出现压痛;长期消化不良的病人,有时可在脾俞穴见到异常变化。临床上采用循经诊察、扪穴诊察、经络电测定等方法检查有关经络、腧穴的变化,可作为诊断参考。

第二章 经络锻炼

第一节 经络锻炼的作用及注意事项

一、经络锻炼的独特性、优越性和作用

1. 健身防病,双向调节 中国传统医学对疾病的认识是客观的,尤其是对疾病的预防十分重视,未病防病,有病防止传变是中医学的另一个特色,经络锻炼正是基于这一前提,所以备受历代医家和养生大家的青睐,民间对此也流传有许多的经络锻炼方法。例如,捏脊疗法防治小儿疳积和消化不良;按摩足三里穴增强体质、增强人体对疾病的抵抗力;针刺按摩风池穴预防和治疗感冒等。此外,经络锻炼对人体各系统功能具有明显而可靠的双向调节作用,如针对内关穴的长期临床实践和研究发现,轻柔、缓和的刺激内关穴有明显的止呕作用,而重刺激该穴又能催吐。因此,读者在应用经络锻炼的各具体方法进行锻炼时一定要细心体会、认真思考、及时总结,以求达到较好的锻炼效果。

2. 自我锻炼,自主选择 以往的医疗多采用物理方法、化学方法、生物方法等,这些均属于物质治疗。而经络锻炼要求人通过自我锻炼,防病健身、祛病延年,强调自我调节,

改善情绪,培养意志,塑造良好的性格,提高心理健康水平。经络锻炼用以防病治病给广大人民提供了一个极好的自我保健和治疗的机会及方法,每一个人可以按照自己的情况和爱好选择适合自己的锻炼方法,而选择经络锻炼则完全能自己确定,更加符合人性化和个体化的要求,这就不像在医院看病,历来的治疗方式基本上都是医生给患者进行检查、诊断和治疗,患者总是处于被动接受状态。患者往往处于一个从属或被动的地位,大多数情况下对于治疗措施和治疗方法及药物无自己的选择余地。经络锻炼疗法则是患者通过自我锻炼,防病治病,变被动为主动。

当然,提倡自我锻炼的同时,我们不能否定协作锻炼的作用,事实上对有些穴位的锻炼是个体自己无法实现的,此时若能有两人同时锻炼,互相协作,那么会取得更好的锻炼效果。

3. 预防保健,陶冶性情 《黄帝内经》云:"正气存内,邪不可干。"这表明经络锻炼具有预防疾病、保健强身的作用。现代研究证明,经络锻炼具有明显的消除心身疲劳,恢复体力和精力,提高工作效率,增强机体免疫力,预防疾病等作用。随着社会的发展,人们日常生活节奏越来越快,心理紧张程度也随之越来越大。长期的心理紧张会降低机体的免疫力,引起机体生理功能失调,导致功能性甚至器质性病变。因此,善于在紧张的节奏中学会适时地松弛,对健身和防病都是非常必要的。经络锻炼恰好能有效地起到这个作用。实践证明,长期经络锻炼的人不容易疲劳,平时总感到精力充沛,很少患感冒等病。

此外,长期坚持经络锻炼,人体会自然而然地体验到非常愉快和舒适的感觉,不仅有身体的舒适感,而且心情也非常舒畅;长期坚持锻炼,能起到陶冶情操、开阔心胸、培养意志、塑造健全的人格、增强心理适应能力的作用;坚持经络锻炼还可使人感到做事得心应手,效率增加,提高心理健康水平。

4. 培补元气,扶正祛邪 动静结合的自我经络锻炼养生法。"精"包括先天肾精和后天水谷之精两部分,两者通过肺、心、脾诸脏,输布周身,以保证人体的生长、发育、生殖等生理活动的实现。经络锻炼对精有着明显的影响和作用,只要经络锻炼得法并持之以恒,对先天之精与后天之精都有加强充实作用。显然,经络锻炼益精固水的作用就是培补元气的机制。经络锻炼元气充益后,则可更好地激发与推动脏腑进行正常有效的生理活动,这对维持机体健康具有重要意义。

5. 蓄积能量,延年益寿 奇经八脉进一步密切了十二经脉之间的联系,又能调节十二经脉的气血。十二经脉气血有余时,则流注于奇经八脉,蓄以备用;十二经脉气血不足时,可由奇经"溢出",给予补充。因此,经络锻炼在强身、健体、防病方面的作用是其他疗法所无法比拟的,对于这一点,所有有经络锻炼亲身体会的人都是加以肯定的。经络锻炼对人体具有显著的近期及远期良性作用。另外,由于中医学认为人到中老年,阴精阳气逐渐虚衰,身体各种功能都逐步减退,也有一些人因种种原因未老先衰。实践证明,经络锻炼能够调动和发挥机体内在潜力,调动生理潜力,推迟或延缓衰老,防治老年智能减退,增进老年人身心健康,增强心理稳定性,消除紧张心理,提高其所从事活动的效率,达到延年益寿的功效。

6. 普遍适应,针对性强 多年来的临床实践与医学基础研究表明:迄今为止西医学解决了很多医学难题,但对某些疾病,尤其是像肢体瘫痪一类的疾患尚无疗效可靠的方法和药物。中医学总结了几千年来中国历代医家治疗该病的经验,运用传统中医学经络理论,采用针对经络的多种治疗方法和手段在治疗该病、改善临床症状、减少并发症、调整免疫功能、提高患者生存质量、延长患者生存时间、减少患者疾病支出等方面做出了巨大的贡献。

7. 整体治疗,补虚泄实 经络是中医学的重要组成部分,其治疗疾病和预防疾病的机制是从中医的整体观念出发的。锻炼时所产生的效应对全身各系统组织、器官及心理同时都有调整作用,而不是只对一个内脏、一个系统起作用。中医学认为,人体是一个整体,体表各组织、器官与内脏之间,脏与腑之间都是密切相关的,它们之间的关联是通过经络的络属紧密相连的,即通过经络将内脏与体表组织及器官联系成一个整体。经络是气血运行的通路,起着营养补给、濡润调节内脏与肢体的作用,借以维持人体正常的生理功能活动。经络锻炼正是通过针对经络和穴位有针对性的锻炼和独特治疗方法的作用,通过疏通经络、调整经络的虚实、激活经络功能等作用而增强人体的防病、抗病能力。经络锻炼的作用点表面上是在某条(几条)经络或某个(几个)穴位上,实际上是通过经络和局部穴位的锻炼,从整体上对人体起到了行气活血、补虚泻实、调理脏腑功能的作用。其整体治疗的作用是其他疗法所无法比拟和赶超的；而其局部治疗作用也是肯定的。

8. 无副作用，省钱省力 经络锻炼是通过自我锻炼或两人协作锻炼的方法，主要是锻炼者通过各种锻炼方法来进行，与针、药不同，体现出完全的"绿色治疗"理念，因而在通常情况下是不会对人体产生任何创伤和副作用的。此外，由于经络锻炼具有的方法简单、效果可靠、简便易学、老少皆宜、无场地要求、适合慢性病等优势，其对减少患者疾病支出的贡献是显而易见的。

9. 心身同练，开发智能 从锻炼的直接表现来看，这主要表现在经络的整体性，如健身气功易筋经。在锻炼时，虽然看起来肢体运动的动作缓慢柔和，但初学者在一段时间内仍会感到身体疲劳，肌肉疼痛，可见这种缓慢柔和的运动对形体、体力的锻炼作用还是相当强的。再如站桩，也具有相当强的形体锻炼作用，这种作用的强度还随着站桩体位高低发生相应的变化，站的体位越低，体力锻炼的强度越大。

锻炼的间接作用体现在锻炼引起心理活动发生有益于健康的变化，心理变化必然通过神经和内分泌环节引起机体生理功能发生改变，生理功能的变化必将引起形态的变化。这一作用是通过心理—生理—形态反应环节实现的。综上所述，可以清楚地看到经络锻炼确实能从精神和形体两个方面同时发挥其独特的作用。近年来，随着社会的发展，疾病谱的改变，人们对健康、疾病及医学模式的认识都发生了根本性的转变，越来越认识到心理社会因素在其中所占的重要位置，也从实践中看到了经络锻炼对保持心身健康、治疗心身疾病所起的重要作用。另外，经络锻炼疗法与心理疗法的最大不同表现在患者所处地位的主动与被动上。心理疗法虽然强调解决患者心理致病因素，但其具体治疗措施终归需要医生给予患者，患者多处于被动状态；然而经络锻炼疗法则是由患者自我进行的一种锻炼，患者在锻炼中处于一种主动状态，这有助于患者自身意识能动性的调动。此外，经络锻炼还伴有体势、体力的锻炼，这也是与心理疗法的不同之处。

经络锻炼可以开发人的智能，通过锻炼能使大脑的疲劳较快地消除，使精力旺盛，注意力集中，感、知觉敏锐，记忆力增强，思维能力提高，从而能提高智能水平。

10. 疏通经络，激活潜能 有病的人经络不畅通的部分多，通过经络锻炼可以逐步使经络一部分一部分地通畅，这样人的病就会痊愈。而潜能属心理学范畴，心理学研究认为，人的心理活动可以有效地影响机体的生理功能变化及潜能的调动。这种变化之剧烈，甚至可以引起人体的形态实质发生改变。这种心理—生理—形态反应环节正是我国传统经络锻炼具有疗效的重要机制。换句话说，我国传统经络锻炼的作用所在，在一定程度上恰恰就体现在对人体潜力的调动与培育上；通过调理激活人体生理潜能，而提高人体免疫力，从而增强人体的防病、抗病和病后机体的康复能力。研究掌握并利用这一规律，等于在医学宝库中挖掘和发展了一门更高层次的治疗理论与方法，也是对现代医学的一个补充。

11. 减轻胃肠负担 经络锻炼在一般情况下是不需药物的,这不仅减轻了胃肠负担,而且能增强胃动力,减轻疾病给患者带来的痛苦。对有些疾病的治疗,能在不影响药物治疗的同时进行经络锻炼,这无疑又给机体的康复多了一条治疗手段,给患者多了一份战胜疾病的希望,起到明显的综合治疗作用。

二、经络锻炼的反应

(一)正常反应

1. 唾液增多 唾液具有多种生理作用,它可以湿润与溶解食物,使食物易于吞咽,并引起味觉;清洁和保护口腔,可清除口腔中的残存食物;当有害物质进入口腔时,唾液可冲淡、中和这些物质,并将这些物质从口腔黏膜上洗掉;唾液中的溶菌酶还有杀菌作用;唾液中含有淀粉酶,它可使淀粉分解,转变为麦芽糖等。我国古人对唾液在养生中的作用是很重视的,认为唾液在养生中具有防腐、美容、抗老延年等作用。现代研究中有人报道在唾液中发现有抗衰老因子,更为古代的经验认识提供了现代科学依据。经络锻炼后出现的唾液分泌增多是一个有益的反应,遇到这种情况慢慢咽下即可。

2. 肠鸣,矢气 经络锻炼时由于人体经脉气血运行通畅,推动了内脏运动,胃肠蠕动明显增加,故锻炼者在经络锻炼时往往可以听到自己腹内咕咕噜噜作响的肠鸣音,也有的矢气(即俗话所说的"放屁")现象增多。由于锻炼后胃肠蠕动功能和唾液分泌功能均有增强,故对治疗慢性胃肠功能减弱的消化不良和习惯性便秘均有良好效果。

3. 食欲增强,食量增加 经络锻炼使人体经脉气血运行通畅,经气充盈,直接对腹腔脏器(胃、肠、肝、脾)起柔和的按摩作用,调整了胃肠功能,有助于消化吸收,增强食欲。一般锻炼到一定阶段后,身体瘦弱者的体重均有不同程度的增加。

4. 新陈代谢的改善 由于经络锻炼时姿势的放松,人体经脉气血运行通畅,经气充盈,内脏功能和大脑功能均得到调整,促使新陈代谢旺盛。所以,经络锻炼后会感到全身舒适轻松,精神活力增加,全身温热,皮肤光泽,面色红润,毛发指甲生长比平时迅速,有的还可白发变黑,即所谓"返老还童"现象出现。由于新陈代谢的改善和体质的好转,中青年甚至老年经络锻炼者还有性功能增强现象,这也是经络锻炼中的正常反应,但应加以控制,避免过度消耗精气,影响身体健康。

5. 全身舒适,头脑清晰 经络锻炼时由于全身放松,人体经脉气血运行通畅,经气充盈,使大脑皮质功能活动逐渐进入兴奋集中状态,其兴奋的周围渐入抑制扩散状态,增强了全身放松及大脑的休息,使皮质细胞恢复功能,因而出现了全身舒适、轻松愉快的感觉。经络锻炼到一定阶段时,多数人有头脑清晰、记忆力增强、精力旺盛的感觉。

6. 身体微热 在经过一段时间的经络锻炼后,由于人体经脉气血运行通畅,经气充盈,气血运行速度加快,身体的血管尤其是末梢血管扩张,所以会有身体微热的感觉,这种现象反映出锻炼的效果是比较理想的。

7. 疲劳　大部分人在经络锻炼的初期，由于人体内部在调理阶段，这一阶段的理化反应很复杂，而且这种过程往往是人体自身所较难感受到的，同时能消耗人体的一部分能量，若营养和休息不够时，会出现疲劳的感觉。此外，疲劳的出现还与锻炼的时间、姿势、身体的强弱等情况有关。

8. 疗效差　这是大家普遍关心的一个问题，这一问题的出现是极为正常的，通常与锻炼者对经络、穴位的掌握程度、对锻炼的期望值、个人的反应敏感度、身体的强弱、疾病的轻重、心情的好坏、季节的不同、年龄的大小、环境的舒适度、温度的高低、个人文化程度、个人的信心、锻炼时间的长短、休息的好坏、饮食营养状况及是否急于求成等因素密切相关。

9. 特殊感觉，不必介意　经络锻炼中，凡在某部位有病者，往往在锻炼时患处有特殊感觉。例如，腿关节有风湿症者在锻炼时往往在腿关节处出现酸、麻、胀、痛或发热等感觉，这一般都是好现象，不必介意，应继续锻炼。

(二)异常反应

异常反应也称不良反应，在经络锻炼中由于对锻炼的基本原则和方法未能正确掌握，所以在锻炼中出现一些异常现象，如头昏脑胀、胸腹胀满等。这些异常反应的出现影响锻炼的进展和健康，故称不良反应。遇有此种情况出现时，应及时从各方面调整、纠正。一般在短时期内(1周左右)即可自行消失。

1. 一般异常反应的表现

(1) 胸闷憋气:经络锻炼中由于姿势不当,如收腹挺胸或含胸过甚,或呼吸用力过强,调整到放松和顺乎自然,胸闷等现象即可得到纠正。

(2) 心慌心跳:少数经络锻炼者在经络锻炼中出现心跳加快或自觉心慌,有的是偶尔出现,也有的持续时间较长。临床观察心慌者,多由于经络锻炼时思想有顾虑,姿势不自然,全身未能放松引起。尤其是心脏神经官能症或有心脏病的患者发生较多。如遇有此种症状发生,应及时解除思想紧张,全身放松,自然呼吸,待心慌平静后,再进行锻炼。

(3) 腰酸背痛:腰酸背痛的症状多见于经络锻炼初学者,由于姿势不正确,或初学者体质虚弱,经络锻炼时间过长,超过了体力支撑的限度所引起的。遇有此种情况,应身体微向前俯使胸腰部肌肉放松休息一下,再继续锻炼;如是锻炼时间太久引起的,应适当将锻炼时间缩短,待体力恢复后,再逐渐延长练功时间。

(4) 昏沉、困钝、欲睡:经络锻炼初期由于环境安静,全身放松,思维活动减少,大脑兴奋性减弱,形成了睡眠的有利条件。故初行经络锻炼者,易于出现困钝入睡的现象。从生理学上来说,睡眠是大脑皮质的广泛性抑制扩散,经络锻炼前过度疲劳形成的。此时应安心睡一觉,待醒后疲劳解除时再锻炼。

(5) 肢体疼痛:初行经络锻炼时,由于内气未充,气血运行尚未畅通,加之经络锻炼者急于求成,可能出现肢体或局部麻木或轻微疼痛感觉。如果麻木疼痛的症状感觉很轻,可以继续经络锻炼,不去管它,待经络锻炼进一步后气血运行增强,麻木疼痛自会消失。此外,局部运动和按摩后肢体疼痛自会消失。

(6)腹胀:腹胀的出现常与饭后马上锻炼、锻炼前后生气、腹部疾患较重及月经期锻炼有关。去除这些原因后,一般腹胀会消失。

2. 异常反应的原因

(1)急于求成:经络锻炼是一种强身、防病治病的慢功夫,经络锻炼的目的不外乎求健康、长寿,要达到这一种目的都要首先练得自身体内的经络畅通、气机升降平衡、气血运行正常等,从而达到体内"经气充盈,阴阳平和"。所以,经络锻炼最好的状态是要达到自然的、没有干扰的平衡状态。

(2)环境不好:在不清洁、不安静的地方锻炼受了环境的影响也有时会产生异常反应,因此要注意选好练功场地。不要随便找一个地方就练,如空气污染、噪声严重的厂房里,臭水坑旁,沼泽地之处。

(3)其他:未按照锻炼要求去做。

3. 异常反应的处理

(1)初学者应重视对经络理论的学习和研究,在自己真正清楚认识的基础上进行锻炼。由于每个人的心理素质、体质、病情等具体情况都不同,锻炼效应也有很大差异,须具体分析,及时给予指导。在进行经络锻炼的同时,必须重视自己的精神修养,把自己心中的抑郁和忧虑"化解"开,尤其是摆脱那些由于疾病带来的精神影响。"治病须先忘病",经络锻炼者必须经常保持稳定的情绪和良好的心境。

(2)正确认识出现异常反应的原因和现在的具体情况,消除紧张情绪,减轻心理负担。

(3)通过交流增强对经络锻炼的理解,从中找出引起经络锻炼异常反应的错误方法和认识,使患者明白引起异常反应的原因,并加以纠正,重新树立正确的经络锻炼思想,掌握经络锻炼要领,通过重新学习来改变原来的异常行为,而代之以新的正常行为。

(4)针对患者出现异常反应的具体表现,经络锻炼者还可以通过自我点穴按摩等,减少一些不适感。

(5)严格按照锻炼要求去做。

三、经络锻炼的要求

1. 科学对待,正确认识 大家对经络锻炼要有一个正确的认识。经络锻炼是一种需要长期坚持的自我心身锻炼方法,也就是说学习时要循序渐进,不能急于求成;那种指望通过突击,一蹴而就的方式是不可能学好的,也不能错误地认为经络锻炼可以包治百病,并因此完全放弃其他治疗手段。经络锻炼既有它的适应证,也有它的局限性。有的病可以用该疗法为主,有的病只能以该疗法为辅。锻炼过程中要发挥自己的主观能动性,对锻炼时尤其是锻炼初期出现的种种困难要有充分的思想准备,并积极地去解决这些问题。要科学地安排生活,疾病的痊愈、疗效的巩固和健康的保持,有赖于许多因素,除坚持锻炼外,还要注意精神方面的修养,科学合理地安排生活和其他治疗方法的配合使用等。

2. 熟悉经络,掌握方法 经络锻炼的基础是经络和穴位,因此要求读者在应用经络锻炼防病治病过程中,要特别注意对经络的基础知识的学习、体会和掌握,对此只有一个窍门,那就是反复多次、认真用心、不厌其烦地去学习经络基础知识,有条件的可以找针灸医师给予指导。这样,由于方法得当,可以少走弯路。

3. 环境舒适,心身同练 人生存在一定的环境中,这个环境可概括地分为外环境和内环境。外环境包括自然环境和社会环境,内环境则是指人体本身的物质与功能状态。作为一种刺激因素,内、外环境无时不影响人体的功能活动,因此选择或创造一个良好的锻炼环境也是保证锻炼效果的重要一环。

首先说内环境,平静的心情、放松的躯体对锻炼来说是至关重要的。异常的情绪变化引起肝气郁结,气机不畅,是导致异常反应的原因之一。乐观的情绪能使气机通畅,气血调和,阴平阳秘,有益于健康。喜怒哀乐,人皆有之,惟过则有害;太过则扰动神气,肝气不畅,脾胃易损。为避免不良情绪的影响,应遇变而不惊,泰然处之,及时排遣和改善忧愁悲怒的心境。最主要的是加强自身修养,培养乐观向上的思想,做到心胸开阔,不斤斤计较。因此,锻炼前首先要创造一个适宜的身心状态。例如,妥当安排有关事情,避免锻炼时还牵挂放不下,使精神处于紧张状态,影响锻炼效果。遇有过度的情绪变化时,应待激动逐渐平静后再锻炼。除心理准备外,身体准备也不可忽视,锻炼前不要做激烈运动,做了激烈运动则应待身体状况恢复常态后再锻炼。过度劳累、身体疲劳的情况下也应避免锻炼。过于饥饿、饱食、酗酒时也应

第二章 经络锻炼

在身体状况恢复正常后再练。

宜选择安静的自然环境,这样可尽量减少外界干扰,有利于锻炼。要尽量选择空气清新的场所锻炼,避免空气污浊;室内练功可打开窗户;不要冒雨在室外练功;冬季练功要防寒,避开风口;夏日练功要防暑,不在烈日下暴晒。

社会环境的选择,包括锻炼者之间可以互相交流学习心得和锻炼体会,有利于互相借鉴,取长补短。创造一个良好的人际关系,是保持心情愉快的关键,而心情愉快是经络锻炼所需要的重要条件。

4. 合理安排,避免疲劳 每日的锻炼次数及每次锻炼时间的长短,应根据自己的体质、病情、锻炼的效果及时间允许的情况等有所不同,不要强求一致。有些人治病心切,以为疗效一定与锻炼时间成正比,勉强延长锻炼时间,结果不仅白白浪费了时间,还弄得身心疲惫,毫无收益,甚至有损健康。还有的人越锻炼越有兴致,置正常的饮食、睡眠于不顾,打乱了正常的生活秩序,这种做法也不足取。由于锻炼是一件长期的事,无论是为治病解燃眉之急,还是为健康防病、保健、延年益寿等目的,都应伴随我们的一生进行,是生活的一部分,应给予适度的重视,但这绝不是生活的全部。

一般要求病人每日练2～3次,每次锻炼30分钟左右即可,也可以再适当延长一些时间。全休疗养者,每日锻炼的次数可以根据具体情况适当增多,每次练功时间可以根据具体情况适当延长。作为保健强身锻炼时,也可用提高锻炼的强度和锻炼的效果来代替增加锻炼次数和延长锻炼的时间。总之,以舒适为度。

5. 合理饮食,保证睡眠 此外,过饱、过饥时均不宜锻炼,饭后 2 小时最好。锻炼后不可立即饮食,特别是切忌立即饮水,须休息 30 分钟后再饮食。锻炼前应先排空二便,裤带应放松一些。除去手表、眼镜等饰物。夏日要避免日光暴晒,冬日应避免寒风侵袭。如有较明显的局部疼痛不适等症状影响正常锻炼,可先采取一些对症治疗措施,使症状缓解,再开始锻炼。并善于休息,保证睡眠。

6. 年老体衰,多加小心 老年人多有锻炼的好习惯。但由于老年人体内各器官的退化,如果不注意方法,可能对健康不利。老年人锻炼一般要注意:动作宜缓,因为老年人骨质疏松、肌肉松弛,如果突然变换体位,不仅容易扭伤腰背部,还可能影响神经系统;有高血压、心脏病者如果突然改变体位,还可能发生意外。穿衣宜暖,老年人的衣着应根据气候变化及时添减;由于老年人的身体防御疾病能力减低,早起易感风寒,衣着以暖些为好,以免被风吹后着凉,影响健康。另外,老年人运动量不可过大,时间不宜过长。

7. 心理健康,事半功倍 人是感情动物,保持心理健康对于经络锻炼的疗效极为重要,因此提倡锻炼者可以采取以下方式来协助保持心理健康。及时宣泄,给自己提供宣泄的机会,减轻心理压力;给予希望,在恰当的时机把希望和乐观精神传递给自己,则可以使其看到光明的前景;保持兴趣,积极参与户外活动。

8. 积极主动,持之以恒 要充分发挥自己的主动性,有信心、有决心、有恒心,循序渐进地进行认真的锻炼。锻炼前要将自己的工作、学习、生活等各方面的事情都安排好,不要带着思想问题和紧张不安的情绪来锻炼,并根据病情配合锻炼,病情严重者要遵照医嘱,并在医生指导下锻炼。

9. 注意禁忌,保证质量

一忌气恼、烦躁:许多病都是由生气、恼怒、烦躁引起,因为情志影响人体的正常生理功能,久之会产生病理状态。如不忌气恼、烦躁,会使锻炼效果大打折扣,甚至有害健康。

二要减少房事:锻炼使人精、气、神旺盛,才能达到健康长寿的目的。如果不节欲、房事多,必然耗精,引起肾阴不足和肾精亏损。如此下去非但无益人体,恐怕会患多种疾病。

三忌任性:经络锻炼提倡顺其自然,任何事物都是按客观规律发展的,超越客观规律以主观想象行事则谓任性。另外,日常处事也忌任性,任性容易钻牛角尖,容易气恼引起气乱,影响练功效果。

第二节 贯通经络之意拳养生桩法

意拳养生桩对治疗各种慢性疾患有特效,但要坚持,这种锻炼方法疗效是可靠的,一般经过 3 个月以上的锻炼,就会取得令人满意的效果。

一、养生桩锻炼方法

1. 站式 适宜于肾虚腰痛的人群(图 2-1)。

(1)预备式:两脚开立,与肩同宽;躯干正直挺拔,颈项如绳悬系;全身大小关节似屈非直;臂半圆,腋半虚,肩稍前倾,下垂;两手反背贴腰眼,十指张开,状似抓球;两眼平视而稍

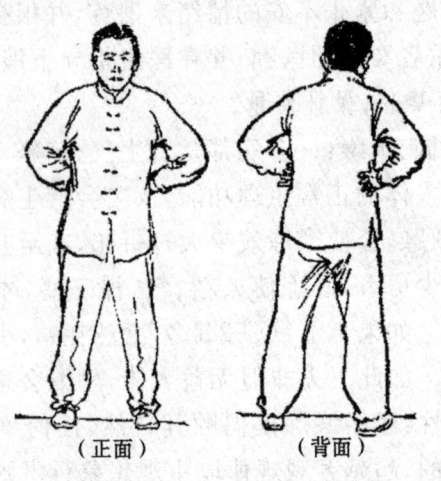

（正面） （背面）

图 2-1 预备式

向上方,有如"愣神",闭合亦可,似坐似靠,全身放松,自然舒适。凝神静气,然后按需要姿势去做。

（2）托抱式：两手抬起,置于脐前,近不贴身,远不过尺,手指相对,手心向上（十指张开,关节稍曲,手心虚含）两手距离二三拳左右,如托抱一大球；其他同预备式（图2-2）。

（3）扶按式：两手提于脐前,拇指指向脐,掌心向下,如按水上浮球；其他同预备式（图2-3）。

（4）撑抱式：两手抬起平肩（忌端肩）,肘稍垂外撑,十指张开,掌心向内,指尖相对,胸窝微收,形如抱一只球；其他同预备式（图2-4）。

（5）外推式：两手举起,向前平伸,两肘弯曲如弓,十指张开,掌心向外,指尖相对,肘腕平行胸窝微收,如推物状；其他同预备式（图2-5）。

第二章 经络锻炼

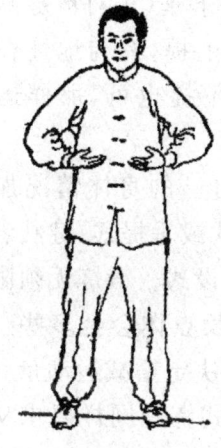

图 2-2 托抱式

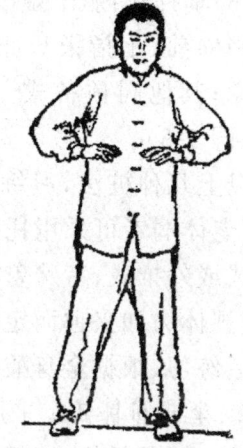

图 2-3 扶按式

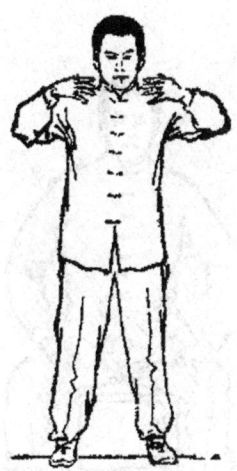

图 2-4 撑抱式

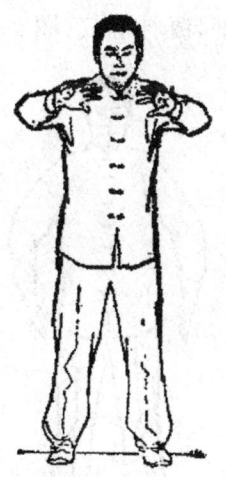

图 2-5 外推式

（6）垂提式：躯干虚凌挺拔，两手下垂（正对裤缝），两肘外撑稍向前；十指张开，随肘外撑稍上提，有与地连在一起的感觉；其他同预备式。两手只垂不提也可，那样运动量小些（图2-6）。

以上几种桩法，习练者可根据自己的身体情况加以选择，年老体弱者可采用托抱式、扶按式或垂提式；健壮者可用撑抱式或外推式；特殊患者则可因病设式。锻炼无须限定时间，应视体力和兴趣而定，当然时间长点体会会多些。可以晨起后练习、根据全身酸痛的程度来决定增减运动量。

2. 坐式和卧式 采用坐式或卧式练功同样要求从精神到机体应尽量放松，以舒适为原则。

（1）坐式一：端坐，上身挺拔，头部虚凌；下肢分开，约与肩宽，两脚平放地上，上肢两肘撑开；肩稍前倾，两手置于大腿根部，凝神静气（图2-7）。

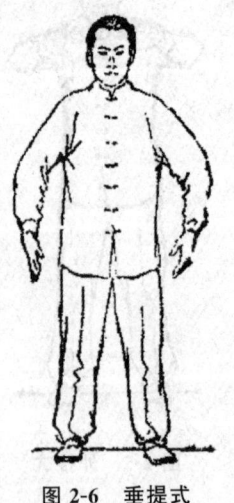
图2-6 垂提式

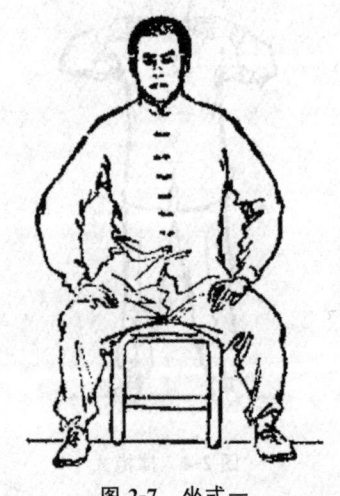
图2-7 坐式一

(2)坐式二:端坐,上身挺拔,头部虚凌;两肘撑开,肘腕平行,两手十指张开,如按水上浮球;两脚跟着地,脚掌回钩,勿用力(亦可用托抱、撑抱等式,不必拘于一格)(图2-8)。

(3)卧式一:平卧,下肢自然伸直,上肢两肘外撑,手指分开,两手平放或置于小腹之上;意想高兴的事情(图2-9)。

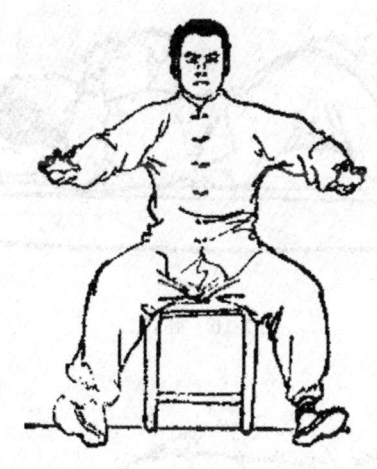

图2-8 坐式二

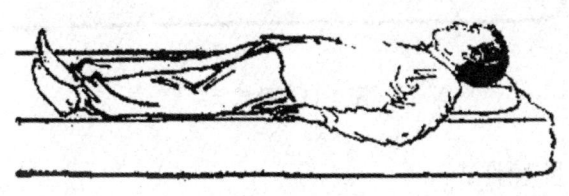

图2-9 卧式一

(4)卧式二:平卧,膝部屈曲上顶,两脚分开,脚跟着床,脚掌回钩,两臂抬起,两手如撑抱式(图2-10)。

(5)卧式三:侧卧(以右侧卧为宜),下腿伸直,上腿弯曲置下腿上,脚则贴床一侧,上臂平置头侧,手心向上,另一手则放置上侧大腿部,十指张开(图2-11)。

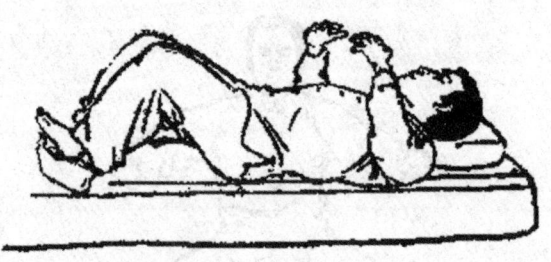

图2-10 卧式二

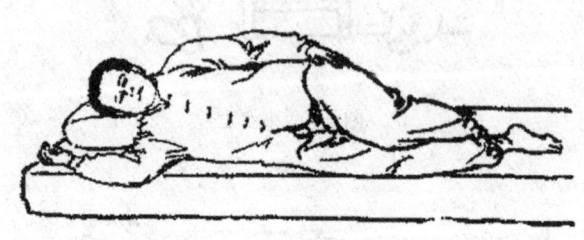

图2-11 卧式三

3. 因病设式

(1)因病设式一:凡站立困难者,可扶树或靠树站立。若为扶树,可取丁字步,重心在前脚,后脚跟虚含,两手一上一下,后脚一侧手臂在上,前腿一侧手臂在下(图2-12)。

(2)因病设式二:可两臂扒在高度合适的桌上,上身与臀部基本取平;两脚后移,尽量做到松弛自然(图2-13)。

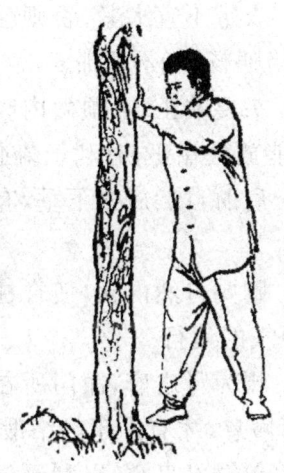

图2-12 因病设式一

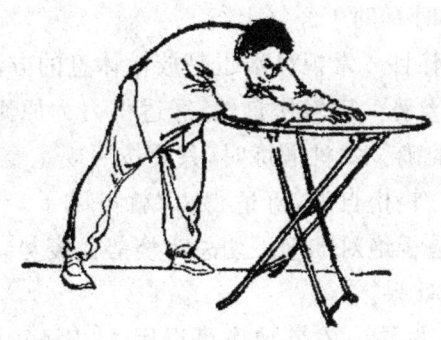

图2-13 因病设式二

二、养生桩锻炼的要领

1. 宽解衣带 衣带不宜太紧,否则会妨碍调息,只有宽解衣带,才能使经络通畅,气不留滞。

2. 头正悬顶 头要端正,下颌微内收,有一种微微上顶之劲,这样颈部才能放松端正,有利于疏通督脉。

3. 沉肩垂肘 肩肘自然放松下垂,有利于疏通手三阴、手三阳之气。

4. 含胸拔背 胸要自然内含,使脊柱正直,保持身体中正、放松,有助于经气的运行。

5. 舒腰松腹 腰为肾之府,命门所在,是通脉行气之要关,腰、腹放松而不懈怠,才有助于经络锻炼和气血的运行。

6. 敛臀收膝 敛臀可直脊,以利经气运行于督脉;膝松则使经气通达足三阴、足三阳。

7. 五趾抓地 站式时脚要平铺,脚趾要扣地,有利于身体的平稳,同时有助于经气上行。

8. 微开其目 常视鼻端也是放松休息的方法。

9. 站桩姿势 以轻松自然、舒适得力为原则,并不要求动作的绝对准确。站桩锻炼时,只要按照规定姿势动作的基本要求,做到"轻松自然,舒适得力"就可以了。无须格外计较姿势动作是否绝对准确。切忌为姿势而姿势,造成精神紧张,影响锻炼效果。

10. 因人而异 姿势动作可以因人、因病、因情况的不同而选择变换,不必强求一致。应根据具体情况,灵活选择和变换。例如,年老体衰的病人最好先采用卧式或靠坐式,待体力好转后再逐步转为坐式、站式,动作的幅度也应逐渐由小增大,以适宜为度;不同的疾病要选用不同的姿势,有的人病情复杂多样,可以采用几种姿势交替调配的方法;不同的阶段也可以调整练功姿势和动作,初学时选用简单、易于放松的姿势,逐步根据要领和姿势的具体要求,重新选用或调整锻炼姿势,并增加动作的难度。此外,在具体锻炼时还应根据时间、气候、周围环境等具体情况,选用适当的姿势动作。

三、练养生桩肩背沉重感的原因及对策

站桩锻炼是室外最常见的一种锻炼法。因其方法简便,易学易行,所以很受人们重视和喜爱。但是初学站桩功时,锻炼者常有肩背沉重感出现,甚至感觉越来越重,使锻炼难以坚持下去。因此,正确认识肩背沉重感产生的原因,寻找解决的方法,是初学站桩时的一个经常遇到的实际而重要的问题。肩背沉重感的原因主要有四个方面。

1. 正常反应 站桩要求锻炼时按特定的招式保持一定的锻炼姿势,尤其是两臂和肩部不仅要放松,而且两臂还要按要求形成抱球、下按、外撑等各种姿势。对于初学站桩的人来说,由于过去没有受过这种肩臂肌肉长时间保持一定姿势的锻炼,所以站桩时间稍长,势必造成肩臂部肌肉疲劳,从而出现肩背沉重感。这种情况是每个初学者都会遇到的,完全属于正常反应。对于这种情况的处理方法是顺其自然,经过一段时间练习以后,这种沉重感觉就会逐渐消失。

2. 肩臂肌肉紧张 站桩锻炼要求姿势上保持完整均衡，挺拔舒展，在保持一定姿势的基础上，肌肉做到松而不懈、紧而不僵。但是大部分初学者一开始难以做到这一点，肩臂部肌肉不仅松不下来，而且越来越紧，感觉也越来越沉重。这种情况要与正常反应区别开，正常反应时肩背部的肌肉尚松软，沉重感也可忍受，并且会随着站桩次数增多，沉重感会逐渐减轻消失。而因肩臂肌肉紧张造成的沉重感的突出特点是肌肉僵硬，沉重感难以忍受，并且越来越重，难以坚持练下去。解决这种情况的唯一办法就是发挥主观能动性，尽力放松肩臂部肌肉，使肌肉从僵硬状态中解脱出来，自然会使沉重感逐渐减轻消失。

3. 锻炼时间过长 本来练习站桩是一件长期的事情，需要做到火候适度，循序渐进。但是有的锻炼者急于求成，希望在短期内收获神效，因而每次花费很长时间学练站桩，产生人为的疲劳，出现肩背部沉重感。这种原因造成的沉重感不是一开始就出现，而是站桩很长时间后出现，并伴有腰、腿疲劳感。纠正的方法是合理安排每次的站桩时间，在站桩时间上也做到火候适度。

4. 调身不够 站桩锻炼要求外形上静止不动，但是这个静是相对的，不是绝对的纹丝不动。那种只知机械地静止，不能随时根据身体内部的感觉变化调整姿势的人，必然出现肩背部沉重感。纠正的方法是正确认识静不是绝对的静止不动，完全可以根据站桩锻炼中身体内部的感觉变化，随时调整自己的姿势，使身体始终保持舒适的状态。

第三节 贯通经络之站式八段锦法

八段锦的锦字有三层含义：①从金从帛，金表示贵重物品，帛在古代代表色彩鲜艳的丝织品，这也表示这个练习是比较珍贵而且华丽的。②锦代表织锦，织锦的特点是连绵不断的，说明这个联系需要连绵不断匀速进行。③锦有集锦的意思，表示八段锦是把前人总的练习手段和方法进行了提炼和升华。另外，八段锦的"八"字可能和八段锦产生的年代与八卦盛行有关。八段锦是一种典型的有氧运动，套路可长可短，心率变化都不会太大，因此更加适合中老年人进行练习。

一、练功作用与注意事项

1. 练功作用 练习八段锦可以通经活络、和气柔体、强筋壮骨、补肾安神、增智醒脑、按摩内脏、消结化瘀。中医学认为，经络是内联脏腑、外络肢节，是人身气血运行的通道，不可不通。经络分布在人的皮下肉上，我们如果加大对经络的刺激和对某些穴位的刺激就可以达到畅通的目的。练习八段锦时手臂的旋转可以增加扭矩、加大压力，这样有利于经络畅通。

2. 注意事项 在学习八段锦的过程中要注意一个程序，八段锦包括肢体运动和配合呼吸，练习时要注意使身体动起来，使精神静下来，要求动作一致、准确、伸缓、匀长、腹式呼吸。先学动作，次加呼吸；动作绵缓，松紧结合；动其梢节，加强旋转；动作要注意讲究圆活，不要太直来直去，这样有利于血液运行。例如,练习八段锦的第五节:摇头摆尾去心火时,注意上肢放松,加强旋转,转头的目的是要刺激大椎穴,中医学认为大椎穴是阳精的总汇,可以起到益气、通阳的作用。

八段锦比较简便易学,而且动作并不剧烈,是很缓慢的,很适合老年人。

二、站式八段锦套路

第一式:两手托天理三焦

预备式:自然站立,两脚平行分开,与肩同宽,两手自然下垂。

(1)两手如捧物(手指相对)由腹前提至胸前,翻掌心向下;然后两小臂内旋,双手上托至头上,充分展臂如托天状;同时提起脚跟,吸气。

(2)两臂外旋转掌心向身体、顺体前下落至体两侧;同时,脚跟落地,呼气。

如此重复动作9遍。

第二式:左右开弓似射雕

(1)接上式,左脚向左侧开一大步成马步。两小臂胸前交叉,左臂在里,右臂在外,两手变拳左手食指上翘起,拇指与食指成八字撑开;左臂向左侧推出并伸直,眼看左手指;同时右手向右侧平拉,如拉弓射箭状。

(2)两拳变掌经体侧划弧收回,同时收回左脚,恢复成自然站式。

(3)同(1)式(惟左右相反)。

(4)同(2)式(惟左右相反)。

第二章 经络锻炼

重复以上动作共做 9 遍,配合呼吸时,拉弓展胸时吸气,还原起立时呼气。

第三式:调理脾胃臂单举

(1)接上式,双手经腹前捧至胸前,左手翻掌上举成单臂托天状(指尖向右),右手翻掌下按于右胯旁(掌心向下,指尖向前)。

(2)左手臂外旋,转左掌心向后顺体下落,右手沿体前上穿,两手臂经胸前交叉(右手臂在里),右手臂上举成托天状,左手顺体下按停于左胯旁(动作要求同上)。

重复以上动作共 9 遍。配合呼吸,手臂由胸前上举时吸气,上举手臂下落至胸前时呼气。结束时,两手由胸前交叉同时下落至体侧还原自然站立式。

第四式:五劳七伤向后瞧

(1)接上式,头慢慢向右后转动,转至最大限度,同时眼尽量向右后看,同时吸气。

(2)转头还原,同时呼气。

(3)同(1)式,惟左右相反。

(4)同(2)式,惟左右相反。

重复以上动作共做 9 遍。

第五式:摇头摆尾去心火

预备式:马步蹲裆式,两手虎口向里扶在大腿上。

(1)上体、头前俯深屈,随即在左前方尽量做弧形摇转,同时臂相应右摆,左腿及右臂适当伸展,以辅助摇摆,同时呼气。

(2)上体转正复原,同时吸气。

(3)同(1)式,惟左右相反。

(4)同(2)式,惟左右相反。

重复以上动作共做9遍。

第六式:两手攀足固肾腰

预备式:自然站立。

(1)上体缓缓向前深屈,直膝垂臂,两手攀握足尖(如做不到,可改为手触足踝),头略抬高,同时呼气。

(2)还原成预备式,同时吸气。

(3)双手抓住腰脊两侧,上体慢慢后仰。同时继续吸气。

(4)还原成预备式,同时呼气。

重复以上动作共做9遍。如果呼吸配合有困难,可以先采用自然呼吸的方法进行练习,然后逐步过渡到动作与呼吸相配合。

第七式:攒拳怒目增气力

预备式:马步蹲裆式,两拳抱于腰侧(拳心向上)。

(1)右拳慢慢地旋臂前冲拳(拳心向下),同时瞪眼目视前方呼气。

(2)旋臂收拳于腰侧(拳心向上),同时吸气。

(3)同(1)式,惟左右相反。

(4)同(2)式,惟左右相反。

重复以上动作共做9遍。最后恢复站立姿势。

第八式:背后七颠诸病消

(1)接上式,两脚提踵,头向上顶,同时吸气。

(2)两脚跟落地还原,同时呼气。

重复以上动作9遍。

站式八段锦锻炼一遍后,要静候片刻,行自然呼吸数十次方可收功。

第四节　经络的传统运动锻炼

运动疗法是指通过体育运动预防和治疗疾病的方法,这种方法又称体育疗法或医疗体育。它能充分调动患者自身的主观能动性,发挥内在的积极因素,通过机体局部或全身的运动方法,以消除或减轻疾病,恢复机体正常的生理功能。生命在于运动,运动可在一定程度上替代药物。运动疗法可改善椎体关节的功能,加强椎体的稳定性,疏通经络,改善血液循环,矫正不良的身体姿势,有利于巩固疗效和减轻临床症状,因此在疾病的治疗和预防过程中,运动疗法有着极其重要的作用。运动疗法简单易学,不受场地、时间的限制,可随时随地开展,同时具有其他疗法达不到的功效,深受广大患者的欢迎。

一、运动疗法的作用

运动疗法主要通过全身作用和局部作用,调整各脏腑组织的功能,修复各种损伤,以达到治疗目的。

1. 整体治疗作用　人是一个有机的整体,构成机体的各个组成部分之间在结构上是不可分割的,在功能上是相互协调、相互作用的,在病理上是相互影响的,机体某一局部区域的病理变化,往往与全身脏腑、气血、阴阳的盛衰有关。

运动疗法不仅对机体局部组织器官起到一定的治疗和调节作用,又能陶冶情志,涵养道德,激发人体内在的潜力,达到增强体质,祛病延年的目的。同时,运动疗法可以调整阴阳,疏通经络,使气血流通,并能益气养精,强壮筋骨,使机体各部位都得到应有的活动,从而有利于疾病的恢复。现代研究表明,运动可提高内分泌功能,有效地减少钙质的丧失,使骨密度增加,防止骨质疏松,减缓退行性变,有利于疾病的预防和治疗。

2. 局部治疗作用 运动疗法能促进局部气血的流通,从而起到疏通经络、活血化瘀、消肿止痛的作用,同时运动疗法可濡养肌肉,滑利关节,加强肌肉的收缩能力,防止肌肉萎缩,避免关节韧带粘连。通过运动,还可解除对脊髓、脊神经根和椎动脉等的压迫,促使水肿、炎症等的消散,改善椎间关节的功能,增强腰部肌肉、韧带、关节囊等组织的紧张力,恢复和增强腰背部及下肢等处肌肉的力量,平衡腰背部两侧的肌力,减轻肌肉痉挛状态,增强腰椎的稳定性,矫正不良的身体姿势。现代研究证明,运动疗法能维持脊柱周围肌肉的蛋白质含量,减少脂肪的堆积,从而保持和增强腰背部肌肉的弹性和活力,使脊柱保持稳定,起到预防和治疗疾病的目的。

二、锻炼方法

(一)肩颈经络锻炼方法

1. 抱头侧颈

【运动方法】 正位,两目平视,双臂屈肘,两手掌合拢于脑后,然后将头颈往一侧屈,并稍加压力,左、右侧屈各18～36次。

【功　用】　颈椎中轴位依靠两侧斜方肌、胸锁乳突肌和斜角肌平衡,侧颈锻炼这两组肌肉的肌力,使受损者得到恢复,受累者不致损伤,维持或恢复正常颈椎力学平衡。

2. 抱头屈伸

【运动方法】　两目平视,双臂屈肘,双掌合拢于脑后,按压头部屈颈至下颌抵胸,然后抱头双手略加压力对抗,使之慢慢抬头并后伸。重复以上动作 18～36 次。

【功　用】　锻炼颈部与损伤之伸肌群,维护对颈曲及颈椎中轴的肌力,长期锻炼有助于颈部疾患的预防和治疗。

3. 虎项擒拿

【运动方法】　直立稍仰头,双手合拢于颈后,用腕关节拿捏颈后肌肉,活动量视个人情况而定。锻炼时注意掌力要平稳,不要拿伤皮肤。

【功　用】　使粘连松解,缺血者增加血运,提高肌容积,增强肌张力。经常锻炼可以放松肌肉,缓解疲劳,预防和治疗颈椎病。

4. 乌龟探头

【运动方法】　正位、两目平视,模仿乌龟向前探头,一伸一缩,上下左右转动,并保持下巴处于水平状态,重复做十几次。

【功　用】　使颈椎得到了充分的活动,拉伸了颈部与肩胛肌肉,从而起到活血通络的作用,治疗颈部酸痛等症。

5. 白鹤点水

【运动方法】　正位、两目平视,伸直脖子,将头前伸,而后渐渐将头低下,使下巴贴紧身子,而后尽力贴身上移下巴,再把头往前延伸,重复10次低头、继而下巴贴身的周期动作,整个动作有如白鹤点水,连续完成18~36次。

【功　用】　能促进和恢复颈椎功能,治疗和预防肩颈部酸痛、僵直等。

6. 双手摇橹

【运动方法】　自然站立,双目平视,双脚略分开,与肩同宽。双手自然下垂轻握拳,将手臂轻贴上腹;胳膊先往后,再抬起胳膊,让手臂绕肩做摇橹状旋转36下;再做由后往前的摇橹旋转36下,这时的胳膊要先往下再往前,而后抬起,绕肩做旋转运动。活动量视个人情况而定。

【功　用】　常练本式不仅起到对颈椎的锻炼与保护,还拉伸了膀胱经,活动了颈椎的同时也使肩、胸与腰椎参与其中。

7. 提肩缩颈

【运动方法】　自然站立,双目平视,双脚略分开,与肩同宽,双手自然下垂。首先双肩慢慢提起,颈部尽量往下缩,停留片刻后,双肩慢慢放松地放下,头颈自然伸出,还原自然,然后再将双肩用力往下沉,头颈部向上拔伸,停留片刻后,双肩放松,并自然呼气。再重复以上动作18~36次。

【功　用】　本式是颈椎小关节的活动和放松方式,可防止关节僵硬,改善血液循环,从而促进炎症消退、减轻疼痛、恢复肌肉功能,增强颈椎的稳定性。

8. 手指爬墙

【运动方法】　面对墙壁站立,用双手或单手手指沿墙缓缓向上爬动,使上肢尽量高举到最大限度,在墙上做一记号,然后再徐徐向下回原处,反复进行,逐渐增加高度。

【功　用】　长期锻炼可以有效地预防和治疗肩周炎等肩部活动受限的病症。

9. 后伸摸棘

【运动方法】　自然站立,首先一侧上肢内旋并向后伸的姿势下,屈肘、屈腕,中指指腹触摸脊柱棘突,由下逐渐向上至最大限度后,保持此姿势 2～3 分钟后再缓缓向下回原处,双上肢交替进行,逐渐增加高度。

【功　用】　本式是肩关节的环转运动,可使肩部肌肉交替舒缩,放松肩关节,防止关节僵硬,改善血液循环,从而促进炎症消退、减轻疼痛。长期锻炼可以预防和治疗肩部疾患。

(二)腰背经络锻炼方法

1. 按摩腰眼

【运动方法】　坐位或立位均可,先将双手掌对搓发热,然后紧贴腰部皮肤(腰眼穴处)按住 10 秒钟左右,再使手掌用力向下推摩到尾骶部,然后再向上推回到腰背部。重复以上动作 18～36 次(图 2-14)。

【功　用】　放松腰部肌肉,有补肾作用,久练可预防和治疗各种腰痛。

2. 风摆荷叶

【运动方法】　两脚开立比肩稍宽,两手叉腰,拇指在前。先腰部自左向前、右、后做回旋动作一圈;再改为腰部自右向前、左、后回旋一圈。在整个运动过程中两腿与上体始终正直,膝部勿屈,两手轻托护腰部。重复以上动作 18～36 次。

回旋的圈子可逐渐增大(图 2-15)。

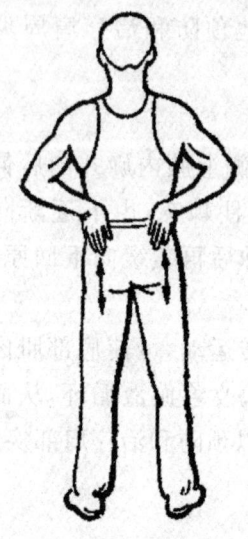
图 2-14 按摩腰眼

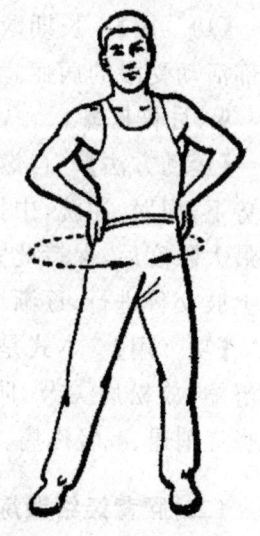
图 2-15 风摆荷叶

【功　用】　通经络、行气血。

3. 转腰推碑

【运动方法】　两脚开立比肩稍宽,两臂下垂。先向左转体,右手成立掌向正前方推出,手臂伸直与肩平,左手握拳抽至腰际抱肘,眼看左后方;再向右转体,左手变立掌向正前方推出,右掌变拳抽回至腰际抱肘,眼看右后方。推掌的动作要缓慢,手腕稍用力,臂部不要僵硬,转体时头颈与腰部同时转动,两腿不动,推掌与握拳抽回腰间的两臂速度应一致。重复以上动作 18～36 次(图 2-16)。

【功　用】　以锻炼颈椎、腰椎的旋转活动为主,能防治颈椎病、腰椎病、腰椎肥大、腰肌劳损等。

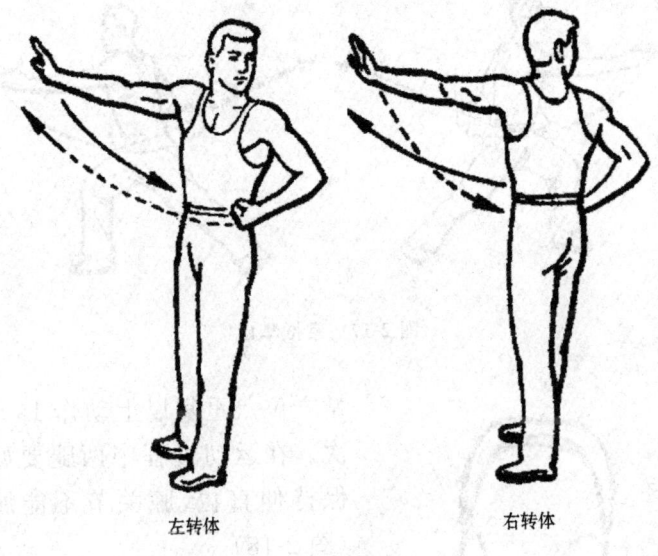

左转体　　　　　　右转体

图 2-16　转腰推碑

4. 掌推华山

【运动方法】　两脚开立比肩稍宽,两臂下垂。先将右手伸向前方,右掌向右搂回腰际抱肘,左掌向正右方伸出(如用力推物状),身体向右转,成右弓步;再将左掌向左方平行搂回腰际抱肘,右掌向正左方伸出,身体向左转,成左弓步。重复以上动作 18～36 次。注意:眼看推出之手掌,手向外推出的动作可稍快(图 2-17)。

【功　用】　同"转腰推碑"。

5. 双手攀足

【运动方法】　两脚并立,两手置腹前,掌心向下。腰向前弯,手掌下按着地,保持该姿势 1～3 分钟,再慢慢还原成

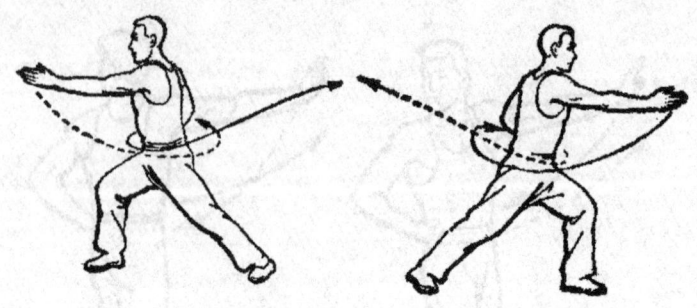

图 2-17　掌推华山

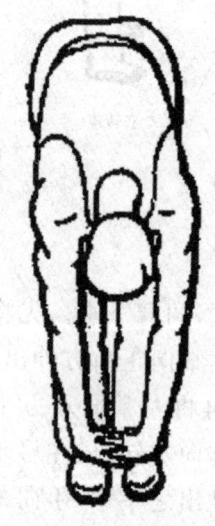

图 2-18　双手攀足

站立位。重复以上动作 18～36 次。在运动过程中两腿要始终保持伸直位,膝关节不能屈曲(图 2-18)。

【功　用】　增强腰、腹部肌肉力量,能预防和治疗腰部及下肢疾患。

6. 白马分鬃

【运动方法】　预备姿势(两脚开立,两臂下垂,两手交叉,如左侧腰与左肩有病,左手交叉在前;右侧伤痛,右手交叉在前)。运动时身体先向前俯,眼看双手,两手交叉举至头顶上端,身体挺直,两臂先上举再向两侧分开,随后恢复预备姿势。重复以上动作 18～36 次。注意:上举时尽量使筋骨伸展,向两侧分开时掌心向下成弧线(图 2-19)。

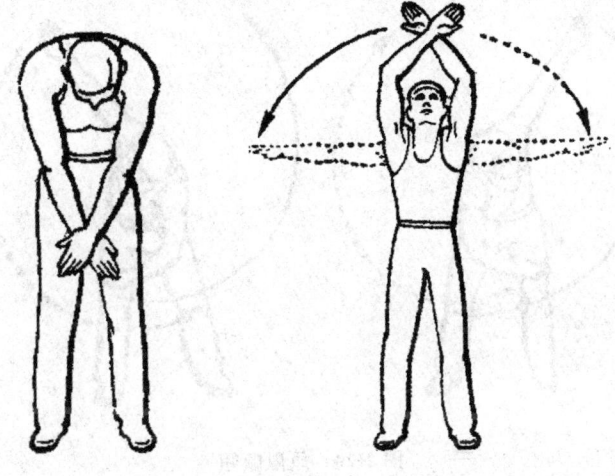

图 2-19　白马分鬃

【功　用】　本式是肩关节的环转与腰脊柱的屈伸运动,不仅肩部所有的肌肉交替舒缩,而且腰、腹、背部肌肉也得到锻炼。可消除肩关节活动障碍,防治腰背痛、肩背筋络挛缩麻木等,是全身锻炼的方法之一。

7. 凤凰顺翅

【运动方法】　两脚开立比肩稍宽,两手下垂。

先将上身下俯,两膝稍屈,右手向右上方撩起,头也随转向右上,眼看右手,左手虚按右膝;再将左手向左上方撩起,头也随转向左上,眼看左手,右手下放虚按左膝。重复以上动作18～36次。头部左或右转时吸气,转回正面时呼气,转动时用力要轻。手臂撩起时动作要慢,手按膝不要用力(图2-20)。

【功　用】　能治疗腰痛且具有固肾及舒展全身筋脉等作用。

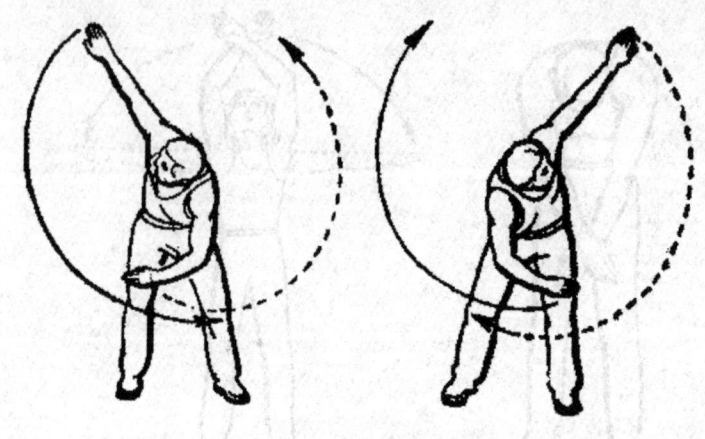

图 2-20　凤凰顺翅

8. 飞燕点水

【运动方法】　①患者俯卧,头转向一侧。②两腿交替向后做过伸动作。③两腿同时做过伸动作。④两腿不动,上身向后背伸。⑤上身与两腿同时背伸并在背伸后还原为俯卧位。重复以上动作 18～36 次(图 2-21)。

【功　用】　本式是卧位腰背功能锻炼的最基本动作,对胸腰椎骨折、腰椎间盘损伤、腰肌劳损患者的腰痛起着极好的预防和治疗康复作用。疾病的早期也可锻炼。

9. 仰卧架桥

【运动方法】　患者仰卧,以两手叉腰作支撑点,两腿屈膝成 90°,脚掌放在床上。慢慢挺起躯干,躯干上挺时以头枕部及两肘支持上半身,两脚支持下半身,成半拱桥形。当挺起躯干架桥时,膝部稍向两边分开。速度宜慢。重复以上动作 18～36 次(图 2-22)。

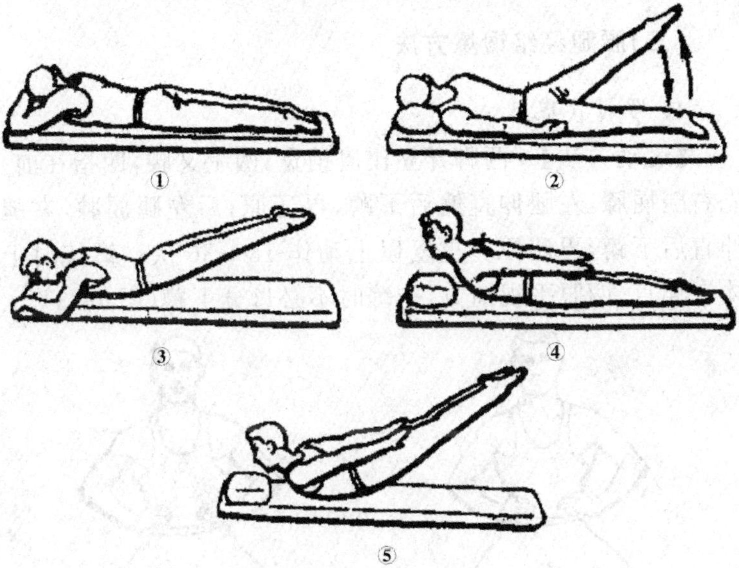

图 2-21 飞燕点水

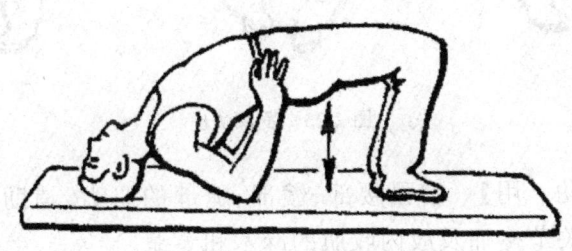

图 2-22 仰卧架桥

【功　用】　能加强腰背部及腹部肌肉力量,防治由于损伤及劳损所致的腰背痛。

(三)腰腿经络锻炼方法

1. 罗汉伏虎

【运动方法】 两脚开立比肩稍宽,两手叉腰,四指在前。先右腿屈膝,左腿伸直然后下蹲,再还原;后左腿屈膝,右腿伸直后下蹲,再还原。重复以上动作18～36次。锻炼时上体宜伸直,两眼平视前方,初练时不必过分下蹲(图2-23)。

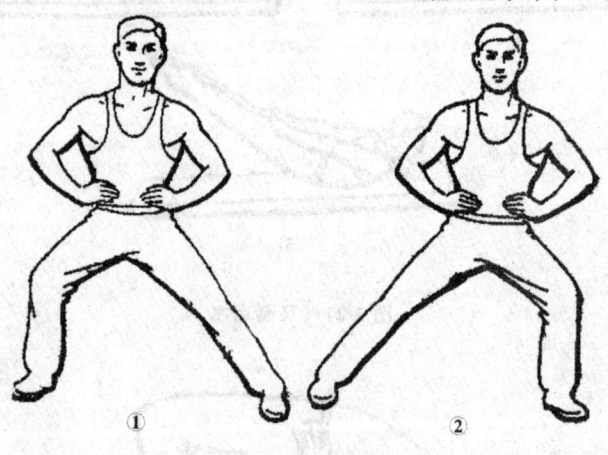

图 2-23 罗汉伏虎

【功 用】 增强腰部、髋部、腿部的肌力,辅助治疗腰部、髋关节疼痛及股内收肌的麻木和萎缩。

2. 白鹤转膝

【运动方法】 两脚正立,脚跟并拢,两膝并紧,身向前俯,双膝微屈,两手轻按于膝上,眼看前下方。先将两膝自左向后、右、前做回旋动作数周;再将两膝自右向后、左、前回旋数周。重复以上动作18～36次。每呼吸一次,膝部回旋一周(图 2-24)。

【功　用】　能促进膝关节功能恢复和治疗腰部及膝部酸痛、行走乏力等。

3. 行者下坐

【运动方法】　两脚开立,距离与肩同宽,两手抱肘。先用脚尖着地,脚跟轻提,随后下蹲,下蹲时尽可能使臀部下触脚跟,两手放开成掌,两臂伸直平举1～5分钟,然后起立休息片刻,再重复以上动作12～18次。下蹲程度根据患者的自身情况决定,因人而异,不可勉强,必要时可手扶其他物体进行锻炼(图 2-25)。

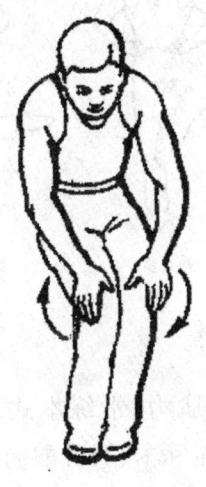

图 2-24　白鹤转膝

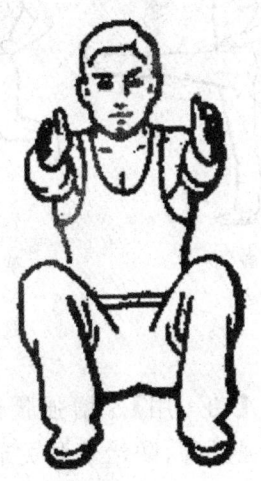

图 2-25　行者下坐

【功　用】　增强大腿部肌肉和臀部肌肉的肌力。治疗腰、髋、腿、膝疼痛、酸软无力及恢复髋、膝、踝的伸屈功能。

4. 四面摆莲

【运动方法】 两脚正立，两手叉腰，拇指在后。亦可采用卧位练习。第一步，右小腿向后提起，大腿保持原位，然后右脚向前踢出，足部尽量跖屈。第二步，右脚还原再向后上踢，以脚跟触及臀部为度。第三步，右下肢抬起屈膝，右脚向里横踢。第四步右下肢抬起屈膝，右脚向外横踢。练完后换左下肢做相同动作。重复以上动作18～36次（图2-26）。

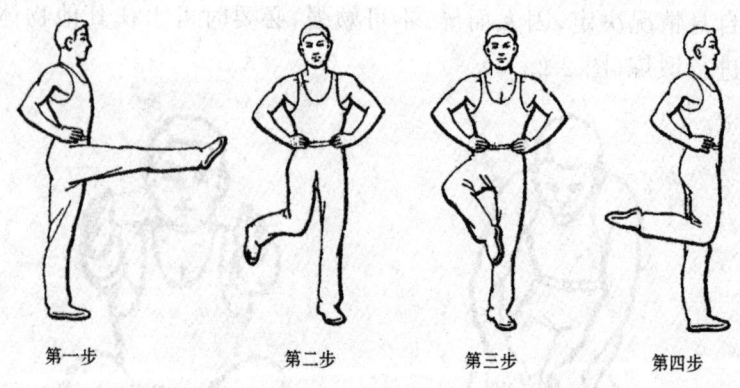

图 2-26 四面摆莲

【功　用】 增强腰骶部及下肢肌力，常练本式可健腿力，强腰膝，防治下肢关节和肌肉挛缩麻木、筋骨酸痛。

5. 虚实换步

【运动方法】 立正，两手叉腰。①先将右脚前进一步，左脚脚跟提起，脚尖点地。②再将右脚后退一步，左脚脚跟着地，脚尖跷起。然后左换右，方法相同。重复以上动作18～36次（图2-27）。

【功　用】　锻炼踝关节伸屈及小腿肌力,以恢复行走功能,长期锻炼有助于腰腿痛疾患的预防和治疗。

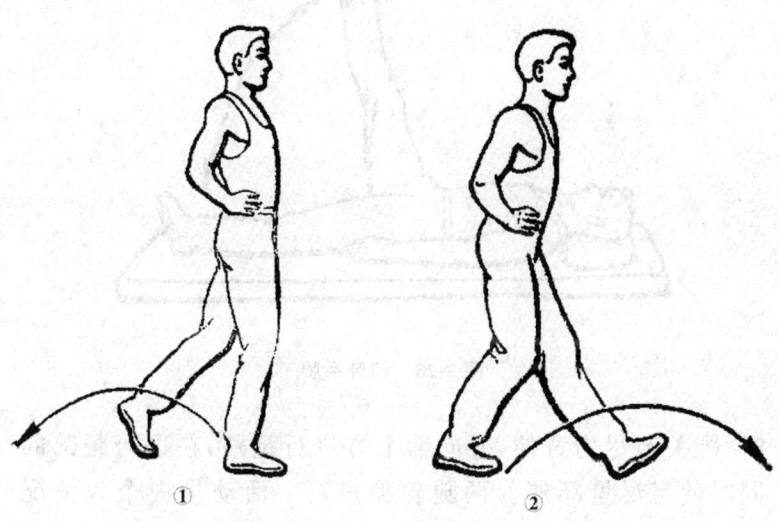

图 2-27　虚实换步

6. 仰卧举腿

【运动方法】　仰卧位,腿伸直,两手自然放于体侧。做直腿抬举动作,速度宜慢;两腿轮换抬举,角度可逐渐增大。后期还可在小腿远端绑沙袋增加重量练习。活动量视个人情况而定(图 2-28)。

【功　用】　增强下肢伸肌,特别是股四头肌的力量,防治股四头肌萎缩。适用于腰椎间盘突出症患者的辅助治疗。

7. 蹬空增力

【运动方法】　仰卧位,腿伸直,两手自然放于体侧。做直腿抬举动作到一定程度后屈髋屈膝,在屈髋屈膝的同

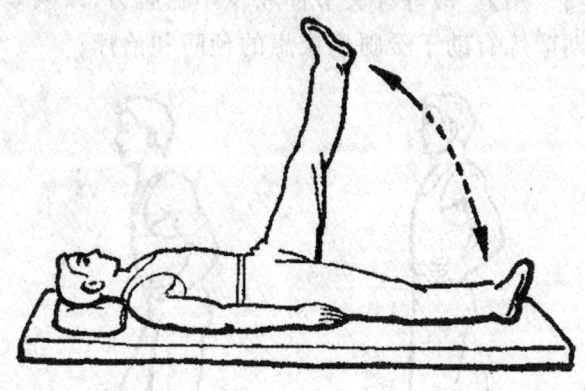

图 2-28 仰卧举腿

时,踝关节尽力背伸,并向前上方进行蹬踏,在进行蹬踏的同时使足尽量跖屈。两腿轮换进行。活动量视个人情况而定(图 2-29)。

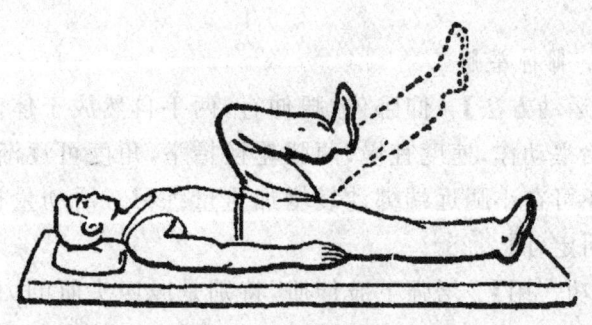

图 2-29 蹬空增力

【功　用】　使腰腿部的血液循环畅通,防止下肢肌肉萎缩,消除踝关节因损伤所致的肿胀,预防和治疗腰腿痛。

8. 侧卧外摆

【运动方法】　侧卧位,下肢伸直。做下肢外展动作再还原。两腿轮换进行。活动量视个人情况而定(图2-30)。

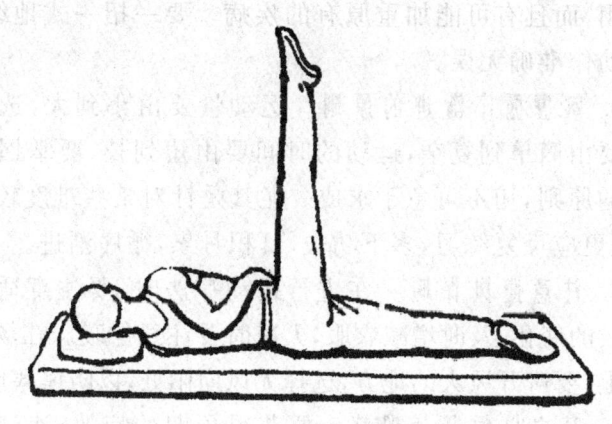

图 2-30　侧卧外摆

【功　用】　增强大腿外展肌力量,防止外展肌的萎缩,预防和治疗腰腿痛。练习时可与上两式配合进行。

三、运动锻炼的注意事项

1. 自主锻炼　以自主性功能锻炼为主,切忌盲目、强硬的被动活动和不利于损伤修复的运动,严防有运动疗法禁忌证的患者进行运动疗法。

2. 选择适合自己的运动疗法　运动疗法能强身健体,祛病延年,但若选择不当,轻则对身体无益,重则可损伤身体。合适的运动量和运动方式是保证运动疗法安全有效的关键。要根据患者的年龄、体质及病情的不同,选择相应的运动方法和运动量。

3. 注意动作的准确　运动疗法的动作准确性是获得良好疗效的保障,不正确的动作和姿势,不但起不到防病祛病的作用,而且有可能加重原有的疾病。要一招一式地练习,做到动作准确无误。

4. 掌握循序渐进的原则　运动量要由小到大,选择的动作要由简单到复杂,运动的时间要由短到长,要掌握循序渐进的原则,切不可急于求成。尤其是针对某些难度较大的动作,更应反复练习,多下功夫,日积月累,循序渐进。

5. 注意避风保暖　在进行运动疗法时,要注意适应四时气候的变化,及时增减衣服,天凉时要注意保暖。在场地的选择上,要避开风大的地方,选择无风向阳处,以防风寒侵袭。

6. 持之以恒坚持锻炼　要获得预期的疗效,达到强身健体的目的,千万不可三天打鱼,两天晒网,一定要有恒心、有信心、有决心、有耐心,坚持天天练、月月练,只有持之以恒,坚持锻炼,才能达到治疗的目的。

7. 整体治疗　运动疗法作为综合性治疗方法之一,与其他疗法起到相辅相成、相互促进的作用,从而达到单一治疗方法达不到的目的。在采用运动疗法治疗的同时,还应注意与按摩等治疗方法配合,以充分发挥经络锻炼的优势,提高临床疗效。

第五节 贯通经络之易筋经、五禽戏及太极拳法

一、易筋经

易筋经是我国民间广为流传的一种运动健身方法,是仿效古代劳动人民舂米、载运、进仓、收囤和珍惜谷物等多种姿势演化而成的。它贯劲于肢体,动作简便,易于掌握,刚中有柔,动中有静,内外结合,使意识与运动协调一致,坚持练习能舒筋通络、活血养筋、强筋壮骨,对多种疾病有较好的康复治疗作用。易筋经演化和流传下来的套路很多,下面介绍十二式易筋经。

1. 捣杵舂粮 分预备动作和正式动作两部分。预备动作为两脚开立,与肩同宽,头正身直,脚尖向前,两手自然下垂于体侧,全身放松,两眼平视前方,自然呼吸,如此站立片刻使意静神收。正式动作,两臂由体侧缓缓抬起至胸前平举位,屈肘、立掌,掌心相对(相距5~7厘米),指尖向上,手形如拱;然后呼吸9~18次,每次吸气时,用暗劲使掌根内挤,指向外翘;每次呼气时,前臂放松,两手如拱形。

2. 扁担挑粮 两手经胸前徐徐外展至侧平举姿势,立掌,掌心向外;然后呼吸9~18次,每次吸气时,两臂用暗劲后挺,胸部扩张,以足趾抓地,每次呼气时,掌用暗劲向外撑,指尖内跷,脚跟微微提起离地。

3. 扬风净粮 两臂由体侧缓缓上举,全身伸展,臂肘挺

直,掌心向上,两手托天,舌抵上腭,牙关紧咬,两脚跟稍稍提起离开地面;然后呼吸9~18次,吸气时用鼻或口鼻徐徐吸入,两掌用暗劲尽力上托,两脚用力下蹬,呼气时气由口或口鼻缓缓呼出,两掌向前下翻,手臂肌肉慢慢放松,再吸气时,掌再用暗劲向上托,如此反复进行。

4. 换肩扛粮 右手缓缓上举,右臂伸直,掌心向下,五指并拢,指尖向内,头往右斜,两眼仰视右手心,左臂屈肘放于背后,以手紧贴于腰部;然后以此姿势呼吸7次,每次吸气时,头往上顶,双肩后挺,呼气时身体放松。然后两手交换,即左手高举,右手贴于腰部,按上述动作再呼吸7次。

5. 推袋垛粮 右脚向左脚并拢,脚尖向前,两臂屈肘于胸旁,立掌,掌心向前,两掌缓缓向前推出,两臂向前平伸,全身挺直,双眼平视前方;然后以此姿势呼吸9~18次,每次吸气时,两掌用力前推,手指后跷,呼气时臂掌放松。

6. 牵牛拉粮 右脚向前跨一步,屈膝,左腿蹬直,成右弓步,右臂屈肘,右手握拳前举,高出肩,左手握拳,斜垂于身后;然后以此姿势呼吸7次,每次吸气时,两拳紧握内收,右拳贴近右肩,左拳贴近后腰,呼气时两拳放松,右拳恢复前举,左拳恢复斜垂;接着身体向后转,成左弓步,左手握拳前举,右手握拳斜垂于背后,如上所述,再呼吸7次。

7. 背牵运粮 左手由腋下向后屈,手背紧贴胸椎,指尖尽量向上,右手由右肩后伸,如牵拉绳一样去拉左手手指,足趾抓地,身体略前倾,状若背牵;然后以此姿势呼吸7次,每当吸气时两手拉紧(若拉不着时两手手指尽力互相接近),呼气时放松;接着左、右手易位,左手在上,右手在下,如上所述,再呼吸7次。

8. 盘箩卸粮　左脚向左跨一步比肩宽,两脚开立,屈膝下蹲成马步,两臂屈肘翻掌向上,小臂平举,如捧重物,以此姿势稍停片刻,两手翻掌向下,虎口向前,如搬放重物,然后两腿慢慢伸直,左脚再收回并拢。捧物时尽量吸气,放物时呼气,如此反复7次。

9. 围荛围粮　左手握拳置于腰间,右手向左前方伸出,五指捏成钩手,上体左转;然后身体前弯,同时右手在腰带下向右划平圆,似做围粮荛的动作,连做7次,手划近胸部时上体伸,同时吸气,划到前方时上体前弯,同时呼气;接着左右手易位,右手收回握拳于腰间,左手向右前方伸出,五指捏成钩手,上体右转,身体前弯,同时左手在腰带下向左划平圆,连做7次,要领如上所述。

10. 扑地护粮　右脚前跨一大步,屈膝,左腿蹬直成右弓步,上体前倾,两手十指按地,成俯撑姿势,头稍抬起,眼看前下方,呼吸9～18次。每次吸气时,两臂伸直,上体高抬,呼气时,两肘弯曲,胸部下落,一吸一呼,两臂一伸一屈,上体一起一伏。

11. 屈体拣粮　两手用力合抱头后部,手指贴于枕后部,两肘用力张开,手指敲小脑后部片刻;然后配合呼吸做屈体动作,吸气时身体挺直,呼气时俯身弯腰,头垂至膝间呈躬身状,两膝维持挺直,如此反复进行9～18次;接着缓缓伸腰站立,两手自然下垂,归于预备时的姿势。

12. 弓身收粮　两腿保持挺直,上体前屈,两臂下垂伸直,手心向上,用力向下推去,手背触及地面,头上抬,意为捧起落在地上的粮食,下弯时脚跟提起,起立时脚跟又着地,如此反复9~18次;接着伸腰起立,两手同时上提,两臂左右侧展,屈伸9次,掌心斜向上;最后两手缓缓收回,两臂自然下垂。

二、五禽戏

五禽戏,又称五禽操、五禽气功、百步汗戏等。是华佗在观察了很多动物之后,以模仿虎、鹿、熊、猿、鹤(鸟)五种动物的形体和神态,达到舒展筋骨、畅通经脉为目的的一种健身方法。《三国志·华佗传》记载:"吾有一术,名五禽之戏,一曰虎,二曰鹿,三曰熊,四曰猿,五曰鸟。亦以除疾,兼利蹄足,以当导引。体有不快,起作一禽之戏,怡而汗出,因以着粉,身体轻便而欲食。"

现在盛行的太极等传统健身方式,最初就源于五禽戏。禽,在古代泛指禽兽之类动物,五禽,是指虎、鹿、熊、猿、鸟五种禽兽。戏,即游戏、戏耍之意。所谓五禽戏,就是指模仿虎、鹿、熊、猿、鸟五种禽兽的动作组编而成的一套锻炼身体的方法。"五禽戏"动作比较简单,运动量比较小,适合于年老体弱者选练。

1. 功法作用 根据中医藏象学说,五禽对应五脏,练习五禽戏,可以改善脏腑经络功能、调和气血、舒筋活络、强腰健肾、调理脾胃、开窍益智、补心安神、调理气机,故经常练五禽戏的人,都会感到精神爽快、食欲增进、手脚灵活、步履矫健。此外,五禽戏对于肺气肿、哮喘、高血压、冠心病、神经衰弱、消化不良等病,也有预防及防止复发的功效。尤其是对卒中后遗症,时常选择五禽戏锻炼,能改善病人的异常步态和行走姿势,防止肌肉萎缩,提高人体的平衡能力。对其他症状的改善也有帮助。每日可锻炼3~5次,每次20分钟。此外,在练习五禽戏时,应选择空气新鲜,草木繁茂的场所。

2. 注意事项

(1)全身放松练功时,不仅肌肉要放松,精神也要放松。只有放松使出来的劲才会柔中有刚,才使动作柔和连贯,不致僵硬。

(2)意守丹田,即排除杂念,用意想着脐下小腹部,有助于形成腹式呼吸,做到上虚下实,即胸虚腹实,使呼吸加深,增强内脏器官功能,使血液循环旺盛。身体下部充实,有助于克服中老年人常易发生的头重脚轻和上盛下虚的病象。此外,做到上虚下实,动作才能达到轻巧灵便,行动自如。

(3)呼吸均匀,练功当中呼吸要自然平稳,最好用鼻呼吸,也可口、鼻并用。但不可张口喘粗气,而要悠悠吸气,轻轻呼气,做起动作来会自然形成腹式呼吸,使腹部运动幅度加大,腹肌收缩有力,对内脏器官都有好处。

(4)象形取义,如学虎的爪、扑、旋转等动作,学鹿的触、走、盘坐等动作,学熊的推、攀、摇晃行走等动作,学猿的跃、采、转、闪、进退等动作,学鸟的飞、落、伸展等动作。

3. 套路

(1)虎戏

预备式:两臂自然下垂,颈自然竖直,面部自然,眼向前平视,口唇闭合,舌尖轻抵上腭,不用挺胸或拱背。两脚跟靠拢成立定姿势,全身放松。站立片刻然后做下列动作:

第一左动：自然站立，左脚向左跨步，右手向左上方划弧横于前额，呈虎爪形，掌心向下，距额一拳，左手横于后腰，掌心向上，距腰一拳，身向左扭动，眼看右足跟，同时抬头，强视片刻，形似寻食。

第二右动：方向相反，动作相同。左、右各7～10次。

练虎戏时要表现出威武勇猛的神态。本动作作用于华佗夹脊穴和督脉，用于坐骨神经痛、腰背痛、脊柱炎和高血压等病。

(2)鹿戏

预备式：同上。

第一左动：自然站立，左腿起步踢出，上体前倾，脚掌距地一拳，右腿微屈，成剪子步；右臂前伸，腕部弯曲，手呈鹿蹄形，指尖下垂与头平；左臂于后，距腰一拳，指尖向上，眼为斜视。

第二右动：方向相反，动作相同。左、右各7～10次。

练鹿戏时要体现其静谧怡然之态。本动作可强腰肾，活跃骨盆腔内的血液循环，并锻炼腿力。

(3)熊戏

预备式：同上。

第一左动：右膝弯曲，左肩向前下晃动，手臂亦随之下沉；右肩则稍向后外舒展，右臂稍上抬。

第二右动：左膝弯曲，右肩向前下晃动，手臂亦随之下沉；左肩则稍向后外舒展，左臂稍上抬。左、右各7～10次。

练熊戏时要在沉稳中寓于轻灵，将其剽悍之性表现出来。本动作有健脾胃、助消化、活动关节等功效。

(4) 猿戏

预备式:同上。

第一左动:自然站立,左腿迈出,足跟抬起,脚尖点地,右腿微屈提步;左臂紧贴乳下方,指尖下垂成猿爪形;右臂弯曲上抬,右手从右脑后绕于前额,拇指、中指并拢,眼为动视。

第二右动:方向相反,动作相同。左、右各7~10次。

练猿戏时要仿效猿敏捷灵活之性。本动作有助于增强心肺功能,健壮肾腰。

(5) 鸟戏

预备式:同上。

第一左动:两脚平行站立,两臂自然下垂,左脚向前迈进一步,右脚随之跟进半步,右脚尖点地;同时,两臂慢慢从身前抬起,掌心向上,与肩平时两臂向左右侧方举起,随之深吸气;两脚相并,两臂自侧方下落,掌心向下,同时下蹲,两臂在膝下相交,掌心向上,随之深呼气。

第二右动:方向相反,动作相同。左、右各7~10次。

练鸟戏时要表现其展翅凌云之势,方可融形神为一体;本戏又称鹤戏,即模仿鹤的形象,动作轻翔舒展,可调达气血,疏通经络,活动筋骨关节。

五禽戏要领:一是要像导引术一样,先有意念活动锻炼,再配合呼吸和肢体活动,三者融为一体。二是练五禽戏必须象形取义,如学虎的爪、扑、旋转等动作,学鹿的触、走、盘坐等动作,学熊的推、攀、摇晃行走等动作,学猿的跃、采、转、闪、进退等动作,学鸟的飞、落、伸展等动作。

三、太极拳

太极拳是中国的国粹,太极拳锻炼具有作用于腰、发力在腿、形容于手的特点,在太极拳的整个套路中始终以腰为轴心,所有动作均围绕腰部的前后进退、左右旋转和上下伸缩而展开,对腰部的锻炼有着其他锻炼方法无可比拟的效果;又由于太极拳锻炼方法简便易学、老少皆宜,且可随时、随地进行;因此,习练太极拳对于多种慢性疾病的预防和治疗有着其他疗法无可比拟的效果,是中医运动疗法中运用最广泛的一种方法,应加以广泛推广。

太极拳强调身心锻炼,使人体的精神、气血、脏腑、筋骨、肌肉均得到濡养和充盈,能疏通经络、调节气血、活血化瘀、强筋壮骨、补虚泻实,具有防病治病和保健身体的功能,坚持锻炼对各种疾病均有良好的预防和治疗作用,是一种动静结合、刚柔相济、内外并练的防病治病方法。

太极拳广为流传,而且流派众多,各有特点。目前最为流行的是陈、杨、吴、武、孙五大流派。陈式以气势腾挪、刚柔相济、发劲有力见长;杨式以舒展大方、匀缓柔和、连绵不绝为特点;吴式的特点是柔软匀和、中架紧凑;武式以内走五脏、气行于里为主;孙式则注重开合有数、精神贯注。另外,国家体委还以杨式太极拳为基础,编成"简化太极拳"(俗称"太极二十四式"),供人们练习使用。所以具体的练习方法和步骤在这里不再赘述。现仅就练习太极拳应注意的事项简要说明如下:

1. 中正 站立中正,姿势自然,重心放低,以利于肌肉放松,动作要稳重而灵活,呼吸自然,在整个太极拳的套路中始终要求保持身体的中正。

2. 神舒意定,用意忌力 要始终保持精神安宁,心情平静,排除杂念,全神贯注,用意念引导动作,"意到身随",动作不僵不拘。

3. 气沉丹田 脊背要伸展,胸内含而不僵挺,具体要求做到含胸拔背,吸气时横膈要下降,使气沉于丹田。

4. 动作舒缓,举动轻灵 动作缓慢而舒适,举动轻便而灵活,不消极随便。"迈步如猫行,运动如抽丝",轻灵的动作要在心神安定、用意不用力时才能做到。

5. 内外相合 外动于形,内动于气,神为主帅,身为躯使,内外相合,则能达到意到、形到、气到的效果,意识活动与躯体动作紧密结合,在"神舒心定"的基础上,尽量使意识、躯体动作与呼吸相融合而协调一致。

6. 上下相随 太极拳要求根于脚,发于腿,主宰于腰,形于手指。只有手、足、腰协调一致,浑然一体,方可上下相随,流畅自然。以腰为轴心,做到身法不乱,进退适宜,正所谓"一动无有不动,一静无有不静"。

7. 连绵不断 动作要连贯延续,没有停顿,要自始至终一气呵成,使机体的各种生理变化得以步步深入。

8. 自然呼吸 太极拳要求意、气、形的统一、和谐,呼吸是十分重要的,呼吸深长则动作轻柔。一般来说,初学时要保持自然呼吸,以后逐步有意识而又不勉强地使呼吸与动作协调配合,达到深、长、匀、静的要求。

第六节　贯通经络之按摩法

按摩又称推拿,是通过按、压、摩、扳等手法作用于人体体表特定的经络、穴位或病变部位,以调节机体的生理、病理状态,达到治疗的目的。按摩法用以防治疾病,能对机体产生多种生理、生化和生物物理效应,起到舒筋通络、活血化瘀、温阳理气、祛风散寒、止痛安神、调理脏腑功能等作用。按摩治疗方法简便,行之有效,是经络锻炼的最常用方法之一。按摩法能达到理筋整复、改善血液供应、松解组织粘连、解除肌肉痉挛、恢复人体内平衡、缓解疼痛、消除疲劳等目的。

一、按摩锻炼禁忌证

1. 诊断不明确患者　由于按摩疗法是术者利用外力直接作用于患部、经络、穴位的结果,对于绝大多数患者均能起到一定的缓解临床症状和较好的治疗作用,因此经常被采用。但由于该法在临床运用中容易掩盖病情,而且有时会由于操作不当造成新的损伤,所以必须在诊断明确的情况下才可操作。

2. 精神病患者　精神病患者的不合作性,决定了其在患病后不能采用按摩疗法。

3. 妇女月经期及妊娠期　因按摩疗法增加腹压,患者须有体位配合及女性自身的生理特点等因素,不支持对月经期及妊娠期妇女进行躯干部位的按摩治疗。

4. 局部皮肤病患者 按摩疗法对局部皮肤有一定的刺激作用,会加重皮肤病患者的病情。

二、手法介绍

1. 点法 点法有拇指点和屈指点两种。拇指点是用拇指指端点压体表;屈指点有屈拇指点法,用拇指指间关节桡侧点压体表;或屈食指点法,用食指近侧指间关节点压体表。点法具有开通闭塞,活血止痛,调整脏腑功能的作用(图 2-31)。

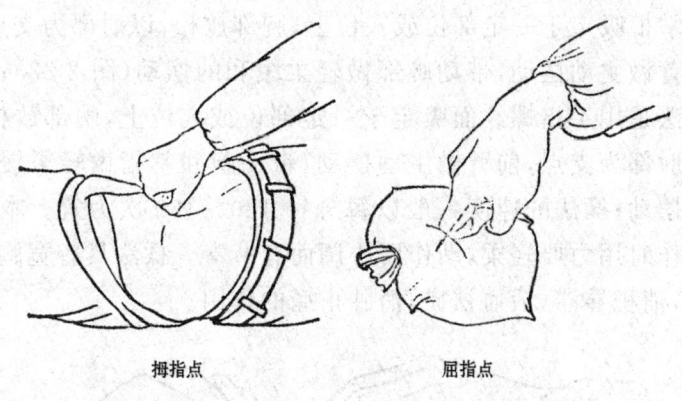

拇指点　　　　　　屈指点

图 2-31　点法

2. 按法 按法有指按法和掌按法两种。用拇指端或指腹按压体表,称指按法;用单掌或双掌,也可用双掌重叠按压体表,称掌按法。按法操作时着力部位要紧贴体表,不可移动,用力要由轻而重,不可用暴力猛然按压。按法具有放松肌肉,开通闭塞,活血止痛的作用(图 2-32)。

3. 揉法 分掌揉和指揉两种。掌揉法是用手掌大鱼际

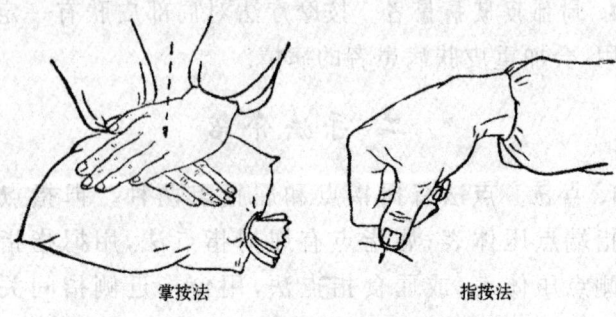

掌按法　　　　　　　　　　指按法

图 2-32　按法

或掌根吸定于一定部位或穴位上,腕部放松,以肘部为支点,前臂做主动摆动,带动腕部做轻柔缓和的摆动(图 2-33);指揉法是用手指螺纹面吸定于一定部位或穴位上,腕部放松,以肘部为支点,前臂做主动摆动,带动腕和掌指做轻柔缓和的摆动;揉法的速度一般以每分钟 120～160 次为宜。本法操作时用力要轻柔,动作要协调而有节奏。揉法具有宽胸理气,消积导滞,活血祛瘀,消肿止痛的作用。

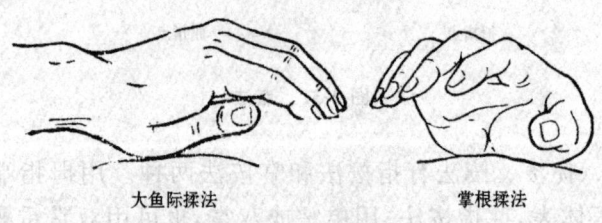

大鱼际揉法　　　　　　　　　掌根揉法

图 2-33　揉法

4. 擦法　擦法是指用手掌的大鱼际、掌根或小鱼际附着在一定部位,进行直线来回摩擦。擦法操作时腕关节伸直,使前臂与手接近相平,手指自然伸开,整个手掌要贴在患者体表的治疗部位,以肩关节为支点,上臂主动带动手掌做前后或上下往返移动,手掌下的压力不宜太大,但推动的幅度要大。频率每分钟100～120次。该法操作时用力要稳,动作要均匀连续,呼吸自然。本法具有温经通络,行气活血,消肿止痛,健脾和胃的作用(图2-34)。

5. 拍击法 拍法是以手指自然并拢,掌指关节微屈,平稳而有节奏地拍打患部。用掌背、掌根、掌侧小鱼际、指尖或用桑枝棒叩击体表称为击法,击法用劲要快速而短暂,垂直叩击体表,在叩击体表时不能有拖抽动作,速度要均匀而有节奏。拍击法具有疏经通络,行气活血的作用(图2-35、图2-36)。

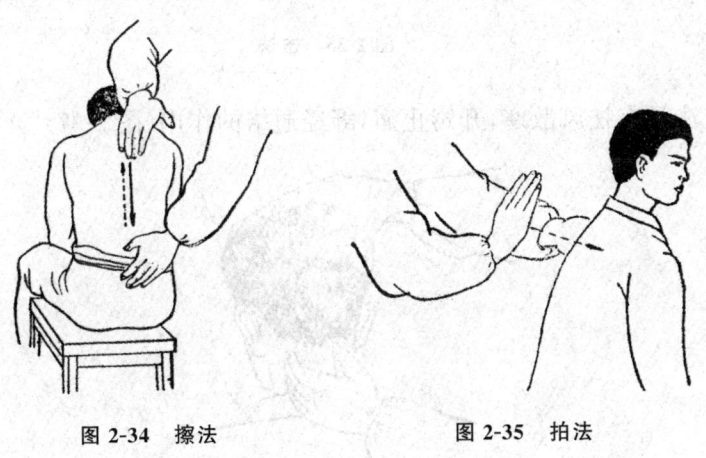

图 2-34 擦法　　　　图 2-35 拍法

6. 拿法 捏而提起谓之拿。具体是指用大拇指和食、中两指,或用大拇指和其余四指做相对用力,在一定的部位和穴位上进行节律性地提捏。本法操作时动作要灵活、快速。拿

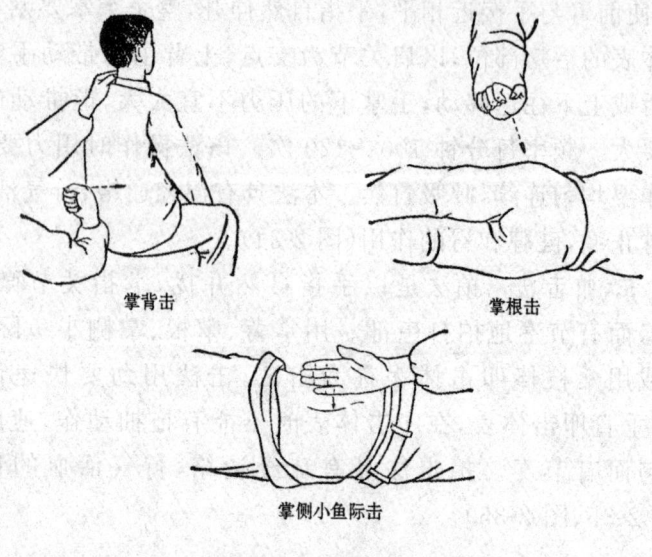

图 2-36 击法

法具有祛风散寒,开窍止痛,舒经通络的作用(图 2-37)。

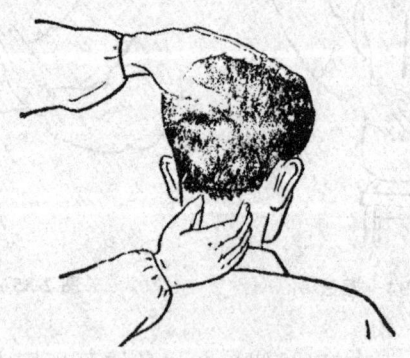

图 2-37 拿法

7. 捏法 捏法有三指捏和五指捏两种。三指捏是用拇指与食、中两指夹住肢体,相对用力挤压;五指捏是用拇指和其余四指夹住肢体,相对用力挤压;在做相对用力挤压动作时要循序而下,均匀而有节律性。捏法具有疏经通络,行气活血,通窍等作用。

8. 弹法 用一手指的指腹紧压住另一手指的指甲,用力弹出,连续弹击治疗部位。操作时弹击力要均匀,每分钟弹击120～160次。该法具有疏经通络,祛风散寒的作用。

9. 搓法 用双手掌面挟住一定的部位,相对用力做快速搓揉,同时做上下往返运动,称搓法。操作时双手用力要对称,搓动要快,移动要慢。搓法具有调和气血,舒经通络的作用。

10. 抹法 用单手或双手拇指螺纹面紧贴皮肤,做上下或左右往返运动,称抹法。操作时用力要轻而不浮,重而不滞。该法具有开窍镇静,醒脑明目的作用。

11. 滚法 滚法是以腕关节的伸屈运动和前臂的旋转运动复合而成。伸屈腕关节是以第二至第四掌指关节背侧为轴来完成的;前臂的旋转运动是以手背的尺侧为轴来完成。因此,滚法的吸定点是上述两轴的中点,即小指掌指关节背侧,该点附着在一定部位,以肘部为支点,前臂做主动摆动,带动腕部做伸屈和前臂旋转的复合运动。手法吸定的部位要紧贴体表,不能拖动、辗动或跳动。压力、频率、摆动幅度要均匀,动作要协调而有节律。速度一般以每分钟120～160次为宜。滚法具有舒筋活血,滑利关节,缓解肌肉、韧带痉挛,增强肌肉、韧带活动能力,促进血液循环及消除肌肉疲劳的作用(图 2-38)。

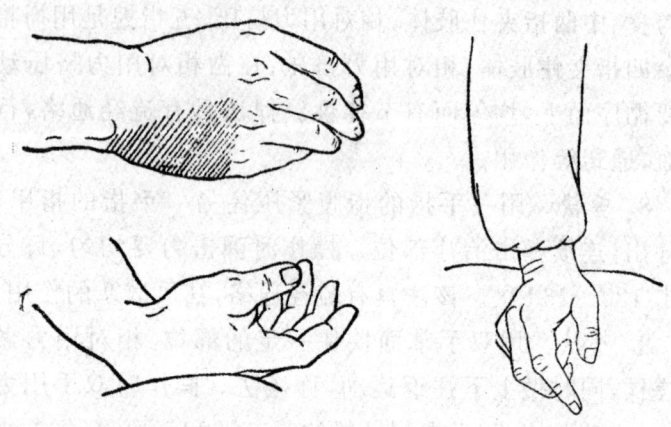

图 2-38 擦法

12. 推法 是指用手指、手掌或肘部着力于一定的部位上进行单方向的直线移动。操作时指、掌或肘要贴紧体表，用力要稳，速度要缓慢而均匀。推法具有行气活血，舒经通络的作用(图 2-39)。

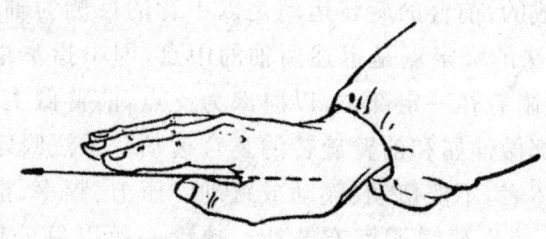

图 2-39 推法

第七节 贯通经络之艾灸及拔罐法

一、艾灸疗法

1. 灸法的作用

(1)温通经气,祛散阴寒:灸法的温通经气、祛散阴寒的作用主要体现在两个方面:一方面是因为灸之热力能渗透肌层,温经行气;另一方面是因为灸所用之艾绒本身性温,具有通诸经,逐寒湿的作用,所以艾灸可以治一切寒湿痹痛,陈寒痼冷之疾。

(2)温补益气,扶阳固脱:《素问·生气通天论》曰:"阳气者,若天与日,失其所则折寿而不彰。"可见阳气对于人体至关重要。阳气衰则阴气盛,阴盛则为寒、为厥,甚则欲脱。当此之时就可用艾灸来温补虚脱的阳气,如系阳虚暴脱之危症,艾灸还有回阳固脱的作用。《伤寒论》云:"下利,手足逆冷,无脉者,灸之,伤寒之七日脉微手足逆冷,烦躁灸厥阴,厥不还者死。"就是有关阳气下陷和外脱危证应用灸法的例证。

(3)行气活血,消瘀散结:灸能使气机温调,营卫和畅,故能使瘀结自散。所以,灸法也常用于气血凝滞之证。根据《灵枢·官能》指出的"上气不足,推而扬之;下气不足,积而从之"的原则,如灸下肢的足三里或涌泉穴,可治疗上实下虚的眩晕、昏厥等证;灸头顶的百会穴,可治疗上虚下实,气虚下陷的脱肛、子宫脱垂、久泻等病证。

(4)预防疾病,保健强身:《扁鹊心书》云:"人于无病时常灸关元、气海、命门、中脘,虽未得长生,亦可保百余年寿矣。"这些经验告诉我们,灸法可起到防病保健的作用。

2. 灸法治疗的作用机制 感受风寒、寒湿、湿热等使经脉运行不畅;劳累外伤(过度劳累,跌仆挫伤,损伤机体、脊柱、经脉,或因久病,或体位不正,腰部用力不当,屏气闪挫)导致经络气血阻滞不通,气滞血瘀等均可使瘀血留着体内;肾脏精血亏损(素体禀赋不足,或久病体虚,或年老精血亏衰,或房劳过度等)无以濡养经、脉、筋、骨;皆是引发疾病的病因。灸法有通经、散寒、益气、行气、活血、扶阳、消瘀、散结等作用,对许多急、慢性疾患的治疗具有疗效好、针对性强、安全易行,易掌握、易推广、费用低等优势。

3. 灸法治疗的注意事项

(1)注意禁灸部位及禁灸症:颜面部、关节部、大血管表面不可施以瘢痕灸,孕妇的腹部及腰骶部慎灸。

(2)取穴要准确,体位要舒适:《千金方》曰:"凡点灸法,皆须平直四肢,勿使倾侧。灸时孔穴不正,无益于事,徒破皮肉耳;若坐点则坐灸之,卧点则卧灸之,立点则立灸之,反此亦不得其穴矣。"在施灸之前,先量点腧穴,以墨记之,然后将艾炷置于穴上,安放平正,再点火施灸。在施灸时必须点穴准确,而且体位要舒适自然。因为灸法治疗时间长,特别是直接灸,往往需多次反复地施灸,如取穴不准,体位不当不仅会降低灸效,而且还会给患者带来痛苦。

(3)要掌握好施灸量:施灸时所燃烧的锥形艾团,称为艾炷(图2-40),每燃尽1个艾炷,称为1壮。艾炷的大小分三种,行直接灸时(图2-41),可用小炷或中炷;间接灸时,可用中炷或大炷。临床上施灸量以艾炷的大小和壮数的多少来计算,而且依患者的体质、病情及部位来考虑。一般来说,凡是初病或体质强壮者,艾灸宜大,壮数宜多;久病或体质虚弱者,艾炷宜小,壮数宜少。从部位来说,胸部不宜用大炷灸,四肢末端、皮肉浅薄处不可多灸,腹背和肌肉丰厚处则可多灸。

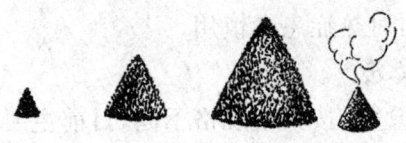

图 2-40　艾炷(小、中、大炷)

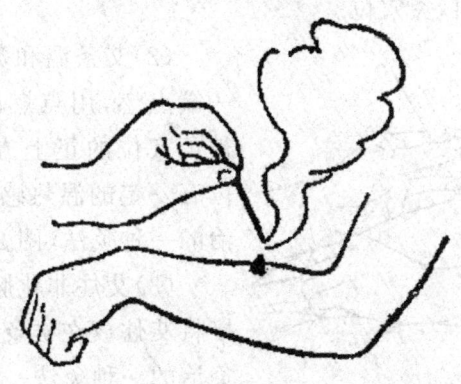

图 2-41　艾炷直接灸

(4)避免发生灸疮:有部分患者认为艾灸越热越好,故觉得烧痛时才停止,因此灸后易起疱,这时只要疱不擦破,可任其自行吸收,如水疱较大,可用消毒的针(可用火烧消毒)刺破水疱,放水液,再涂以甲紫。如果没有慎重处理,感染细菌成为灸疮,那么在灸疮化脓期间,不要做重体力劳动,同时勿用手搔疮面,防止摩擦,保持清洁,以防止重复感染,还可敷贴消炎药膏,每日换1～2次,换药时用干棉球将脓液拭去,必要时也可用生理盐水洗净,用消毒敷料覆盖。古人为了预防灸疮,在艾灸时先用蒜片擦穴,采用隔物灸(蒜片、姜片等)也是预防灸疮的好方法。

(5)其他:对热症患者慎用。

4. 常用灸法

(1)温灸盒灸:按大小规格不同,目前主要有三种大小不同的温灸盒,其形状有圆形和方形,中间有一铁纱网,上有盖。简单地说就像蒸东西用的笼屉。治疗时将艾炷点燃置于温灸盒内,灸穴位。

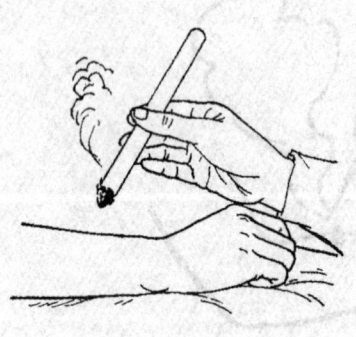

图2-42 艾条温和灸(外关穴)

(2)艾条温和灸:指将艾条一端点燃,用点燃的艾条置于被灸穴位的正上方,以被灸穴位有一定的温热感为度进行灸治的一种灸法(图2-42)。

(3)艾炷非化脓直接灸:直接将艾炷放在被灸穴位上点燃灸治的一种灸法。

(4)艾炷隔姜灸:取鲜姜1块,切成直径3厘米左右、厚0.3～0.4厘米的薄片,中间用针刺几个小孔,然后将姜片置于应灸的穴位上,将艾炷放在姜片上点燃,这种灸法称为艾炷隔姜灸(图2-43)。

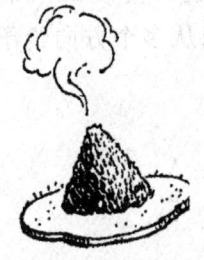

图 2-43　艾炷隔姜灸

(5)隔盐温灸盒灸:取干燥洁净粗盐平铺于被灸部位,厚度约 0.3 厘米,将点燃的艾炷或温灸盒放在上面进行灸治的一种灸法。

(6)雀啄灸:是将艾条一端点燃,用点燃的艾条正对穴位一远一近(上下)灸治的一种灸法。因该法与雀啄米粮形似,故称雀啄灸(图 2-44)。

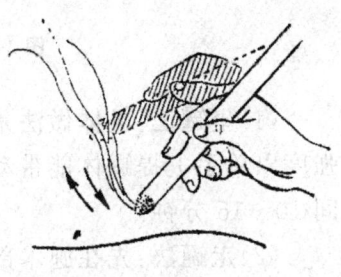

图 2-44　雀啄灸

二、拔罐疗法

1. 拔罐方法　拔罐疗法是经络锻炼法中常用的一种方法,具有祛风散寒、温阳补虚、活血化瘀、调和阴阳、解毒排脓等作用,应广泛加以推广。临床多使用闪火法(图 2-45),在应用火罐疗法进行治疗时,引火物一般用大小合适的干棉球和 95% 酒精。使用时用医用长把止血钳将棉球放在钳嘴部夹住一半并夹紧或将棉球缠在木棒一端,放入盛放95％酒精的容器内使棉球浸透酒精,再将酒精棉球从多个方向给予挤压以去除多余酒精才可以点燃使用。

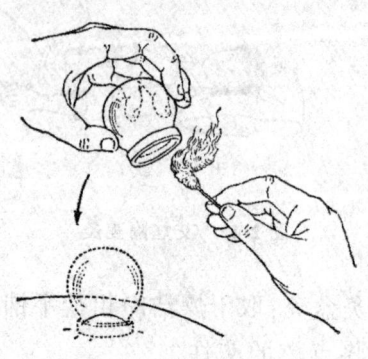

图2-45 闪火法

(1)坐罐法:具体做法是把形成负压的罐体吸拔在患处,强度以单手上提罐体能带动肌肉而患者能忍受为度,留罐时间10～15分钟。

(2)走罐法:先在施术部位或火罐口内涂以适量介质,如润滑液等,用闪火法将罐体拔于皮肤上,循着经络推拉罐体,使其沿着需要的线路行走,可急可缓,可轻可重,但皆要柔和。有时为追求强刺激效果,也用不涂任何润滑液体的走罐法。做法是将罐体吸拔后,用单手或双手握住罐体下拉上推移动,在与皮肤接触过程中,以罐口把皮肤刮出红色并逐步形成紫黑色或鲜红色为度。此法多用于急症、热症,其机制与民间刮痧相似(图2-46)。

走罐分直行和旋行。直行走罐是单手握住罐体做直线移动,多用于背部,以疏通肾脉和膀胱经,也常用于下肢股四头肌及比目鱼肌处（大腿及小腿肚处）。旋转走罐是单手握住罐体做顺时针方向或逆时针方向旋转，也可做∞形或8形旋转，常用于腰骶、腹部或肩关节，可同时疏理多条经脉。无论怎样走罐，罐内均应保持不同程度的负压，如无负压仍然推拉，则疗效不明显。

（3）闪罐法：闪罐法是把罐体反复吸拔、开启于施术部位或穴位上。通过弹性的一吸、一启、一紧、一松形成物理刺激，使皮肤充血—

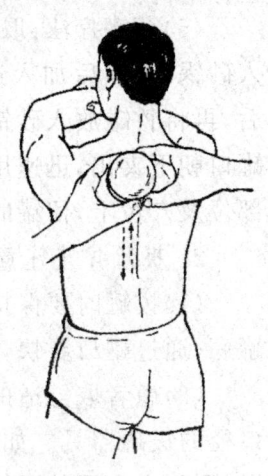

图2-46 走罐法

不充血—再充血，循环往复。在挤压、放松的反复作用下，增强细胞的通透性，改善血液循环，改善营卫状况；通过穴位、经络，使疾病得到治疗。在临床上，闪罐法多以玻璃罐用闪火法操作，一般在某处或某一穴位反复吸、启30～50次。操作此法需要准确，保持罐内较大负压力。点火棉球定要送入罐底，通过罐口要快，避免罐口过热，烫伤皮肤。

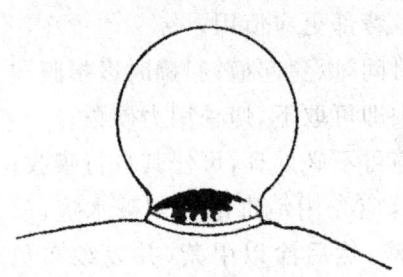

图2-47 刺络拔罐法

（4）刺络拔罐法：拔罐部位严格消毒，用三棱针在穴位点刺，再在点刺部位拔火罐，留罐时间10～15分钟。起罐后，用消毒棉球擦净局部皮肤。每3～5日1次（图2-47）。

(5)药罐疗法:取药物适量装入纱布袋内,扎紧袋口后放入砂锅中,然后加入适量的清水放置于火上,煎煮 20 分钟后,再将竹罐放入砂锅中与药物一起煮 20 分钟。用镊子将罐口朝下夹出,迅速用凉毛巾紧扣罐口,立即将罐拔在应拔部位及穴位上,留罐时间 10～15 分钟,每日 1 次。

2. 拔罐疗法注意事项

(1)拔罐时要保持罐内较大负压。点火棉球一定要送入罐底,通过罐口要快,避免罐口过热,烫伤皮肤。

(2)患者取舒适的体位。应根据不同的部位,选择不同口径的拔罐器具。如果前次拔罐后局部出现的瘀血尚未消退,则不宜在原处再拔。

(3)皮肤有溃疡、水肿及大血管的部位不宜拔罐;伴有自发性出血和损伤后出血不止的患者不宜使用拔罐疗法;精神高度紧张,体质明显虚弱者,皮肤过敏、皮肤病患者及热症患者也不宜采用拔罐疗法。

(4)应用投火拔罐时应避免火伤皮肤;应用药罐法时应甩去罐中过热的药液,以免烫伤患者的皮肤;应用刺络拔罐法时,出血量不宜过多;应用针罐法时,应防止将针撞压入深处,造成意外损伤,尤其在胸、背部更应慎用。

(5)应注意掌握好留罐时间,以免起疱;起罐时以指腹按压罐旁皮肤,待空气进入罐中即可取下,切忌用力硬拔。

(6)如出现烫伤的小水疱可不必处理,可任其自行吸收;如水疱较大或皮肤有破损时,应先用消毒毫针刺破水疱,放出内液,或用注射器抽出内液,然后涂以甲紫,并以纱布包敷,保护创面。

第八节　贯通经络之其他锻炼方法

一、头面部保健经络锻炼法

头面部保健简单易学，又好处颇多，若能长期坚持将会收益无穷！

1. 摩面　又称浴面、干洗脸等。两手洗净擦干，两掌心相互搓热；将两手伸平，中指自鼻翼两侧沿鼻梁上抹，经眉头至前额；然后四指放平，分推至两额角；再用两掌心自上而下按摩面颊，中指再贴近鼻翼两侧。如此抚摩搓擦，如浴面状，反复20～30次即可。

坚持摩面可以改善面部血液循环，促进面部肌肤的新陈代谢；加强面部肌肤的营养，保持面部肌肤的良好弹性，从而减少皱纹，实现美容保健的目的；摩面还能够提神醒脑。

2. 摩目　又称熨眼、目功等。先闭目运睛，转动眼珠10次后再反方向转动10次。两手搓热，手指并拢，置于上眼睑，由内向外、由上而下做环形摩动30次。然后用两拇指分别揉睛明、四白、太阳等穴，每穴揉2～3分钟。再屈曲手指，用两手食指第二节的桡侧面轻刮眼眶，使攒竹、鱼腰、丝竹空、瞳子髎、承泣等穴位都受到手法的刺激。轮刮眼眶30遍后，可用一手拇指与食指捏住两眉间印堂穴的皮肤，揪10次。

坚持摩目可以怡神悦目，预防目疾。经常旋睛可以锻炼眼外斜肌，促进房水循环，防止斜视；并能增强睫状体对晶状体的调节,防止视力疲劳,预防近视。经常轮刮眼眶可以增强眼的气血流通,保持眼周围肌肉的弹性,防止眼睑下垂,并能预防头痛、头晕。

3. 搓鼻 又称鼻功。两手拇指微屈,其余手指握拳,先将屈曲的拇指关节相互搓热,然后自两侧鼻翼开始沿鼻梁搓至目内眦下,如此反复搓 30 次。再用屈曲的拇指关节分别在鼻翼两侧的迎香穴按揉 30 次。用一手拇指、食指指面揉捏两鼻翼至鼻根 3~5 遍,用一手的食指、中指指面置两鼻孔下缘做上、下揉动 30 次。

延缓鼻唇周围皮肤的退化,消除鼻唇周围的皱纹,亦有助于预防面神经麻痹。

4. 叩齿 清晨起床前,先静心凝神片刻,口轻闭,上、下门齿相叩 36 次,再令两侧臼齿相叩 36 次。

坚持叩齿可以醒脑提神、生津、固齿、健脾和胃,能起到预防牙病、消化不良等作用。

5. 搅海 又名赤龙搅海。舌前部上翘抵上牙龈外缘,再转向左上臼牙龈、左下臼牙龈、下门齿、右下臼牙龈、右上臼牙龈。如此沿牙龈四周搅动舌头,共操作 5 遍。

坚持搅海可以生津固齿,清洁口腔,预防牙病,治疗消化不良等。

6. 鼓漱 又称漱咽。先搅海令口内津液增多,轻轻闭口咬牙,用两腮和舌做漱口动作,漱 30 余次。漱口时,口内津液渐多,待满口时分三口慢慢下咽。

坚持鼓漱可以助消化,健脾胃,提高消化道的免疫功能。

7. 鸣天鼓 即耳功。包括掩耳、摩耳轮、提耳郭、捋耳垂等。先以两手掌根使耳壳前后对折,再压紧耳孔,两手食指、中指轮流轻击枕骨下部风池穴处 20～30 次,可以充肾阴,补真元。掌心掩按耳孔后骤然抬离,如此反复开闭 10～20 次,可以健脑醒神,消除疲劳,防止耳聋、失眠等。两手食指插入耳孔内转动 3 次,再骤然拔出,如此反复操作 3～5 次,可以清肝泻火,解郁散结,预防耳鸣、耳聋等。两手掌同时摩擦两耳壳 20～30 次,两手食指屈曲的第二指节摩耳轮 20～30 次;可以疏通经络,调和脏腑,预防四肢疼痛。两手食指指面同时按揉两侧耳壳的耳甲艇 1～2 次,然后再按揉耳甲腔 1～2 次;两手拇食指同时向下分别牵捋两侧耳垂 20～30 次,再同时向上提拉耳轮 20～30 次,可以疏通经络、调和气血,补肾健脑,预防失眠、头痛、头晕、眩晕、健忘、牙痛及目疾等。

8. 头功 又名摩头、梳头、浴头、修昆仑等。两手十指屈曲。从前额沿头顶至枕部推 40～50 次,如梳发样;用一手指端自前额向头后部按揉 3～5 遍;两手指屈曲,用指端均匀地轻轻叩击头顶部,两手抓握头发向上提抖 12～60 次;两手拇指置玉枕穴处,做横向按揉 2～3 次,再按揉风池穴 3～5 次;将两手十指交叉,抱枕骨部,两掌心相对用力做一紧一松的运动 10～20 次。

坚持摩头,可以畅通任督,调和阴阳,祛风止痛,健脑护发,预防头痛、失眠、健忘、脱发等。

9. 推桥弓 用左手推右颈部(胸锁乳突肌),自乳突往下至肩内侧;再用右手推左颈部(胸锁乳突肌),自乳突往下至肩内侧。如此反复操作 5～10 次。

坚持推桥弓,可以降逆泻火。防止偏正头痛、高血压、失眠等。

二、足底保健经络锻炼法

足底保健简单易学,易于操作,可以自己给自己做,可以在家庭亲友之间互相做,老少皆宜,因而便于普及。《黄帝内经》中有简述足底保健经络锻炼法的原理:人体器官脏腑各部位在足底都有反射区,用按摩刺激反射区,通过血液循环,神经传导,能调节功能平衡,恢复器官功能,收到祛病健身之效。实践证明,长期坚持锻炼能有效预防疾病的发生,调节人体的新陈代谢,使人们的精力充沛,强身健体,延年益寿。

接受按摩时,最正确且舒服的姿势应是被按摩者宜采坐卧式,且抬起来的足不要高于臀部,若抬太高的话,坐骨神经与血管会压迫且无法将血液平稳送回心脏,1小时后就会麻痹或双足冰冷。另一方面,血液一旦快速逆流,对老年人或有高血压的患者具有危险性。自行按摩者,可盘腿坐在靠近床缘或在地上铺一层毯子。此外,足底若有皮肤角质化或硬肉,按摩时的反射效果并不理想,所以在按摩时,可先将角质和硬皮去除,效果会更佳。

1. 准备手法 即是指足底按摩前准备的基本方法,具有暖身的作用。

(1)清洁法:准备温水,先将足底浸湿,并加以清洗。重在足底按摩进行时应有的卫生,温水则有促进血液循环的好处,浸泡至小腿效果更好。

(2)热敷法:用热毛巾敷足底,其用意在于促进血液循环及舒缓紧张的足部肌肉。如无浸泡设备,热敷也可以作为清洁用途。

(3)轻擦法:手指轻轻地擦,适用于足的部位。可扩张足底表皮微血管,加速血液与淋巴循环,放松精神;向心性轻擦,有助静脉血液回流到心脏,减轻心脏负担。

(4)揉捏法:揉捏法的揉法,以拇指指腹在肌肉或皮肤表面做旋转式的运动摩擦;捏法为拇指与食指所组成一个捏的动作,可舒缓肌肉组织,松弛足底肌肉和神经组织等,以使肌肉细胞有充分的养分。

(5)运动法:足部各关节的运动,垂直牵引各关节和活动关节,按摩足趾与足骨关节,并揉捏足后韧带,可消除紧张,松弛足部各关节与韧带紧张度。

2. 操作手法 经热身和足部放松后,即可开始进入反射区按摩阶段,其方式是用来刺激反射区以达到预防疾病与保健作用。

(1)食指扣拳法:食指屈曲,与其他手指相握,并用拇指末节内侧缘紧压食指末节背侧,以手腕作为施压轴,带动关节面左右滑动,在足底反射区做同方向滑动的施压操作。为避免伤害手指,关节一定要好好弯曲,使用关节的顶点部位施力。适用于整个足底的反射区,或是加强刺激按摩,此为按的手法。

(2)指腹推压法:以手指指腹(主要是拇指指腹)来进行推压,在足底反射区做同方向施压操作。此法适用于较缓和的刺激操作,足底各反射区及内、外侧。操作此法的按摩者应避免在推压时使用指尖按压,或过度刺激末梢神经。

(3)指侧夹压法:以食指第二节指骨内侧缘与中指第二节指骨外侧缘固定于足底特定反射区位置,并以微屈的拇指指端部位加压在食指第二节外侧缘。用前臂及腕部用力来带动食指和中指发力,力度稳而持续,不移动。切忌暴力施术。

3. 放松手法 足底按摩结束后,以缓和的手法舒缓足底部。具体如下:

(1)叩打法:足部肌腱会因按摩疼痛而紧绷,施叩打法就会开始放松。握拳后用手的小指侧进行,力道平稳适当,借由振动效果可减轻按摩后的疼痛感,使足底或身体得到舒缓。

(2)牵引法:按摩时有人害怕疼痛,因而使血管收缩,关节、肌肉、韧带紧绷,牵引法可将紧绷的部位放松。拇指与食指牵拉每一足趾或旋转,以牵引动作来舒缓足底肌肉、关节、韧带的僵硬感,并可提高关节或肌肉的可动性,促进血液循环。

(3)清洁法:按摩时,被按摩者若足底涂有润滑油,按摩完毕后须加以清洁,避免阻塞细毛孔。

若能熟悉上述方法,持之以恒,可减轻平日工作压力或疾病的不适感,以及达到养身及养生的目的。

三、经络放松锻炼法

由于经络放松锻炼法简便有效,因而该法已被广泛运用,放松锻炼法比较简单,其操作原则就是按照身体的部位逐步放松。放松锻炼法是通过调节呼吸和形体的自我锻炼,调动人体的免疫功能,达到保健强身,防治疾病的一种锻炼活动。基本原则是放松、安静,达到入静、养神、凝神的作用。

在做放松锻炼法时,锻炼者须先做持在一个舒适的位置,也可以通过做几次深呼吸来安定情绪。通常情况下,要求锻炼者闭眼,集中注意自我暗示指令。"全身放松,不要紧张,不要睁开眼睛。周围的一切你都不去管它。你现在开始按照步骤逐步放松你全身的每一块肌肉"。

对人体进行自上而下,从头到脚或逐块、逐段,或整体、局部的放松。其基本练法为三线放松法,具体操作方法为采取平坐式或右侧卧式。睁开双眼,自然呼吸。引导身体放松。我们首先将身体分为两侧、前面、后面三条线。

第一条线:头部两侧→颈两侧→肩部→肘关节→前臂→腕关节→两手十指。

第二条线:面部→颈前→胸部→腹部→两大腿前面→膝关节→两小腿前→足背→十趾。

第三条线:后脑部→后颈部→背部→腰部→两大腿后面→两腘窝→两小腿→两脚跟→两脚底。先注意一个部位,然后默念"松",再注意下一个部位,再默念"松"。

按第一条线→第二条线→第三条线顺序逐次放松,每松完一条线,休息1～2分钟。第一条线止息点是手中指中冲穴;第二条线止息点是足踇趾大敦穴;第三条线止息点是足底涌泉穴。当松完三条线一个循环后,保持静养状态3～4分钟。

放松的顺序与步骤随自己选择,如从头到脚的渐进放松法。可按照下列过程展开:"集中注意体会头部很松弛的感觉,由于你很放松,头部的血管也舒张了,随着血管的松弛,头部血流很通畅,头有点儿发热。注意体会这种微微发热的感觉,很舒服。""你的额头、面颊都很放松,很松很松,眼皮也因肌肉的松弛而感到沉重,很沉很沉,睁也睁不开了。你的嘴、咽喉、舌都松弛了,都不想动了。脸也微微发热了,很舒服。""热的感觉在往下延伸,脖子的肌肉放松了,觉得头很沉,很困,想睡觉。""现在肩部的肌肉也松弛了,两肩很松很松,感到肩膀都往下沉在下沉。""两个手臂都放松,手也放松,手指放松,好好体会一下那种懒洋洋的松弛感。手的放松同样使血管扩张,血流通畅,双手都很暖和,热的感觉一直通到手指。""胸部也放松了,呼吸很平稳。背部放松,放松,背部的肌肉松弛了,身体在往下沉,感到很重很重。同时也很困很困。""热的感觉已通到腹部,腹部在微微发热,很舒服,很轻松。""大腿的肌肉也松弛了,显得很沉,很重。小腿放松,脚也放松,两腿都松瘫着,血液的通畅使自己的脚都暖暖的。""全身都放松了,整个身体都在往下沉,很重很重。很疲劳越来越疲倦了,越来越想睡觉了,很困很困,马上就要睡着了,睡吧。"

四、疏通经络捏脊法

中医疗法中,针对经络的小儿捏脊是一种很古老的防病治病方法,因为它对小儿的某些病有较好又可靠的效果,所以一直流传下来。捏脊可以治疗的病很多,尤以治疗小儿的脾胃虚弱导致的消化不良、慢性腹泻效果最好。依据传统中医经络理论来说,脏腑平和,经络通畅,人的身体就健康;阴阳失调,经络不通畅,就要生病。脊背是人体重要经络通过的部位,所以捏脊能够调理脏腑,疏通经络,使气血调和达到治病的目的。须提醒读者注意的是:捏脊同样适用于成年人的治疗。

1. 方法 捏脊的操作方法,是用双手拇指和其余手指从腰俞穴开始,把皮肤提起来,沿着椎体及椎体两侧从下往上随捏、随拿、随推、随放,一直到大椎穴为止,这算是捏完一遍。捏完一次以后,两手拇指还要揉按肾俞穴。捏脊疗法虽然非常简单方便,但是捏拿的手法也是有一定要求的。概括起来说,捏脊是八种手法的综合动作。

第一种手法叫捏,就是把皮肤捏起来的意思,这是一个主要的手法。操作的时候,两个手的拇指和食指把皮肤捏起来,随捏、随提、随放,并且随着向前推进。这时候皮肤一起一落,好像后浪推前浪一样。捏起的皮肤多少要适当,不要太多,也不要太少,如果捏得多了,不容易向前推进,捏得少了,也不容易把皮肤提起来。

第二种手法叫拿,也就是在皮肤上进行揉捏的动作。拿法是和捏法相结合的,在捏的同时运用拿法,捏起皮肤以后,在拇指向后捏,其余手指向前推的时候,拇指和其余手指同时轻轻地向上揉捏。

第三种手法叫推,就是稍微加一些压力,向前推动。在捏脊的同时,除拇指外,其余手指的第二、三节紧贴着皮肤,均匀地向前推动。

第四种手法叫捻,就是拇指和其余手指对着用力捻动。捻法和推法结合在一起,推的同时要捻,两只手的拇指和其余手指向后搓捻皮肤,好像搓线一样,随捻随推。

第五种手法叫提,就是把皮肤捏起来以后,除拇指外的其余手指向上顶,同时拇指往后提的一种手法。在做提法的时候,捏起来的皮肤要多一些。

第六种手法叫放,也就是提起皮肤以后,再把它放松,使皮肤恢复原来的样子。在上面谈到的捏、拿、推、捻这些手法当中,都有放的动作。

第七种手法叫揉,就是双手拇指伸直,两个指头对起来,其余的指头轻轻地在皮肤上揉按。

第八种手法叫按,按和揉是结合着进行的,就是在揉的同时,适当地加重压力。

因为疾病有虚有实,所以运用的手法也有补有泻。一般说来,凡是身体虚弱的,或是虚寒性的病,要用补法;身体比较健康或是实热的病,可以用泻法。补与泻主要是通过捏拿皮肤的厚薄,手指头用力的轻重,以及推捻速度的快慢等来体现的。捏拿的皮肤薄,提放的次数少,手指用力轻,推捻的速度慢,并且捏的遍数由少慢慢增多,这就是补法;反过来,捏拿的皮肤厚,提放的次数多,手指用力重,推捻的速度快,就是泻法。

2. 注意事项

(1)捏脊时体位一定要舒适。并注意保暖。

(2)捏拿皮肤的厚薄、松紧要适宜。

(3)推拿的快慢要适当,太快了,皮肤不容易捏住;太慢了容易引起不适。慢性病捏脊次数要多一些。

(4)捏脊的时间最好是在饭后2小时。

(5)在捏脊治疗期间不要吃不容易消化的食物。

(6)如果小儿有严重的心脏病,背上长了疖和疱或身体太虚弱,都不适宜采用捏脊的治疗方法。

第三章 临床常用穴位

一、十二经脉

(一)手太阴肺经

1. 中府

【取　穴】　胸前臂外上方,前正中线旁开6寸,平第一肋间隙处取穴(图3-1)。

【适应证】　咳嗽,气喘,肺胀满,胸痛,肩背痛。

2. 云门

【取　穴】　胸前臂外上方,距前正中线旁开6寸,当锁骨外端下缘凹陷中取穴(图3-1)。

【适应证】　咳嗽,气喘,胸痛,肩痛。

3. 天府

【取　穴】　腋前皱襞上端水平线下3寸,肱二头肌外缘处(图3-2)。

【适应证】　气喘,鼻出血,瘿气,臑痛。

4. 侠白

【取　穴】　腋前皱襞上端水平线下4寸(天府穴下1寸),肘横纹上5寸(图3-2)。

【适应证】　咳嗽,气喘,干呕,烦满,臑痛。

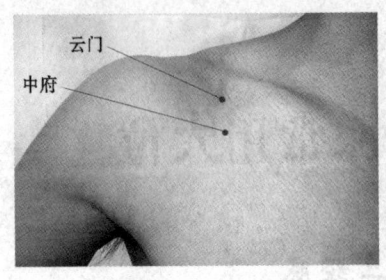

图 3-1 中府、云门穴

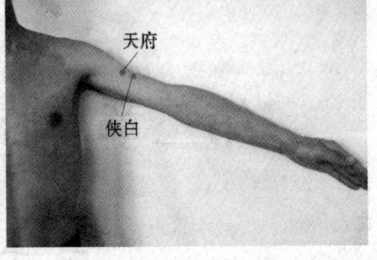

图 3-2 天府、侠白穴

5. 尺泽

【取　穴】 肘横纹中,肱二头肌腱桡侧缘处取穴(图 3-3)。

【适应证】 咳嗽,气喘,咯血,潮热,胸部胀满,咽喉肿痛,小儿惊风,吐泻,肘臂挛痛。

6. 孔最

【取　穴】 在尺泽与太渊的连线上,距太渊 7 寸。伸臂仰掌取穴(图 3-3)。

【适应证】 咳嗽,气喘,咯血,咽喉肿痛,热病无汗,头痛,肘臂挛痛,痔疮。

7. 列缺

【取　穴】 在桡骨茎突上方,腕横纹上 1.5 寸,侧掌取穴。简便取法,两手虎口相交,一手食指压在另一手的桡骨茎突上,当食指尖端到达的凹陷中是穴(图 3-4)。

【适应证】 咳嗽,气喘,咽喉

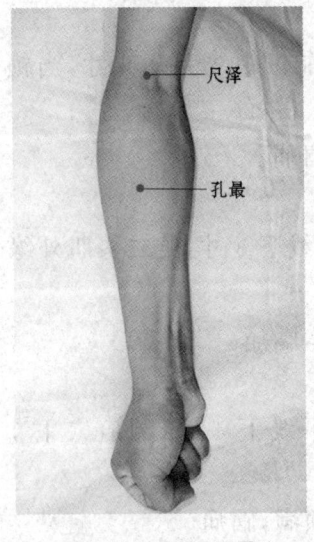

图 3-3 尺泽、孔最穴

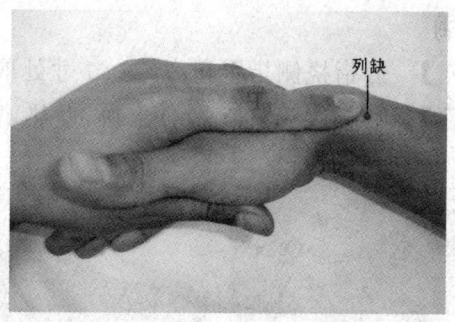

图 3-4 列缺穴

痛,掌中热,半身不遂,口眼㖞斜,偏正头痛,项强,惊痫,溺血,小便热,阴茎痛,牙痛。

8. 经渠

【取　穴】 桡骨茎突内侧,腕横纹上 1 寸,桡动脉桡侧凹陷中取穴(图 3-5)。

【适应证】 咳嗽,气喘,胸痛,咽喉肿痛,手腕痛。

9. 太渊

【取　穴】 掌后腕横纹桡侧端,桡动脉的桡侧凹陷中取穴(图 3-6)。

【适应证】 咳嗽,气喘,咯血,胸痛,咽喉肿痛,腕臂痛,无脉证。

10. 鱼际

【取　穴】 第一掌骨中点,赤白肉际处取穴(图 3-6)。

【适应证】 咳嗽,咯血,咽喉肿痛,失音,发热。

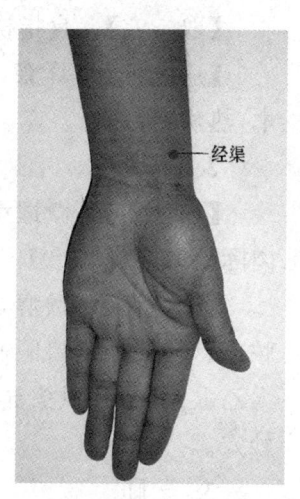

图 3-5 经渠穴

11. 少商

【取　穴】　拇指桡侧指甲角旁约 0.1 寸处取穴(图 3-7)。

【适应证】　咽喉肿痛,咳嗽,鼻出血,发热,昏迷,癫狂。

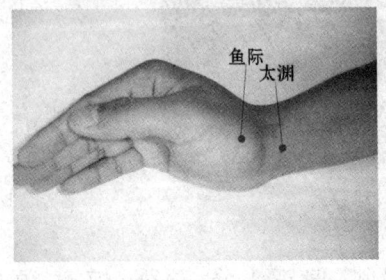

图 3-6　太渊、鱼际穴

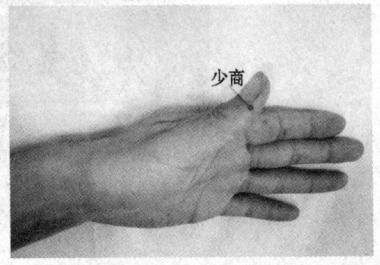

图 3-7　少商穴

(二)手阳明大肠经

1. 商阳

【取　穴】　食指桡侧指甲角旁约 0.1 寸处取穴(图 3-8)。

【适应证】　耳聋,牙痛,咽喉肿痛,颌肿,青盲,手指麻木,热病,昏迷。

2. 二间

【取　穴】　微握拳,在第二掌指关节前缘桡侧,当赤白肉际处取穴(图 3-9)。

【适应证】　喉痹,颌肿,鼻塞,鼻出血,目痛,目黄,大便脓血,牙痛口干,口眼㖞斜,身热,嗜睡,肩背痛振寒。《天元太乙歌》云:"牙风头痛孰能调,二间妙穴莫能逃,更有三间神妙穴。"

3. 三间

【取　穴】　微握拳,当第二掌骨小头桡侧后凹陷中取穴

(图 3-9)。

【适应证】 目痛,牙痛,咽喉肿痛,身热,腹满,肠鸣。

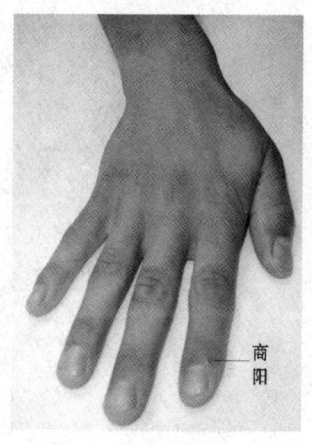

图 3-8 商阳穴

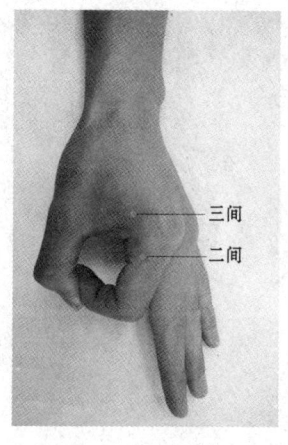

图 3-9 二间、三间穴

4. 合谷

【取　穴】 在第一、二掌骨之间,约当第二掌骨桡侧之中点取穴。简便取法:以一手的拇指指骨关节横纹放在另一手的拇、食指之间的指蹼缘上,屈指当拇指尖尽处是穴(图 3-10)。

【适应证】 头痛,眩晕,目赤肿痛,鼻出血,鼻渊,牙痛,耳聋,面肿,疔疮,咽喉肿痛,牙关紧闭,口眼㖞斜,痄腮,臂痛,半身不遂,发热恶寒,无汗,多汗,咳嗽,经闭,滞产,胃痛,腹痛,便秘,痢疾,小儿惊风,瘾疹,疥疮,疟疾。

5. 阳溪

【取　穴】 在腕背桡侧,拇指跷起时,当拇短伸肌腱与拇长伸肌腱之间的凹陷中取穴(图 3-11)。

【适应证】 头痛,耳聋,耳鸣,咽喉肿痛,龋齿痛,目赤,目翳,热病心烦,臂腕痛,癫、狂、痫证。

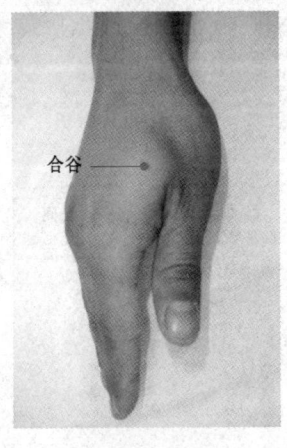

图 3-10 合谷穴

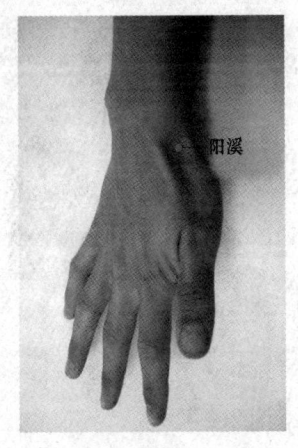

图 3-11 阳溪穴

6. 偏历

【取 穴】 在阳溪与曲池连线上,阳溪穴上 5 寸处取穴(图 3-12)。

【适应证】 目赤,耳鸣,鼻出血,喉痛,手臂酸痛,水肿。

7. 温溜

【取 穴】 侧腕屈肘,在阳溪与曲池的连线上,阳溪上 5 寸取穴(图 3-12)。

【适应证】 头痛,面肿,鼻出血,口舌肿痛,咽喉肿痛,肩背酸痛,肠鸣腹痛,癫狂,吐舌。

8. 下廉

【取 穴】 侧腕屈肘,在阳溪与曲池的连线上,曲池下 4 寸取穴(图 3-13)。

【适应证】 头风,眩晕,目痛,肘臂痛,腹痛,食物不化,乳痛。

9. 上廉

【取　穴】 侧腕屈肘,在阳溪与曲池的连线上,曲池下3寸取穴(图3-13)。

【适应证】 头痛,偏瘫,手臂肩膀酸痛麻木,腹痛,肠鸣,泄泻。

10. 手三里

【取　穴】 在阳溪与曲池连线上,曲池穴下4寸处取穴(图3-13)。

【适应证】 牙痛颊肿,上肢不遂,腹痛,腹泻。

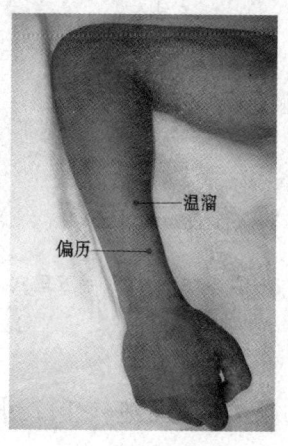 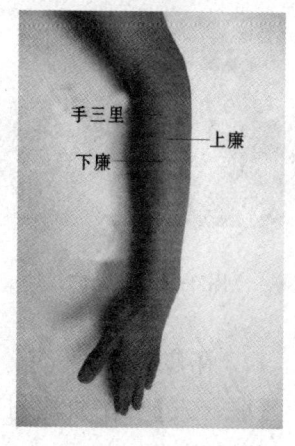

图 3-12　偏历、温溜穴　　图 3-13　上廉、下廉、手三里穴

11. 曲池

【取　穴】 屈肘,成直角,当肘横纹外端与肱骨外上髁连线的中点处取穴(图3-14)。

【适应证】 目赤痛,牙痛,咽喉肿痛,瘰疬,瘾疹,热病,上肢不遂,手臂肿痛,腹痛吐泻,高血压,癫狂。

12. 肘髎

【取 穴】 屈肘,曲池穴外上方1寸,肱骨边缘处取穴(图3-15)。

【适应证】 肘臂部酸痛,麻木,挛急。

13. 手五里

【取 穴】 在曲池与肩髃的连线上,曲池穴上3寸处取穴(图3-15)。

【适应证】 肘臂挛痛,瘰疬。

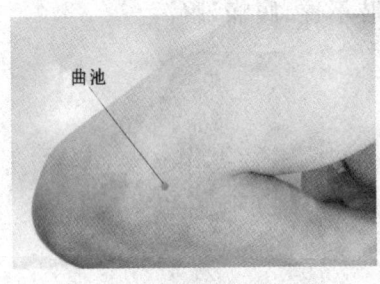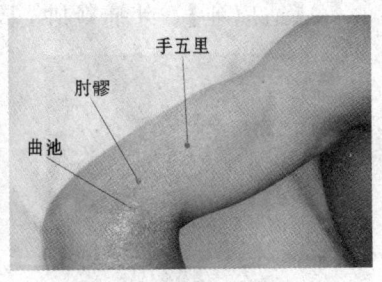

图3-14 曲池穴　　　图3-15 肘髎、手五里穴

14. 臂臑

【取 穴】 在曲池与肩髃的连线上,曲池穴上7寸处,当三角肌下端取穴(图3-16)。

【适应证】 肩臂痛,颈项拘挛,瘰疬,目疾。

15. 肩髃

【取 穴】 肩峰端下缘,当肩峰与肱骨大结节之间,三角肌上部中央。肩平举时,肩部出现两个凹陷,前方的凹陷中取穴(图 3-17)。

【适应证】 肩臂挛痛不遂,瘾疹,瘰疬。

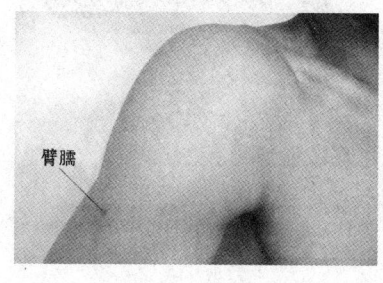
图 3-16 臂臑穴

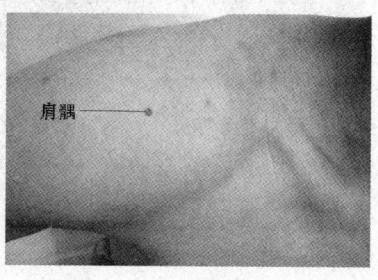
图 3-17 肩髃穴

16. 巨骨

【取　穴】 在锁骨肩峰端与肩胛冈之间凹陷中取穴(图 3-18)。

【适应证】 肩臂挛痛不遂,瘰疬,瘿气。

17. 天鼎

【取　穴】 扶突穴直下 1 寸,胸锁乳突肌后缘(图 3-19)。

【适应证】 暴喑气哽,咽喉肿痛,瘰疬,瘿气。

18. 扶突

【取　穴】 喉结旁开 3 寸,当胸锁乳突肌的胸骨头与锁骨头之间处取穴(图 3-19)。

【适应证】 咳嗽,气喘,咽喉肿痛,暴喑,瘰疬,瘿气。

19. 口禾髎

【取　穴】 水沟穴旁 0.5,当鼻孔外缘直下,与水沟穴相平处取穴(图 3-20)。

【适应证】 鼻塞,衄血,口㖞,口噤。

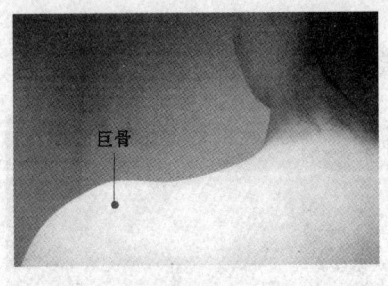
图 3-18 巨骨穴

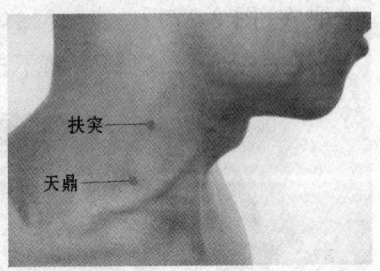
图 3-19 天鼎、扶突穴

20. 迎香

【取　穴】　在鼻翼外缘中点,旁开 0.5 寸,当鼻唇沟中(图 3-20)。

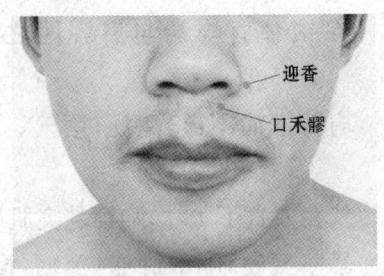
图 3-20 口禾髎、迎香穴

【适应证】　头痛,鼻塞,鼻中息肉,暴发火眼,迎风流泪。

(三)足阳明胃经

1. 承泣

【取　穴】　目正视,瞳孔直下,当眶下缘与眼球之间取穴(图 3-21)。

【适应证】 目赤肿痛,流泪,夜盲,眼睑瞤动,口眼㖞斜。

2. 四白

【取　穴】 目正视,瞳孔直下,当眶下孔凹陷中取穴(图3-21)。

【适应证】 目赤痛痒,目翳,眼睑瞤动,口眼㖞斜,头痛眩晕。

3. 巨髎

【取　穴】 目正视,瞳孔直下,平鼻翼下缘处取穴(图3-21)。

【适应证】 口眼㖞斜,眼睑瞤动,鼻出血,牙痛,唇颊肿。

4. 地仓

【取　穴】 口角旁0.4寸。巨髎穴直下取之(图3-21)。

【适应证】 口㖞,流涎,眼睑瞤动。

5. 大迎

【取　穴】 下颌角前1.3寸凹陷中,咬肌附着部前缘,闭口鼓气时即出现一沟形凹陷,即于凹陷下端取之(图3-22)。

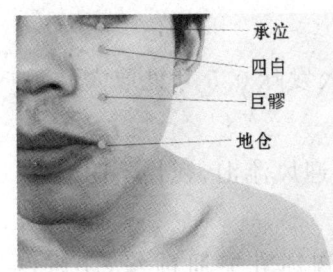
图3-21　承泣、四白等穴

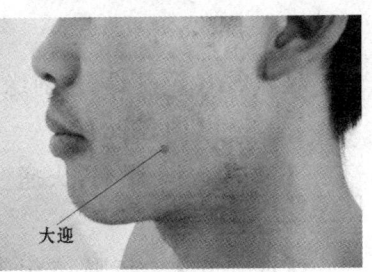
图3-22　大迎穴

【适应证】 口㖞,口噤,颊肿,牙痛。

6. 颊车

【取 穴】 下颌角前上方一横指凹陷中,咀嚼时咬肌隆起最高点处取穴(图3-23)。

【适应证】 牙痛、牙关不利、颊肿、口眼㖞斜等局部病症。

7. 下关

【取 穴】 颧弓下缘,下颌骨髁状突之前方,切迹之间凹陷中。合口有孔,张口即闭(图3-24)。

【适应证】 耳聋,耳鸣,聤耳,牙痛,口噤,口眼㖞斜。

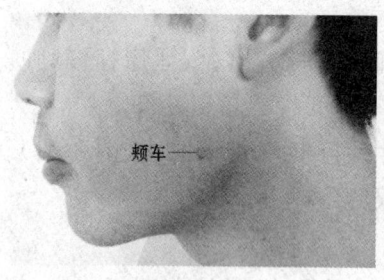 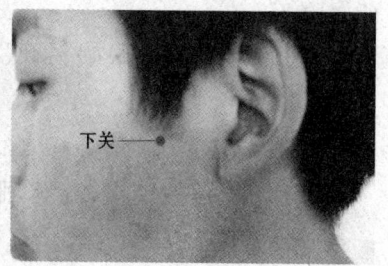

图3-23 颊车穴　　　　图3-24 下关穴

8. 头维

【取 穴】 当鬓发前缘直上入发际0.5寸处取穴,距神庭穴4.5寸(图3-25)。

【适应证】 眼痛,头痛,目眩,迎风流泪,视物不明。

9. 人迎

【取 穴】 与喉结相平,在胸锁乳突肌前缘,距喉结1.5寸取穴(图3-26)。

【适应证】 胸满喘息,咽喉肿痛,头痛,高血压,饮食难下。

10. 水突

【取　穴】　人迎穴至气舍穴连线的中点,当胸锁乳突肌前缘(图3-26)。

【适应证】　咽喉肿痛,咳嗽,气喘。

11. 气舍

【取　穴】　人迎穴直下,锁骨上缘,在胸锁乳突肌的胸骨头与锁骨头之间(图3-26)。

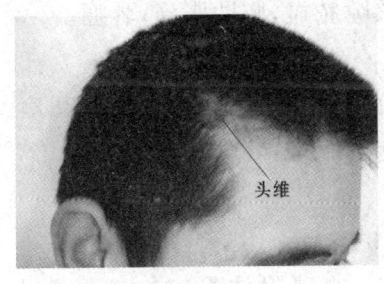

图3-25　头维穴　　　　图3-26　人迎、水突、气舍穴

【适应证】　咽喉肿痛,气喘,呃逆,瘿瘤,瘰疬,颈项强。

12. 缺盆

【取　穴】　在锁骨上窝中央,前正中线旁开4寸取穴(图3-27)。

【适应证】　咳嗽,气喘,咽喉肿痛,缺盆中痛,瘰疬。《图翼》曰:"孕妇禁针。"

13. 气户

【取　穴】　锁骨下缘,

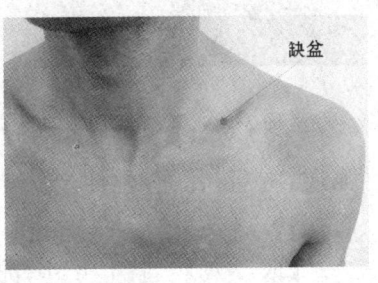

图3-27　缺盆穴

前正中线旁开 4 寸(图 3-28)。

【适应证】 咳嗽,气喘,呃逆,胸胁支满,胸痛。

14. 库房

【取　穴】 第一肋间隙,前正中线旁开 4 寸(图 3-28)。

【适应证】 咳嗽,气喘,咳唾脓血,胸胁胀痛。

15. 屋翳

【取　穴】 第二肋间隙,前正中线旁开 4 寸(图 3-28)。

【适应证】 咳嗽,气喘,咳唾脓血,胸胁胀痛,乳痈。

16. 膺窗

【取　穴】 第三肋间隙,前正中线旁开 4 寸(图 3-28)。

【适应证】 咳嗽,气喘,胸胁胀痛,乳痈。

17. 乳中

【取　穴】 乳头中央(图 3-28)。

【附注】 本穴不针不灸,只作胸腹部腧穴的定位标志。

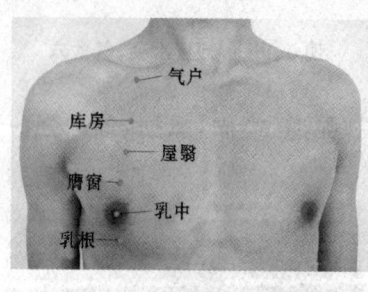

图 3-28　气户、库房等穴

呃逆,胸痛,乳痈,乳汁少。

18. 乳根

【取　穴】 在第五肋间隙,乳头直下第一肋间(图 3-28)。

【适应证】 咳嗽,气喘,

19. 不容

【取　穴】 脐上 6 寸,前正中线旁开 2 寸(图 3-29)。

【适应证】 呕吐,胃痛,食欲缺乏,腹胀。

20. 承满

【取　穴】　脐上 5 寸,前正中线旁开 2 寸(图 3-29)。

【适应证】　胃痛,呕血,食欲缺乏,腹胀。

21. 梁门

【取　穴】　脐上 4 寸,前正中线旁开 2 寸(图 3-29)。

【适应证】　胃痛,呕吐,食欲缺乏,腹胀,泄泻。

22. 关门

【取　穴】　脐上 3 寸,前正中线旁开 2 寸(图 3-29)。

【适应证】　腹胀,腹痛,肠鸣泄泻,水肿。

23. 太乙

【取　穴】　脐上 2 寸,前正中线旁开 2 寸(图 3-29)。

【适应证】　胃痛,心烦,癫狂。

24. 滑肉门

【取　穴】　脐上 1 寸,前正中线旁开 2 寸(图 3-29)。

【适应证】　胃痛,呕吐,癫狂。

25. 天枢

【取　穴】　脐旁 2 寸(图 3-30)。

【适应证】　腹胀肠鸣,绕脐痛,便秘,泄泻,痢疾,月经不调,癥瘕。

26. 外陵

【取　穴】　脐下 1 寸,前正中线旁开 2 寸(图 3-30)。

【适应证】　腹痛,疝气,痛经。

27. 大巨

【取　穴】　脐下 2 寸,前正中线旁开 2 寸(图 3-30)。

【适应证】　小腹胀满,小便不利,疝气,遗精,早泄。

28. 水道

【取　穴】　脐下3寸,前正中线旁开2寸(图3-30)。

【适应证】　小腹胀满,小便不利,痛经,不孕,疝气。

29. 归来

【取　穴】　脐下4寸,前正中线旁开2寸(图3-30)。

【适应证】　腹痛,疝气,月经不调,带下,阴挺。

30. 气冲

【取　穴】　脐下5寸,前正中线旁开2寸(图3-30)。

【适应证】　肠鸣腹痛,疝气,月经不调,不孕,阳痿,阴肿。

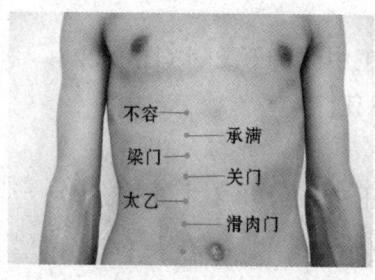 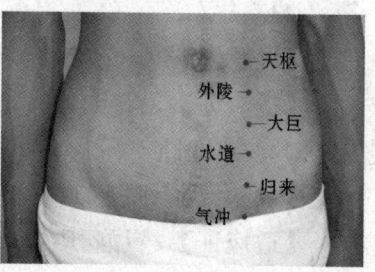

图3-29　不容、承满等穴　　　图3-30　天枢、外陵等穴

31. 髀关

【取　穴】　仰卧,在髂前上棘与髌骨外缘的连线上,平臀横纹,与承扶穴相对处取穴(图3-31)。

【适应证】　足麻不仁,腰腿疼痛。

32. 伏兔

【取　穴】　在膝髌上缘上6寸。当髂前上棘与髌骨外上缘的连线上,仰卧取穴(图3-31)。

【适应证】　腰胯疼痛,腿膝寒冷。

33. 阴市

【取　穴】　仰卧,在髌骨外上缘上3寸,当髂前上棘与髌骨外上缘的连线上取穴(图3-31)。

【适应证】　腿膝麻痹,酸痛、屈伸不利,下肢不遂,腰痛。

34. 梁丘

【取　穴】　在髂前上棘与髌骨外缘连线上,髌骨外上缘上2寸(图3-31)。

【适应证】　膝肿痛,下肢不遂,胃痛,乳痈,血尿。

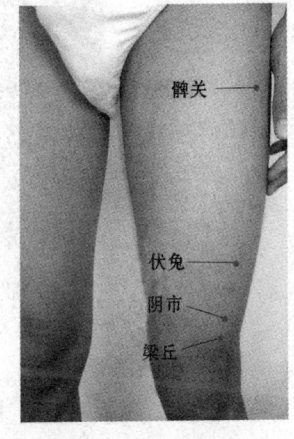

图3-31　髀关、伏兔等穴

35. 犊鼻

【取　穴】　屈膝,在髌骨下方,髌韧带外侧凹陷中取穴(图3-32)。

【适应证】　膝关节痛,脚气,腰膝痛。

36. 足三里

【取　穴】　在犊鼻下3寸,距胫骨前嵴外侧一横指,当胫骨嵴上,屈膝或平卧取穴(图3-32)。

【适应证】　胃痛,呕吐,腹胀,肠鸣,消化不良,泄泻,便秘,痢疾,喘咳痰多,乳痈,头晕,耳鸣,心悸,气短,癫狂,妄笑,中风,脚气,水肿,膝胫酸痛,鼻疾,产妇血晕。

37. 上巨虚

【取　穴】　足三里穴下3寸(图3-33)。

【适应证】　肠鸣,腹痛,泄泻,便秘,肠痈,下肢痿痹,脚气。

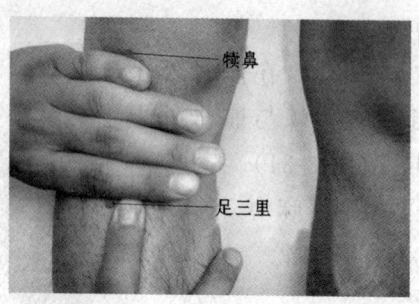

图 3-32 犊鼻、足三里穴

38. 下巨虚

【取 穴】 上巨虚穴下 3 寸(图 3-33)。

【适应证】 小腹痛,泄泻,痢疾,乳痈,下肢痿痹,腰脊痛引睾丸。

39. 条口

【取 穴】 上巨虚穴下 2 寸(图 3-34)。

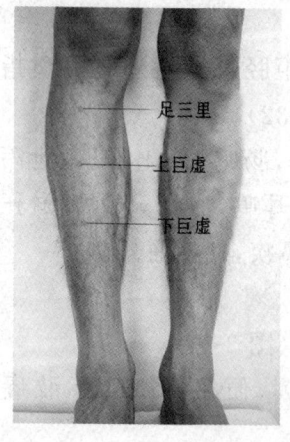

图 3-33 上巨虚、下巨虚穴

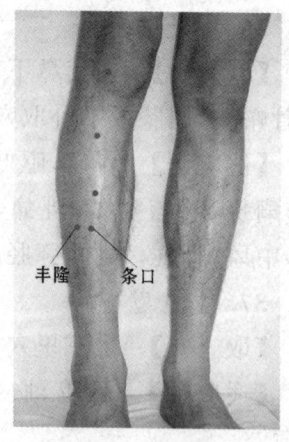

图 3-34 条口、丰隆穴

【适应证】 脘腹疼痛,下肢痿痹,转筋,跗肿,肩臂痛。

40. 丰隆

【取 穴】 仰卧,在外踝上8寸,在条口穴后方一横指处取穴,约当犊鼻与解溪的中点处(图3-34)。

【适应证】 痰多,哮喘,咳嗽,胸痛,头痛,头晕,咽喉肿痛,大便难下,癫狂,善笑,痫证,下肢痿痹,肿痛。

41. 解溪

【取 穴】 平齐外踝高点,在足背与小腿交界处的横纹中,踇长伸肌腱与趾长伸肌腱之间取穴(图3-35)。

【适应证】 头面水肿,面赤,目赤,头痛,眩晕,腹胀,便秘,下肢痿痹,癫疾,胃热谵语,眉棱骨痛。

42. 冲阳

【取 穴】 在解溪穴下方,踇长伸肌腱和趾长伸肌腱之间,当二、三跖骨与楔状骨间,足背动脉搏动处(图3-36)。

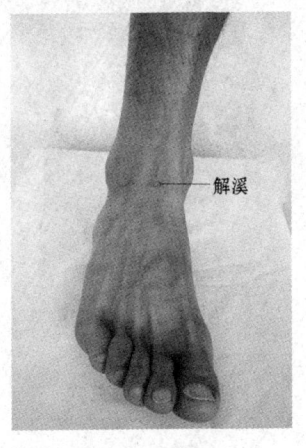

图 3-35 解溪穴

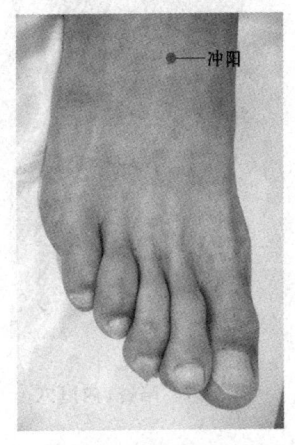

图 3-36 冲阳穴

【适应证】 口眼㖞斜,面肿,牙痛,癫狂痫,胃痛,足痿无力。

43. 陷谷

【取　穴】 足背第二、三跖趾关节后凹陷中(图3-37)。

【适应证】 面浮身肿,目赤肿痛,肠鸣腹痛,热病,足背肿痛。

44. 内庭

【取　穴】 足背第二、三趾间缝纹端(图3-37)。

【适应证】 牙痛,咽喉肿痛,口㖞,鼻出血,胃痛吐酸,腹胀,泄泻,痢疾,便秘,热病,足背肿痛。

45. 厉兑

【取　穴】 第二趾外侧趾甲角旁约0.1寸(图3-38)。

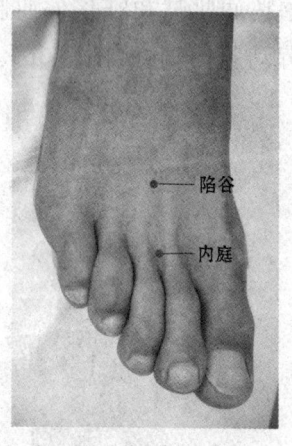

图3-37　陷谷、内庭穴

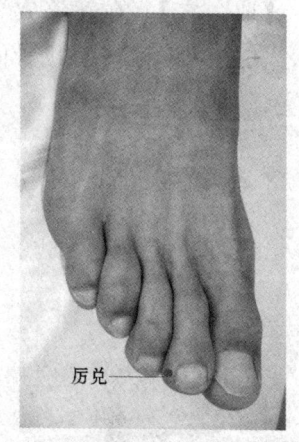

图3-38　厉兑穴

【适应证】 鼽衄,牙痛,咽喉肿痛,腹胀,热病,多梦,癫狂。

(四)足太阴脾经

1. 隐白

【取　穴】 足踇趾内侧趾甲角旁约 0.1 寸(图 3-39)。

【适应证】 腹胀,便血,尿血,月经过多,崩漏,癫狂,多梦,惊风。

2. 大都

【取　穴】 足踇趾内侧,第一跖趾关节前缘,赤白肉际(图 3-40)。

【适应证】 腹胀,胃痛,呕吐,泄泻,便秘,热病。

3. 太白

【取　穴】 第一跖骨小头后缘,赤白肉际处(图 3-40)。

【适应证】 腹胀,胃痛,肠鸣,泄泻,便秘,痔漏,脚气,体重节痛。

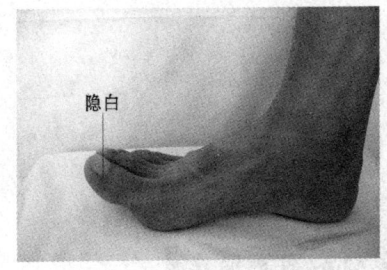

图 3-39　隐白穴

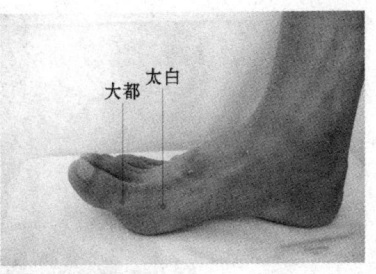

图 3-40　大都、太白穴

4. 公孙

【取　穴】 在第一跖骨基底部的前下缘,赤白肉际处(图 3-41)。

【适应证】 胃痛,呕吐,腹痛,泄泻,痢疾。

5. 商丘
【取 穴】 内踝前下方凹陷中(图 3-42)。

【适应证】 腹胀,泄泻,便秘,黄疸,足踝痛。

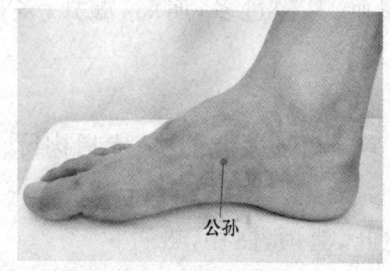

图 3-41 公孙穴

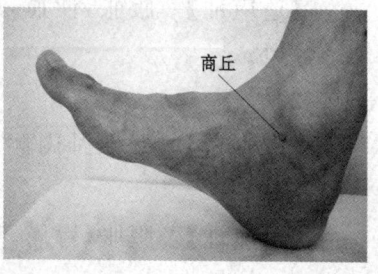

图 3-42 商丘穴

6. 三阴交
【取 穴】 内踝高点上 3 寸,胫骨内侧面后缘(图 3-43)。

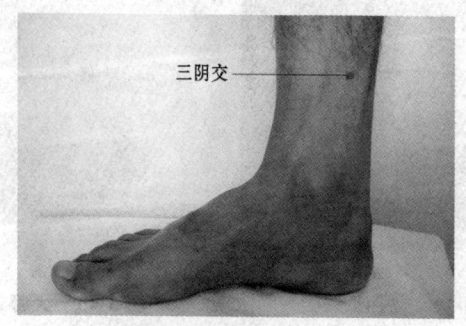

图 3-43 三阴交穴

【适应证】 肠鸣腹胀,泄泻,月经不调,带下,阴挺,不孕,滞产,遗精,阳痿,遗尿,疝气,失眠,下肢痿痹,脚气。

7. 漏谷

【取 穴】 三阴交穴上3寸（图3-44）。

【适应证】 腹胀，肠鸣，小便不利，遗精，下肢痿痹。

8. 地机

【取 穴】 阴陵泉穴下3寸（图3-44）。

【适应证】 腹痛，泄泻，小便不利，水肿，月经不调，痛经，遗精。

9. 阴陵泉

【取 穴】 胫骨内侧踝下缘凹陷中（图3-45）。

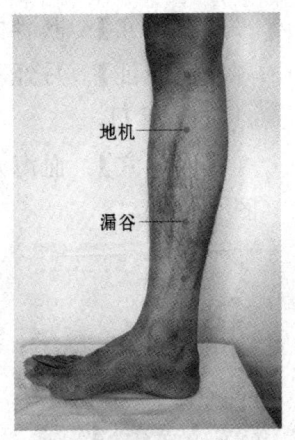

图3-44 漏谷、地机穴

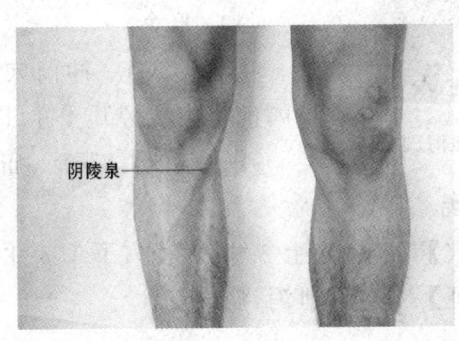

图3-45 阴陵泉穴

【适应证】 腹胀，泄泻，水肿，黄疸，小便不利或失禁，膝痛。

10. 血海
【取　穴】 髌骨内上缘上2寸(图3-46)。
【适应证】 月经不调,崩漏,经闭,瘾疹,湿疹,丹毒。

11. 箕门
【取　穴】 血海穴与冲门穴的连线上,血海穴直上6寸(图3-46)。

【适应证】 小便不利,遗尿,腹股沟肿痛。

12. 冲门
【取　穴】 耻骨联合上缘中点旁开3.5寸(图3-47)。

【适应证】 腹痛,疝气,崩漏,带下。

13. 府舍
【取　穴】 冲门穴外上方0.7寸,前正中线旁开4寸(图3-47)。

【适应证】 腹痛,疝气,结聚。

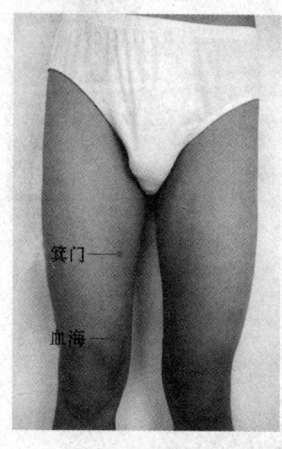

图3-46　血海、箕门穴

14. 腹结
【取　穴】 府舍穴上3寸,大横穴下1.3寸(图3-47)。
【适应证】 腹痛,泄泻,疝气。

15. 大横
【取　穴】 脐中旁开4寸(图3-47)。
【适应证】 泄泻,便秘,腹痛。

16. 腹哀
【取　穴】 大横穴上3寸,前正中线旁开4寸(图3-47)。

【适应证】 消化不良,腹痛,便秘,痢疾。

17. 食窦
【取　穴】 第五肋间隙中,前正中线旁开6寸(图3-48)。
【适应证】 胸胁胀痛,嗳气,反胃,腹胀,水肿。

18. 天溪
【取　穴】 第四肋间隙,前正中线旁开6寸(图3-48)。
【适应证】 胸胁疼痛,咳嗽,乳痈,乳汁少。

19. 胸乡
【取　穴】 第三肋间隙中,前正中线旁开6寸(图3-48)。
【适应证】 胸胁胀痛。

20. 周荣
【取　穴】 第二肋间隙中,前正中线旁开6寸(图3-48)。
【适应证】 咳嗽,气逆,胸胁胀满。

21. 大包
【取　穴】 腋中线上,第六肋间隙中(图3-48)。
【适应证】 气喘,胸胁痛,全身疼痛,四肢无力。

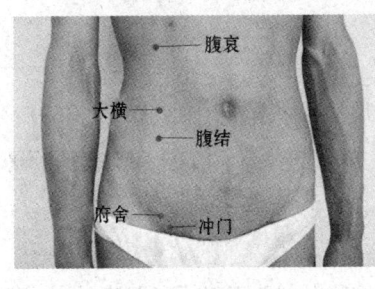

图 3-47　冲门、府舍等穴

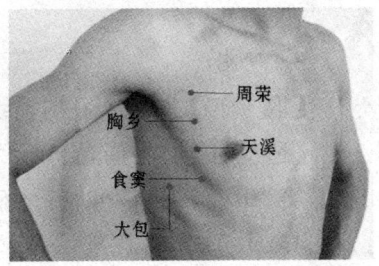

图 3-48　食窦、天溪等穴

(五)手少阴心经

1. 极泉

【取　穴】　腋窝正中,腋动脉搏动处(图 3-49)。

【适应证】　心痛,咽干烦渴,胁肋疼痛,瘰疬,肩臂疼痛。

2. 青灵

【取　穴】　举臂,在少海与极泉的连线上,少海上 3 寸,肱二头肌的尺侧缘(图 3-50)。

【适应证】　目黄,头痛,振寒,胁痛,肩臂痛。

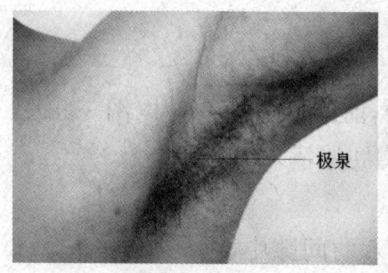

图 3-49　极泉穴　　　　图 3-50　青灵穴

3. 少海

【取　穴】　屈肘,在肘横纹尺侧纹头陷凹中取穴(图 3-51)。

【适应证】　心痛,臂麻,手颤健忘,暴喑,胁痛,颈痛,癫狂善笑,痫证,头痛,目眩,牙痛。

4. 灵道

【取　穴】　在腕横纹上 1.5 寸,尺侧腕屈肌腱的桡侧(图 3-52)。

【适应证】　心痛,瘛疭,暴喑,肘臂挛痛。

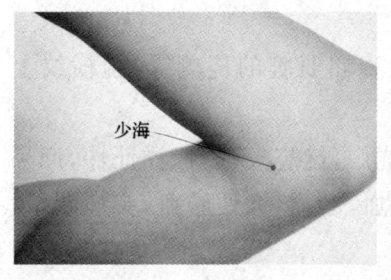
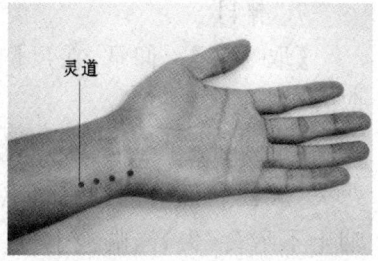

图 3-51　少海穴　　　　　图 3-52　灵道穴

5. 通里

【取　穴】　仰掌,在尺侧腕屈肌腱的桡侧缘,腕横纹上1寸(图 3-53)。

【适应证】　头痛目眩,舌强不语,心悸怔忡,悲恐畏人,妇人经血过多,崩漏,肩肘臂内后侧痛。

6. 阴郄

【取　穴】　腕横纹上 0.5 寸,尺侧腕屈肌腱的桡侧(图 3-54)。

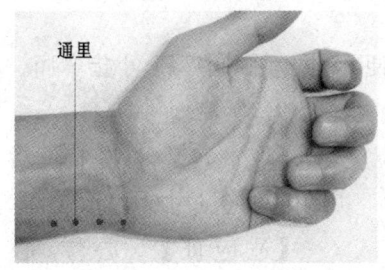
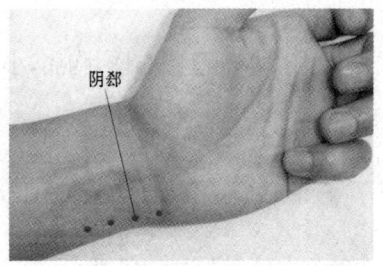

图 3-53　通里穴　　　　　图 3-54　阴郄穴

【适应证】　心痛,惊悸,骨蒸盗汗,呕血,鼻出血,暴喑。

7. 神门

【取　穴】　仰掌,在尺侧腕屈肌腱的桡侧缘,腕横纹上取穴(图3-55)。

【适应证】　心痛,心烦,恍惚,健忘失眠,惊悸怔忡,痴呆悲哭,癫狂痫证,目黄胁痛,呕血,吐血,大便脓血,头痛眩晕,咽干不嗜食,失音,喘逆上气。

8. 少府

【取　穴】　第四、五掌骨之间,握拳,当小指端与无名指端之间(图3-56)。

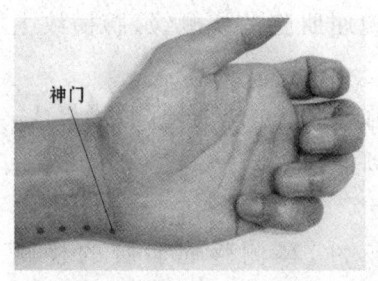

图 3-55　神门穴

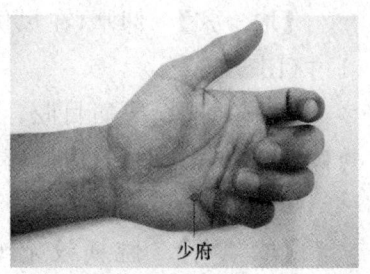

图 3-56　少府穴

【适应证】　心悸,胸痛,小便不利,遗尿,阴痒痛,小指挛痛。

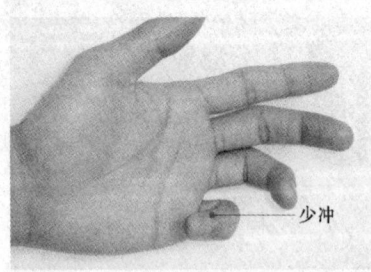

图 3-57　少冲穴

9. 少冲

【取　穴】　小指桡侧指甲角旁约0.1寸(图3-57)。

【适应证】　心悸,心痛,胸胁痛,癫狂,热病,昏迷。

(六)手太阳小肠经

1. 少泽

【取　穴】　此穴在小指尺侧,距指甲角 0.1 寸处取之(图 3-58)。

【适应证】　热病,中风昏迷,乳汁少,乳痈,咽喉肿痛,目翳,疟疾,头痛,耳聋,耳鸣,肩臂外后侧疼痛。

2. 前谷

【取　穴】　于第五掌指关节前尺侧,握拳时,当掌指关节前之横纹头赤白肉际处取穴(图 3-59)。

【适应证】　热病汗不出,疟疾,癫狂痫证,耳鸣,目痛,目翳,头项急痛,颊肿,鼻塞,咽喉肿痛,产后无乳,臂痛,肘挛,手指麻木。

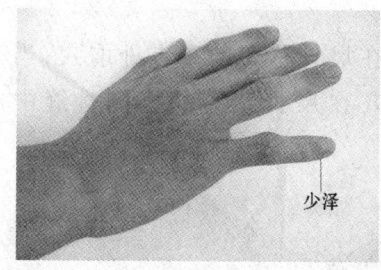

图 3-58　少泽穴

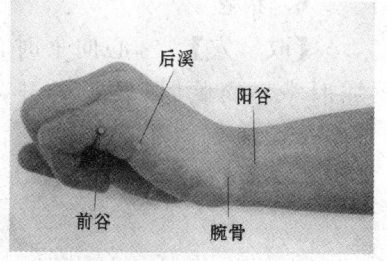

图 3-59　前谷、后溪等穴

3. 后溪

【取　穴】　第五掌指关节尺侧后方,第五掌骨小头后缘,赤白肉际处取穴;握拳时,穴在掌指关节后的横纹头处(图 3-59)。

【适应证】 头项强痛,耳聋,目赤目翳,肘臂及手指挛急,热病,疟疾,癫狂痫证,盗汗,目眩,目眦烂,疥疮。

4. 腕骨

【取 穴】 在腕前方,三角骨的前缘,赤白肉际处取穴(图3-59)。

【适应证】 头痛,项强,耳鸣,目翳,指挛臂痛,黄疸,热病汗不出,疟疾,胁病,颈项颔肿,消渴,目流冷泪,惊风。

5. 阳谷

【取 穴】 在三角骨后缘,赤白肉际上,当豌豆骨与尺骨茎突之间取穴(图3-59)。

【适应证】 颈颔肿,臂外侧痛,手腕痛,热病无汗,头眩,目赤肿痛,癫狂妄言,胁痛项肿,疥疮生疣,痔漏,耳聋,耳鸣,牙痛。

6. 养老

【取 穴】 掌心向下时,在尺骨茎突的高点处取穴;当屈肘掌心向胸时,转手骨开,穴在尺骨茎突的桡侧骨缝中(图3-60)。

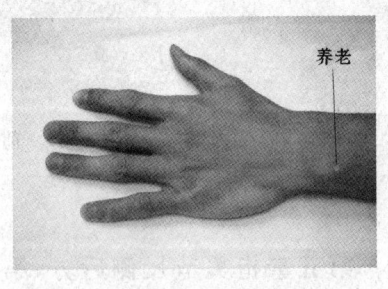

图3-60 养老穴

【适应证】 目视不明,肩背肘臂痛,急性腰痛。

7. 支正

【取 穴】 在腕上5寸,当阳谷与小海的连线上取穴(图3-61)。

【适应证】 项强,肘挛,手指痛,热病,头痛,目眩,癫狂,易惊,好笑善忘,惊恐悲愁,消渴,疥疮生疣。

8. 小海

【取 穴】 屈肘,当尺骨鹰嘴与肱骨内上髁之间取穴(图3-62)。

【适应证】 颊肿,颈项肩臂外后侧痛,头痛目眩,耳聋,耳鸣,癫狂痫证,疡肿。

9. 肩贞

【取 穴】 腋后皱襞上1寸(图3-63)。

【适应证】 肩臂疼痛,瘰疬,耳鸣。

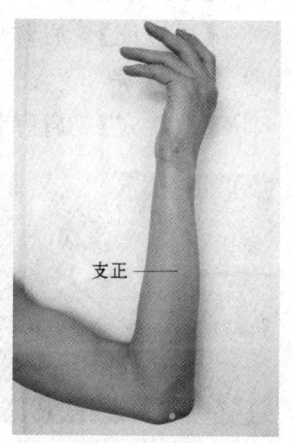

图 3-61 支正穴

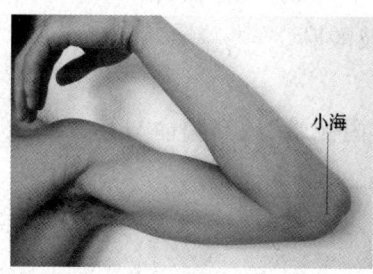

图 3-62 小海穴

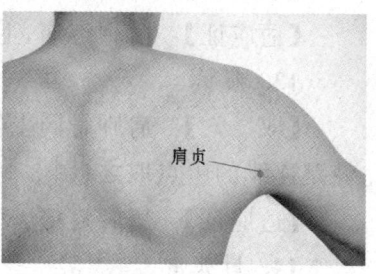

图 3-63 肩贞穴

10. 臑俞

【取　穴】　腋后皱襞直上,肩胛骨下缘凹陷中(图3-64)。

【适应证】　肩臂疼痛,瘰疬。

11. 天宗

【取　穴】　肩胛骨冈下窝的中央(图3-65)。

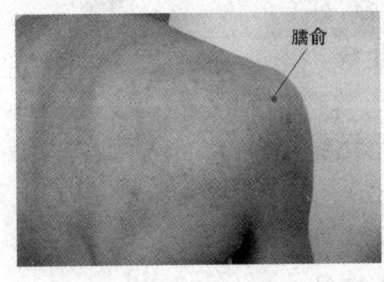
图3-64　臑俞穴

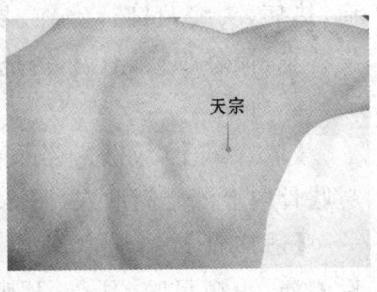
图3-65　天宗穴

【适应证】　肩胛疼痛,气喘,乳痈。

12. 秉风

【取　穴】　肩胛骨冈上窝中,天宗穴直上(图3-66)。

【适应证】　肩胛疼痛,上肢酸麻。

13. 曲垣

【取　穴】　肩胛骨冈上窝内侧端,约当臑俞与第二胸椎棘突连线的中点取之(图3-67)。

【适应证】　肩胛疼痛。

14. 肩外俞

【取　穴】　第一胸椎棘突下旁开3寸(图3-68)。

【适应证】　肩背疼痛,颈项强急。

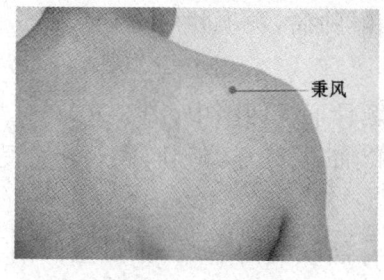
图 3-66 秉风穴

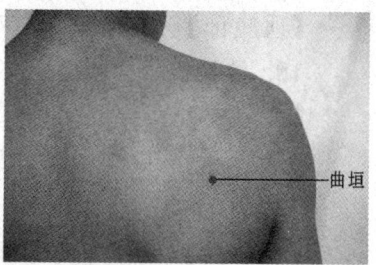
图 3-67 曲垣穴

15. 肩中俞

【取　穴】　第七颈椎棘突下旁开 2 寸(图 3-68)。

【适应证】　咳嗽,气喘,肩背疼痛,目视不明。

16. 天窗

【取　穴】　喉结旁开 3.5 寸,在胸锁乳突肌之后缘(图 3-69)。

【适应证】　耳鸣,耳聋,咽喉肿痛,颈项强痛,暴暗。

17. 天容

【取　穴】　下颌角后,胸锁乳突肌前缘(图 3-69)。

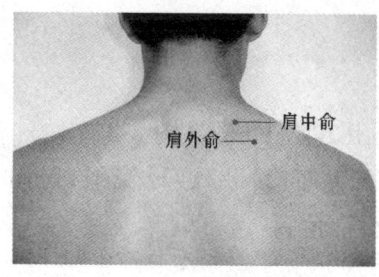
图 3-68 肩中俞、肩外俞穴

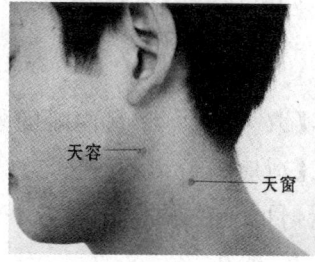
图 3-69 天容、天窗穴

【适应证】 耳鸣,耳聋,咽喉肿痛,颈项肿痛。

18. 颧髎

【取 穴】 目外眦直下,颧骨下缘凹陷中(图3-70)。

【适应证】 口眼㖞斜,眼睑瞤动,牙痛,颊肿。

19. 听宫

【取 穴】 耳屏前,下颌骨髁状突的后缘,张口呈凹陷处(图3-71)。

【适应证】 耳鸣,耳聋,聤耳,牙痛,癫狂痫。

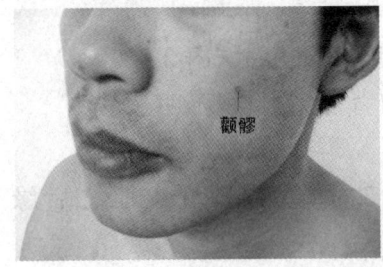
图3-70 颧髎穴

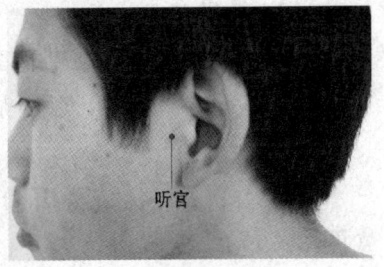
图3-71 听宫穴

(七)足太阳膀胱经

1. 睛明

【取 穴】 于目内眦的外上方陷中取穴(图3-72)。

【适应证】 目赤肿痛,憎寒头痛,目眩,迎风流泪,胬肉攀睛,目翳,目视不明,近视,夜盲,色盲。

2. 攒竹

【取 穴】 在眉毛内侧端,眶上切迹处取穴(图3-72)。

【适应证】 头痛,眉棱骨痛,目视不明,目赤肿痛,迎风流泪,近视,面瘫。

3. 眉冲

【取　穴】　从眉头直上,入发际0.5寸,当神庭(督脉)与曲差之间取穴(图3-73)。

【适应证】　痫证,头痛,眩晕,目视不明,鼻塞。

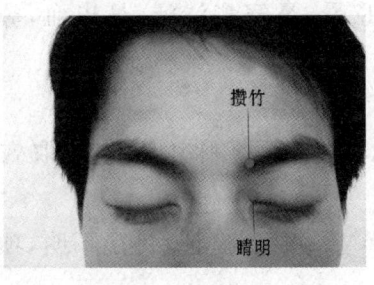

图3-72　睛明、攒竹穴　　　　图3-73　眉冲穴

4. 曲差

【取　穴】　在神庭旁1.5寸,入发际0.5寸,当神庭与头维(足阳明胃经)连线的中1/3与内1/3的连接点取穴(图3-74)。

【适应证】　头痛,目眩,目痛,目视不明,鼻塞,鼻出血。

5. 五处

【取　穴】　在督脉旁,从曲差直上,入发际1寸取穴(图3-75)。

【适应证】　头痛,目眩,目视不明,痫证,小儿惊风。

6. 承光

【取　穴】　在五处后1.5寸,五处与通天之间取穴(图3-75)。

【适应证】 头痛,目眩,呕吐烦心,目视不明,鼻塞多涕,热病无汗。

7. 通天

【取　穴】 在承光后1.5寸,承光与络却之间取穴(图3-75)。

【适应证】 头痛,头重,眩晕,鼻塞多清涕,鼻出血,鼻渊,鼻窒,颈项转侧难,瘿气。

8. 络却

【取　穴】 在通天后1.5寸,距督脉1.5寸处取穴(图3-75)。

【适应证】 眩晕,耳鸣,鼻塞,癫狂,痫证,目视不明,项肿,瘿瘤。

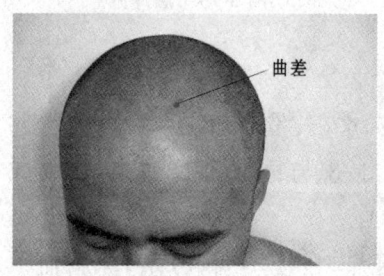
图3-74　曲差穴

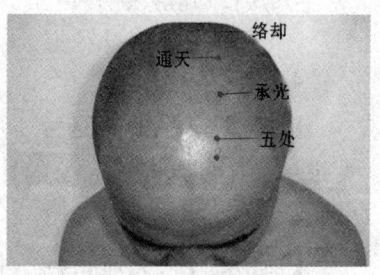
图3-75　五处、承光等穴

9. 玉枕

【取　穴】 脑户(督脉)旁1.3寸,当枕外粗隆上缘之外侧取穴(图3-76)。

【适应证】 头痛,恶风寒,呕吐,不能远视,目痛,鼻塞。

10. 天柱

【取　穴】　在哑门(督脉)旁1.3寸,当项后发际内斜方肌之外侧取穴(图3-76)。

【适应证】　头痛,项强,眩晕,目赤肿痛,鼻塞,不知香臭,咽肿,肩背痛。

11. 大杼

【取　穴】　俯伏位,在第一胸椎棘突下,督脉旁开1.5寸处取穴(图3-77)。

【适应证】　咳嗽,发热,鼻塞,头痛,喉痹,肩胛酸痛,颈项强急。

12. 风门

【取　穴】　俯伏位,在第二胸椎棘突下,督脉旁开1.5寸处取穴(图3-77)。

【适应证】　伤风咳嗽,发热头痛,目眩,多涕,鼻塞,项强,胸背痛,发背痈疽,胸中热,身热。

13. 肺俞

【取　穴】　第三胸椎棘突下,旁开1.5寸(图3-77)。

【适应证】　咳嗽,气喘,呕血,骨蒸,潮热,盗汗,鼻塞。

14. 厥阴俞

【取　穴】　第四胸椎棘突下,旁开1.5寸(图3-77)。

【适应证】　咳嗽,心痛,胸闷,呕吐。

15. 心俞

【取　穴】　第五胸椎棘突下,旁开1.5寸(图3-77)。

【适应证】　心痛,惊悸,咳嗽,呕血,失眠,健忘,盗汗,梦遗,癫痫。

16. 督俞

【取　穴】　第六胸椎棘突下,旁开1.5寸(图3-77)。

【适应证】　心痛,胸闷,腹痛,寒热,气喘。

17. 膈俞

【取　穴】　第七胸椎棘突下,旁开1.5寸(图3-77)。

【适应证】　呕吐,呃逆,咳嗽,气喘,吐血,潮热,盗汗。

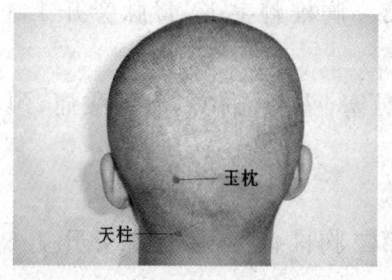

图3-76　玉枕、天柱穴

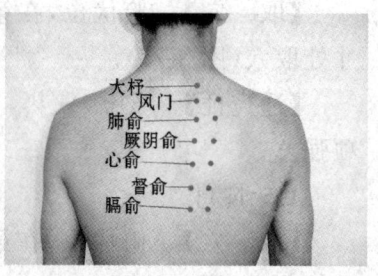

图3-77　大杼、风门等穴

18. 肝俞

【取　穴】　第九胸椎棘突下,旁开1.5寸(图3-78)。

【适应证】　黄疸,胁痛,呕血,目赤,目眩,雀目,癫狂痫,脊背痛。

19. 胆俞

【取　穴】　第十胸椎棘突下,旁开1.5寸(图3-78)。

【适应证】　黄疸,口苦,胁痛,肺痨,潮热。

20. 脾俞

【取　穴】　第十一胸椎棘突下,旁开1.5寸(图3-78)。

【适应证】　腹胀,黄疸,呕吐,泄泻,痢疾,便血,水肿,背痛。

21. 胃俞

【取　穴】　第十二胸椎棘突下,旁开1.5寸(图3-78)。

【适应证】　胸胁痛,胃脘痛,呕吐,腹胀,肠鸣。

22. 三焦俞

【取　穴】　第一腰椎棘突下,旁开1.5寸(图3-78)。

【适应证】　肠鸣,腹胀,呕吐,泄泻,痢疾,水肿,腰背强痛。

23. 肾俞

【取　穴】　俯卧,在第二腰椎棘突下,命门(督脉)旁开1.5寸处取穴(图3-78)。

【适应证】　遗精,阳痿,遗尿,小便频数,月经不调,带下,腰膝酸痛,目昏,耳鸣,耳聋,小便不利,水肿,洞泄不化,喘咳少气。

24. 气海俞

【取　穴】　俯卧,于第三腰椎棘突下,督脉旁开1.5寸处取穴(图3-78)。

【适应证】　腰痛,腿膝不利,痛经,痔漏。

25. 大肠俞

【取　穴】　俯卧,于第四腰椎棘突下,腰阳关(督脉)旁开1.5寸处取穴,约与髂嵴高点相平(图3-78)。

【适应证】　腹痛,腹胀,肠鸣,泄泻,便秘痢疾,腰脊疼痛。

26. 关元俞

【取　穴】　俯卧,于第五腰椎棘突下,督脉旁1.5寸处取穴(图3-78)。

【适应证】　腹胀,泄泻,小便不利,遗尿,消渴,腰痛。

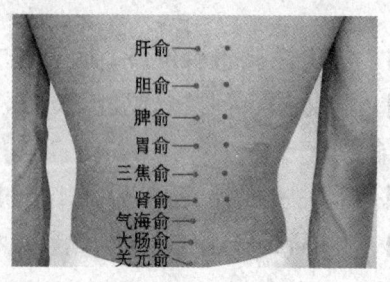

图 3-78 肝俞、胆俞等穴

27. 小肠俞

【取 穴】 平第一骶后孔,督脉旁 1.5 寸处,当髂后上棘内缘与骶骨间的凹陷中,俯卧取穴(图 3-79)。

【适应证】 遗精,遗尿,尿血,带下,小腹胀痛,泄泻,痢疾,痔,疝气,腰腿痛。

28. 膀胱俞

【取 穴】 平第二骶后孔,当髂后上棘内缘下与骶骨间的凹陷中,俯卧取穴(图 3-79)。

【适应证】 小便赤涩,遗精,遗尿,腹痛泄泻,便秘,腰脊强痛,膝足寒冷无力,女子瘕聚,阴部肿痛生疮,淋浊。

29. 中膂俞

【取 穴】 平第三骶后孔,督脉旁 1.5 寸,俯卧取穴(图 3-79)。

【适应证】 痢疾,疝气,腰脊强痛,消渴。

30. 白环俞

【取 穴】 平第四骶后孔,督脉旁 1.5 寸,俯卧取穴(图 3-79)。

【适应证】 带下,疝气,遗精,月经不调,腰腿痛。

31. 上髎

【取 穴】 俯卧,于第一骶后孔中取穴(图3-80)。

【适应证】 腰痛,月经不调,阴挺,带下,遗精,阳痿,大小便不利。

32. 次髎

【取 穴】 俯卧,于第二骶后孔中取穴(图3-80)。

【适应证】 腰痛,月经不调,赤白带下,痛经,疝气,小便赤淋,腰以下至足不仁。

33. 中髎

【取 穴】 俯卧,于第三骶后孔取穴(图3-80)。

【适应证】 月经不调,赤白带下,腰痛,小便不利,便秘。

34. 下髎

【取 穴】 俯卧,于第四骶后孔中取穴(图3-80)。

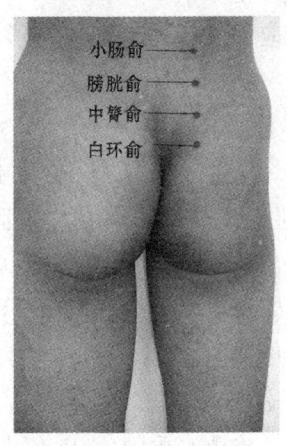

图3-79 中膂俞、白环俞等穴

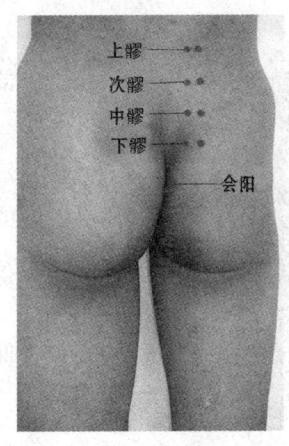

图3-80 上髎、次髎等穴

【适应证】 小腹痛,肠鸣,泄泻,便秘,小便不利,腰痛。

35. 会阳

【取 穴】 在尾骨下端两旁,督脉旁0.5寸取穴(图3-80)。

【适应证】 带下,阳痿,痢疾,泄泻,便血,痔疾,腰痛。

36. 承扶

【取 穴】 俯卧,在臀横纹正中取穴(图3-81)。

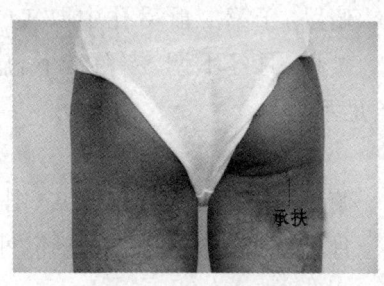

图3-81 承扶穴

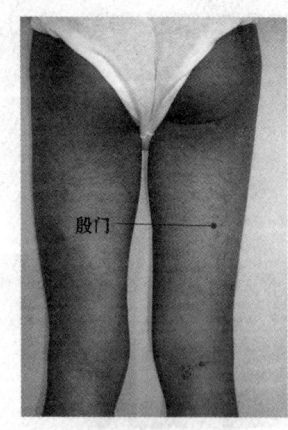

图3-82 殷门穴

【适应证】 痔,腰、骶、臀、股部疼痛。

37. 殷门

【取 穴】 在承扶与委中穴的连线上,承扶穴下6寸,俯卧取穴(图3-82)。

【适应证】 腰脊强痛,不可俯仰,大腿疼痛。

38. 浮郄

【取 穴】 委阳穴上1寸,在股二头肌腱内侧(图3-83)。

【适应证】 便秘,股腘部疼痛,麻木。

39. 委阳

【取　穴】 腘横纹外侧端,股二头肌腱内缘,屈膝取穴(图 3-83)。

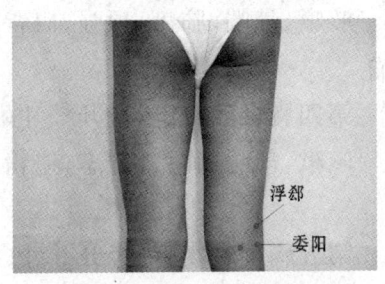

图 3-83　浮郄、委阳穴

【适应证】 腰脊强痛,小腹胀满,小便不利,腿足拘挛疼痛。

40. 委中

【取　穴】 当腘窝横纹中央,于股二头肌腱与半腱肌腱中间,俯卧屈膝取穴(图 3-84)。

【适应证】 腰痛,髋关节屈伸不利,腘筋挛急,下肢痿痹,中风昏迷,半身不遂,腹痛,吐泻,疟疾,癫疾反折,鼻出血不止,遗尿,小便难,自汗,盗汗,丹毒,疔疮,发背。

41. 附分

【取　穴】 第二胸椎棘突下,

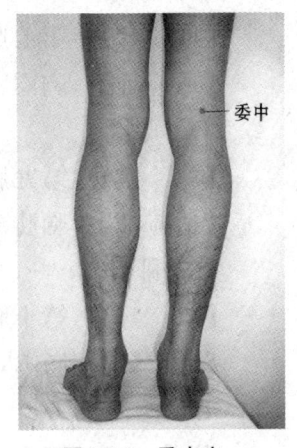

图 3-84　委中穴

旁开3寸(图3-85)。

【适应证】 颈项强痛,肩背拘急,肘臂麻木。

42. 魄户
【取　　穴】 第三胸椎棘突下,旁开3寸(图3-85)。

【适应证】 咳嗽,气喘,肺痨,项强,肩背痛。

43. 膏肓俞
【取　　穴】 第四胸椎棘突下,旁开3寸(图3-85)。

【适应证】 咳嗽,气喘,肺痨,健忘,遗精,完谷不化。

44. 神堂
【取　　穴】 第五胸椎棘突下,旁开3寸(图3-85)。

【适应证】 咳嗽,气喘,胸闷,脊背强痛。

45. 譩譆
【取　　穴】 第六胸椎棘突下,旁开3寸(图3-85)。

【适应证】 咳嗽,气喘,疟疾,热病,肩背痛。

46. 膈关
【取　　穴】 第七胸椎棘突下,旁开3寸(图3-85)。

【适应证】 胸闷,嗳气,呕吐,脊背强痛。

47. 魂门
【取　　穴】 第九胸椎棘突下,旁开3寸(图3-86)。

【适应证】 胸胁痛,呕吐,泄泻,背痛。

48. 阳纲
【取　　穴】 第十胸椎棘突下,旁开3寸(图3-86)。

【适应证】 肠鸣,腹痛,泄泻,黄疸,消渴。

49. 意舍
【取　　穴】 第十一胸椎棘突下,旁开3寸(图3-86)。

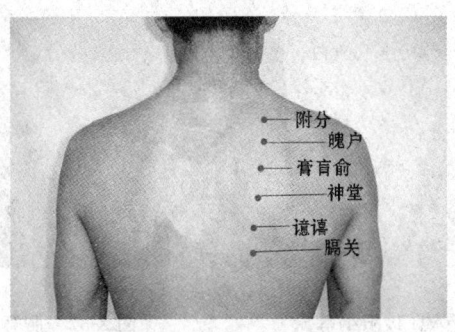

图 3-85　附分、魄户等穴

【适应证】　腹胀,肠鸣,呕吐,泄泻。

50. 胃仓
【取　穴】　第十二胸椎棘突下,旁开 3 寸(图 3-86)。
【适应证】　胃脘痛,腹胀,小儿食积,水肿,背脊痛。

51. 肓门
【取　穴】　第一腰椎棘突下,旁开 3 寸(图 3-86)。
【适应证】　腹痛,便秘,痞块,乳疾。

52. 志室
【取　穴】　第二腰椎棘突下,旁开 3 寸(图 3-86)。
【适应证】　遗精,阳痿,小便不利,水肿,腰脊强痛。

53. 胞肓
【取　穴】　第二骶椎棘突下,旁开 3 寸(图 3-87)。
【适应证】　肠鸣,腹胀,便秘,癃闭,腰脊强痛。

54. 秩边
【取　穴】　在骶管裂孔旁开 3 寸,俯卧取穴(图 3-87)。
【适应证】　腰骶痛,下肢痿痹,大小便不利,阴痛,痔。

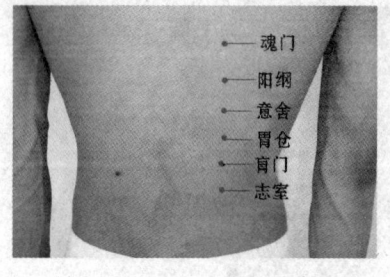
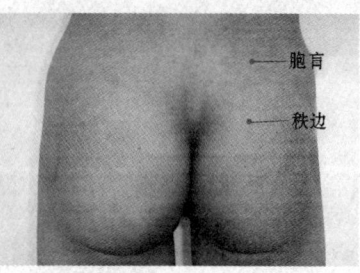

图 3-86　魂门、阳纲等穴　　　图 3-87　胞肓、秩边穴

55. 合阳

【取　穴】　委中穴直下 2 寸（图 3-88）。

【适应证】　腰脊强痛，下肢痿痹，疝气，崩漏。

56. 承筋

【取　穴】　合阳穴与承山穴连线的中点（图 3-88）。

【适应证】　痔，腰腿拘急疼痛。

57. 承山

【取　穴】　于腓肠肌肌腹下，伸小腿时，当肌腹下出现交角处取穴（图 3-88）。

【适应证】　腰背病，腿痛转筋，痔，便秘，脚气，鼻出血，癫疾，疝气，腹痛。

58. 飞扬

【取　穴】　在足外踝上 7 寸，于承山穴外下方，当昆仑上 7 寸取穴（图 3-88）。

【适应证】　头痛，目眩，鼻塞，鼻出血，腰背痛，腿软无力，痔，癫狂。

59. 跗阳

【取　穴】　在足外踝后方,昆仑直上3寸取穴(图3-89)。

【适应证】　头重、头痛,腰腿痛,下肢瘫痪,外踝红肿。

60. 昆仑

【取　穴】　在跟腱与外踝之间凹陷处取穴(图3-89)。

【适应证】　头痛,项强,目眩,鼻出血,疟疾,肩背拘急,腰痛,脚跟痛,小儿痫证,难产。

61. 仆参

【取　穴】　昆仑穴直下,赤白肉际处(图3-89)。

【适应证】　下肢痿痹,足跟痛,癫痫。

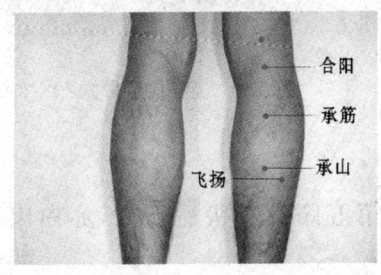

图3-88　合阳、承筋等穴　　　图3-89　跗阳、昆仑等穴

62. 申脉

【取　穴】　于外踝正下方凹陷中取穴(图3-90)。

【适应证】　痫证,癫狂,头痛,眩晕,失眠,腰痛,足胫寒,不能久立坐,目赤痛,项强。

63. 金门

【取　穴】　在申脉前下方,当骰骨外侧凹陷中取穴(图3-91)。

【适应证】 癫痫,小儿惊风,腰痛,外踝痛下肢痹痛。

64. 京骨

【取 穴】 于足跗外侧,第五跖骨粗隆下,赤白肉际处取穴(图 3-91)。

【适应证】 癫痫,头痛,项强,腰腿痛,膝痛脚挛。

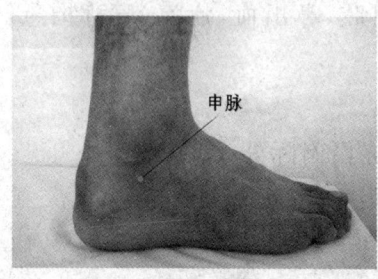

图 3-90 申脉穴　　图 3-91 金门、京骨穴

65. 束骨

【取 穴】 在足跗外侧,第五跖骨小头后下方,赤白肉际处取穴(图 3-92)。

【适应证】 癫狂,头痛,项强,目眩,腰背痛,下肢后侧痛。

66. 足通谷

【取 穴】 在第五跖趾关节前下方凹陷处赤白肉际取穴(图 3-92)。

【适应证】 头痛,项痛,目眩,鼻出血,癫狂。

67. 至阴

【取 穴】 此穴在足小趾外侧,距指甲角 0.1 寸许取之(图 3-93)。

【适应证】 头痛、鼻塞,鼻出血,目痛,足下热,胞衣不下,胎位不正,难产。

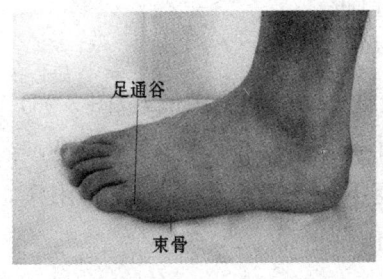

图 3-92　束骨、足通谷穴

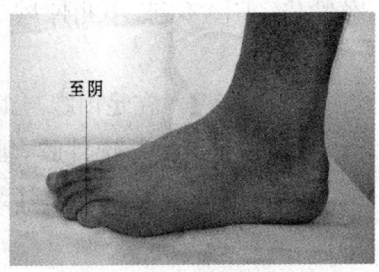

图 3-93　至阴穴

(八)足少阴肾经

1. 涌泉

【取　穴】　蜷足时,在双脚足心前 1/3 的凹陷中取穴(图 3-94)。

【适应证】　头顶痛,头晕,眼花,咽喉痛,舌干,失音,小便不利,大便难下,小儿惊风,足心热,癫疾,霍乱转筋,昏厥,腰痛。

2. 然谷

【取　穴】　足舟骨粗隆下缘凹陷中(图 3-95)。

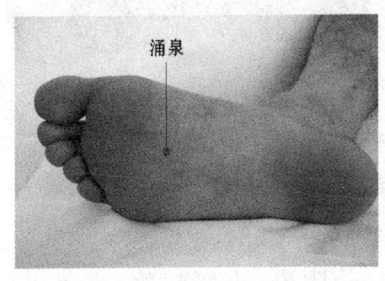

图 3-94　涌泉穴

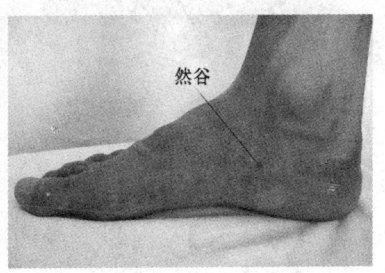

图 3-95　然谷穴

【适应证】 月经不调,带下,遗精,消渴,泄泻,咯血,咽喉肿痛,小便不利,小儿惊风,口噤。

3. 太溪

【取　穴】 在足内踝与跟腱之间的凹陷中取穴(图 3-96)。

【适应证】 头痛目眩,咽喉肿痛,牙痛,耳聋,耳鸣,咳嗽,气喘,胸痛咯血,消渴,月经不调,失眠,健忘,遗精,阳痿,小便频数,腰脊痛,下肢厥冷,内踝肿痛。

4. 大钟

【取　穴】 太溪穴下 0.5 寸稍后,跟腱内缘(图 3-97)。

【适应证】 癃闭,遗尿,便秘,咯血,气喘,痴呆,足跟痛。

5. 水泉

【取　穴】 太溪穴下 1 寸(图 3-97)。

【适应证】 月经不调,痛经,经闭,阴挺,小便不利。

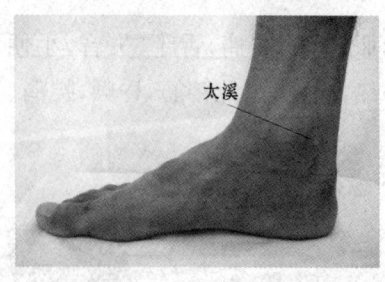

图 3-96　太溪穴

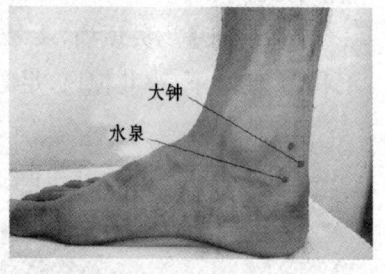

图 3-97　大钟、水泉穴

6. 照海

【取　穴】 内踝下缘凹陷中(图 3-98)。

【适应证】 月经不调,带下,阴挺,小便频数,癃闭,便秘,咽喉干痛,癫痫,失眠。

7. 复溜

【取　穴】　在太溪上 2 寸,当跟腱之前缘取穴(图 3-99)。

【适应证】　泄泻,肠鸣,水肿,腹胀,腿肿,足痿,盗汗,脉微细时无,身热无汗,腰脊强痛。

8. 交信

【取　穴】　复溜穴前约 0.5 寸(图 3-99)。

【适应证】　月经不调,崩漏,阴挺,疝气,泄泻,便秘。

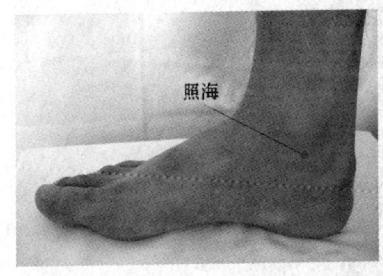

图 3-98　照海穴

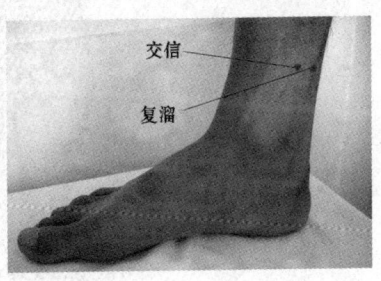

图 3-99　复溜、交信穴

9. 筑宾

【取　穴】　太溪穴上 5 寸,在太溪与阴谷的连线上取穴(图 3-100)。

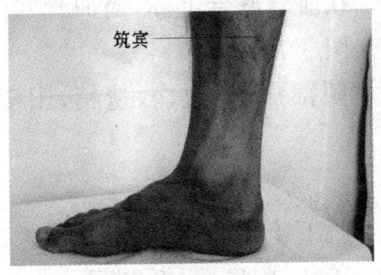

图 3-100　筑宾穴

【适应证】 癫狂,疝气,呕吐,小腿疼痛。

10. 阴谷

【取　穴】 屈膝,腘窝内侧,当半腱肌腱与半膜肌腱之间(图3-101)。

【适应证】 阳痿,疝气,崩漏,小便不利,膝腘酸痛。

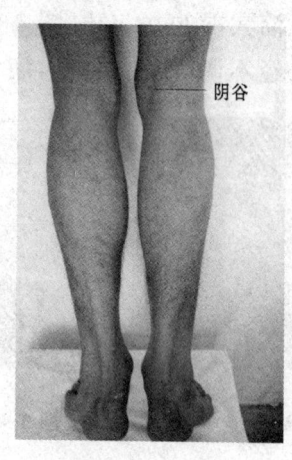

图3-101　阴谷穴

11. 横骨

【取　穴】 在耻骨联合上际,当曲骨穴(任脉)旁开0.5寸处,仰卧取穴(图3-102)。

【适应证】 阴部痛,少腹痛,遗精,阳痿,遗尿,小便不通,疝气,腰痛。

12. 大赫

【取　穴】 脐下4寸,前正中线旁开0.5寸(图3-102)。

【适应证】 遗精,阳痿,阴挺,带下。

13. 气穴

【取　穴】　脐下3寸,前正中线旁开0.5寸(图3-102)。

【适应证】　月经不调,带下,小便不利,泄泻。

14. 四满

【取　穴】　脐下2寸,前正中线旁开0.5寸(图3-102)。

【适应证】　月经不调,带下,遗尿,遗精,疝气,便秘,腹痛,水肿。

15. 中注

【取　穴】　脐下1寸,前正中线旁开0.5寸(图3-102)。

【适应证】　月经不调,腹痛,便秘,泄泻。

16. 肓俞

【取　穴】　脐旁0.5寸(图3-102)。

【适应证】　腹痛,腹胀,呕吐,便秘,泄泻。

17. 商曲

【取　穴】　脐上2寸,前正中线旁开0.5寸(图3-103)。

【适应证】　腹痛,便秘,泄泻。

18. 石关

【取　穴】　脐上3寸,前正中线旁开0.5寸(图3-103)。

【适应证】　呕吐,腹痛,便秘,不孕。

19. 阴都

【取　穴】　脐上4寸,前正中线旁开0.5寸(图3-103)。

【适应证】　腹胀,腹痛,便秘,不孕。

20. 腹通谷

【取　穴】　脐上5寸,前正中线旁开0.5寸(图3-103)。

【适应证】　腹胀,腹痛,呕吐。

21. 幽门

【取　穴】　脐上6寸,前正中线旁开0.5寸(图3-103)。

【适应证】　腹痛,腹胀,呕吐,泄泻。

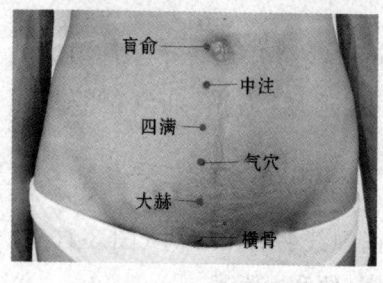

图3-102　横骨、大赫等穴

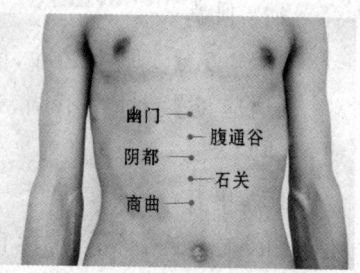

图3-103　商曲、石关等穴

22. 步廊

【取　穴】　第五肋间隙,前正中线旁开2寸(图3-104)。

【适应证】　咳嗽,气喘,胸胁胀满,呕吐。

23. 神封

【取　穴】　第四肋间隙,前正中线旁开2寸(图3-104)。

【适应证】　咳嗽,气喘,胸胁胀满,呕吐,乳痈。

24. 灵墟

【取　穴】　第三肋间隙,前正中线旁开2寸(图3-104)。

【适应证】　咳嗽,气喘,胸胁胀满,呕吐,乳痈。

25. 神藏

【取　穴】　第二肋间隙,前正中线旁开2寸(图3-104)。

【适应证】　咳嗽,气喘,胸痛,呕吐。

26. 彧中

【取　穴】　第一肋间隙,前正中线旁开2寸(图3-104)。

【适应证】 咳嗽,气喘,胸胁胀满。

27. 俞府

【取　穴】 锁骨下缘,前正中线旁开2寸(图3-104)。

【适应证】 咳嗽,气喘,胸痛,呕吐。

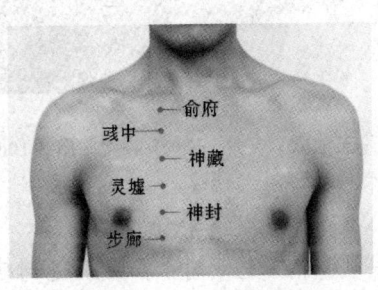

图3-104　步廊、神封等穴

(九)手厥阴心包经

1. 天池

【取　穴】 第四肋间隙,乳头外侧1寸(图3-105)。

【适应证】 咳嗽,气喘,胸闷,胁肋疼痛,瘰疬,乳痈。

2. 天泉

【取　穴】 上臂掌侧,腋前皱襞上端水平线2寸,肱二头肌长、短头之间(图3-106)。

【适应证】 心痛,咳嗽,胸胁胀痛,臂痛。

3. 曲泽

【取　穴】 肘横纹中,肱二头肌腱尺侧(图3-107)。

【适应证】 心痛,心悸,胃痛,呕吐,泄泻,热病,肘臂挛痛。

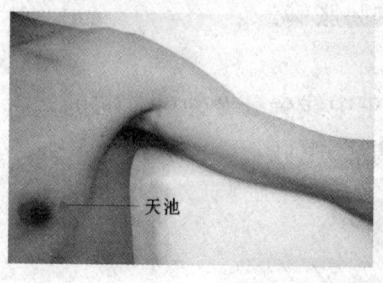
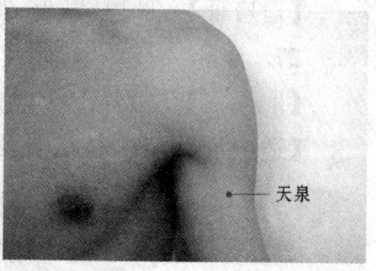

图 3-105 天池穴　　　　图 3-106 天泉穴

4. 郄门

【取　穴】 腕横纹上5寸,掌长肌腱与桡侧腕屈肌腱之间(图3-108)。

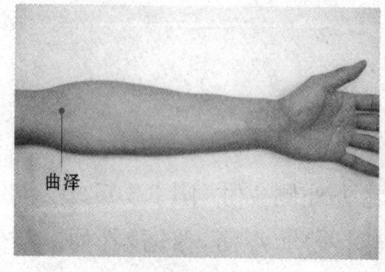
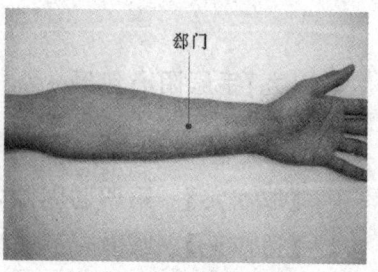

图 3-107 曲泽穴　　　　图 3-108 郄门穴

【适应证】 心痛,心悸,呕血,咯血,疔疮,癫痫。

5. 间使

【取　穴】 腕横纹上3寸,掌长肌腱与桡侧腕屈肌腱之间(图3-109)。

【适应证】 心痛,心悸,胃痛,呕吐,热病,疟疾,癫痫。

6. 内关

【取　穴】　腕横纹上2寸,掌长肌腱与桡侧腕屈肌腱之间(图3-110)。

【适应证】　心痛,心悸,胸闷,胃痛,呕吐,癫痫,热病,上肢痹痛,偏瘫,失眠,眩晕,偏头痛。

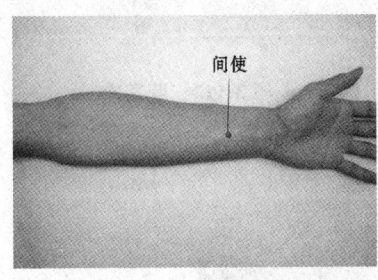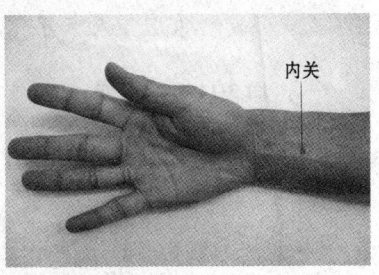

图3-109　间使穴　　　　图3-110　内关穴

7. 大陵

【取　穴】　腕横纹中央,掌长肌腱与桡侧腕屈肌腱之间(图3-111)。

【适应证】　心痛,心悸,胃痛,呕吐,癫狂,疮疡,胸胁痛。

8. 劳宫

【取　穴】　第二、第三掌骨之间,握拳,中指尖下取穴(图3-112)。

【适应证】　心痛,呕吐,癫狂痫,口疮,口臭。

9. 中冲

【取　穴】　中指尖端的中央(图3-113)。

【适应证】　心痛,昏迷,舌强肿痛,热病,小儿夜啼,中暑,昏厥。

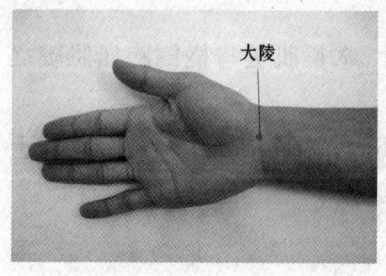
图 3-111 大陵穴

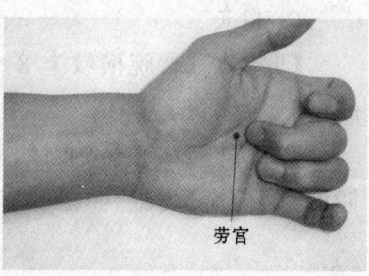
图 3-112 劳宫穴

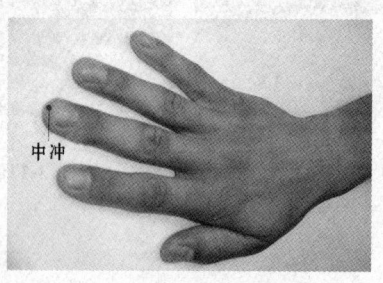
图 3-113 中冲穴

(十)手少阳三焦经

1. 关冲

【取　穴】　在双手无名指尺侧,距指甲角 0.1 寸许取穴(图 3-114)。

【适应证】　头痛,目赤,耳聋,耳鸣,喉痹,舌强,热病,心烦。

2. 液门

【取　穴】　在第四、五指指缝间,指掌关节前凹陷中取穴(图 3-115)。

【适应证】 头痛,目赤,耳痛,耳鸣,耳聋,喉痹,疟疾,手臂痛。

3. 中渚

【取　穴】 在手背第四、五掌指关节后的掌骨间,当液门后 1 寸,握拳取穴(图 3-115)。

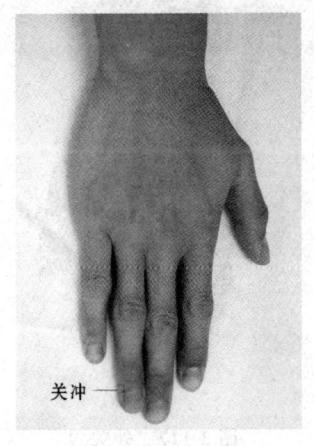 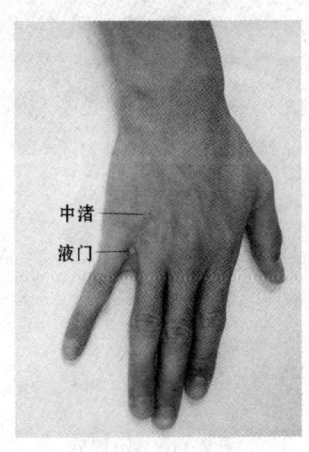

图 3-114　关冲穴　　　　图 3-115　液门、中渚穴

【适应证】 头痛,目眩,目赤,目痛,耳聋,耳鸣,喉痹,肩背肘臂酸痛,手指不能屈伸,脊膂痛,热病。

4. 阳池

【取　穴】 腕背横纹中,指总伸肌腱尺侧缘凹陷中取穴(图 3-116)。

【适应证】 目赤肿痛,耳聋,咽喉肿痛,疟疾,腕痛,消渴。

5. 外关

【取　穴】　阳池穴上2寸,在桡、尺两骨之间取穴(图3-117)。

【适应证】　热病,头痛,颊痛,耳聋,耳鸣,目赤肿痛,胁痛,肩背痛,肘臂屈伸不利,手指疼痛,手颤。

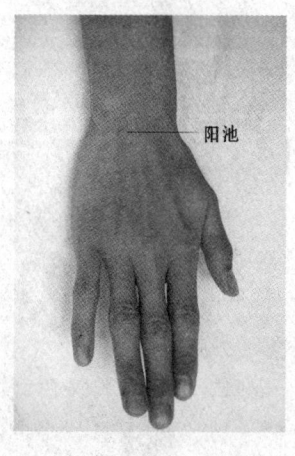
图3-116　阳池穴

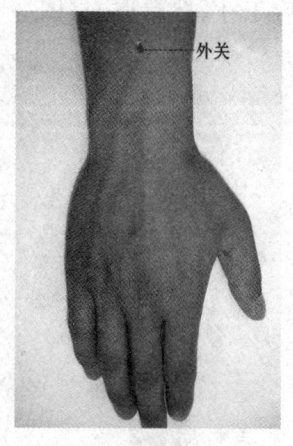
图3-117　外关穴

6. 支沟

【取　穴】　腕背横纹上2寸,桡骨与尺骨之间(图3-118)。

【适应证】　耳鸣,耳聋,暴喑,瘰疬,胁肋痛,便秘,热病。

7. 会宗

【取　穴】　支沟穴尺侧约1寸,于尺骨的桡侧缘取之(图3-118)。

【适应证】　耳聋,癫痫,上肢痹痛。

8. 三阳络
【取　穴】　支沟穴上1寸,桡骨与尺骨之间(图3-118)。
【适应证】　耳聋,暴喑,牙痛,上肢痹痛。

9. 四渎
【取　穴】　尺骨鹰嘴下5寸,桡骨与尺骨之间(图3-118)。

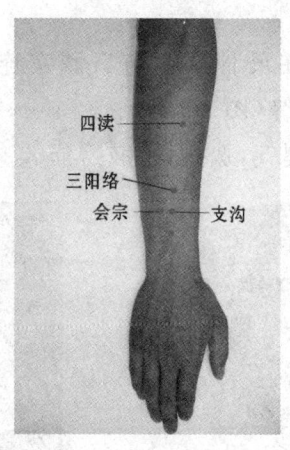

图3-118　支沟、会宗等穴

【适应证】　耳聋,咽喉肿痛,暴喑,牙痛,上肢痹痛。

10. 天井
【取　穴】　在尺骨鹰嘴后上方,屈肘呈凹陷处取穴(图3-119)。

【适应证】　偏头痛,胁肋、颈项、肩臂痛,耳聋,瘰疬,瘿气,癫痫。

11. 清冷渊
【取　穴】　天井上1寸,屈肘取穴(图3-119)。

【适应证】 头痛,目黄,肩臂痛不能举。

12. 消泺

【取 穴】 在尺骨鹰嘴与肩髎穴的连线上,当臑会与清冷渊中点取穴(图3-120)。

【适应证】 头痛,颈项强痛,臂痛,牙痛,癫疾。

13. 臑会

【取 穴】 在尺骨鹰嘴与肩髎穴连线上,肩髎穴下3寸,当三角肌的后缘(图3-120)。

【适应证】 瘿气,瘰疬,上肢痹痛。

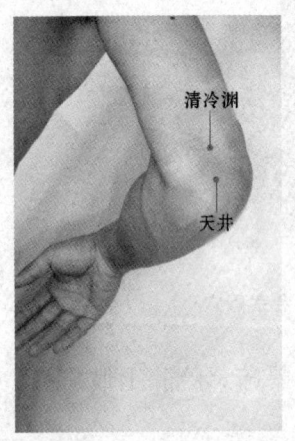

图3-119 天井、清冷渊穴

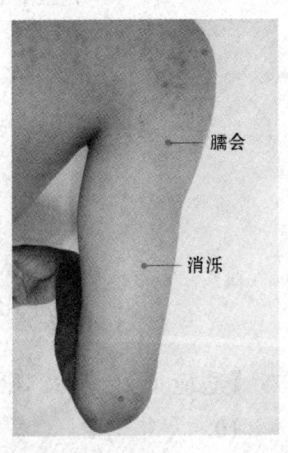

图3-120 消泺、臑会穴

14. 肩髎

【取 穴】 肩峰后下方,上臂外展,当肩髃穴后1寸许的凹陷中(图3-121)。

【适应证】 肩臂挛痛不遂。

15. 天髎

【取　穴】　肩胛骨上角,曲垣穴上1寸(图3-122)。

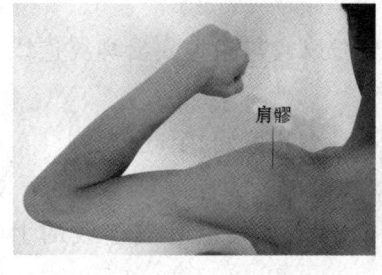

图3-121　肩髎穴

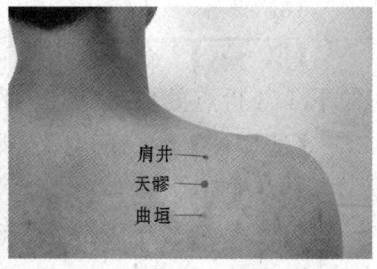

图3-122　天髎等穴

【适应证】　肩臂痛,颈项强急。

16. 天牖

【取　穴】　乳突后下部,胸锁乳突肌后缘,在天容穴与天柱穴的平行线上取穴(图3-123)。

【适应证】　头晕,头痛,面肿,目昏,突发性聋,项强。

17. 翳风

【取　穴】　乳突前下方,平耳垂后下缘的凹陷中(图3-124)。

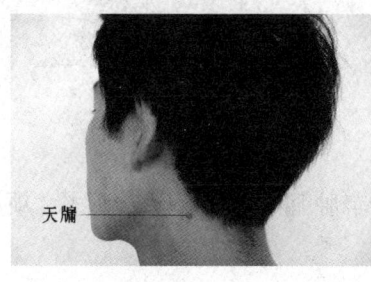
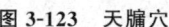

图3-123　天牖穴

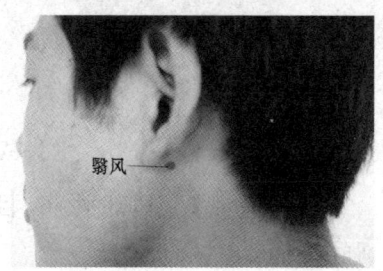

图3-124　翳风穴

【适应证】 耳鸣,耳聋,口眼㖞斜,牙关紧闭,牙痛,颊肿,瘰疬。

18. 瘛脉

【取 穴】 在乳突中央,当翳风穴与角孙穴沿耳翼连线的下 1/3 折点处取穴(图 3-125)。

【适应证】 头痛,耳聋,耳鸣,小儿惊痫,呕吐,泻痢。

19. 颅息

【取 穴】 耳后,当翳风穴与角孙穴沿耳翼连线的上 1/3 折点处取穴(图 3-125)。

【适应证】 头痛,耳鸣,耳痛,小儿惊痫,呕吐涎沫。

20. 角孙

【取 穴】 折耳在耳尖近端,耳尖直上入发际处取穴(图 3-126)。

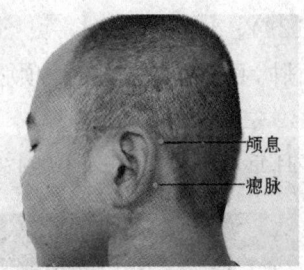
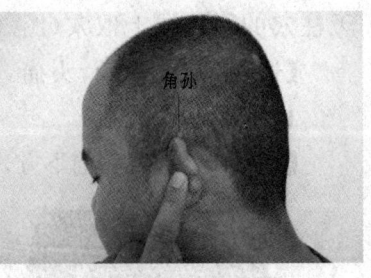

图 3-125 颅息、瘛脉穴　　图 3-126 角孙穴

【适应证】 耳部肿痛,目赤肿痛,目翳,牙痛,唇燥,项强,头痛。

21. 耳门

【取 穴】 耳屏上切迹前,下颌骨髁状突后缘凹陷中

(图 3-127)。

【适应证】 耳鸣,耳聋,聤耳,牙痛。

22. 耳和髎

【取　　穴】 在耳门前上方,平耳郭根前,鬓发后缘,当颞浅动脉后缘取穴(图 3-128)。

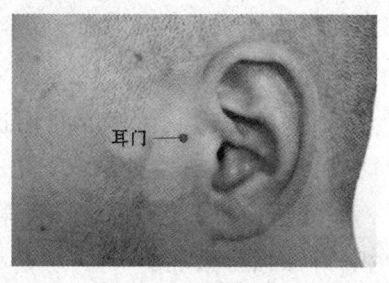

图 3-127　耳门穴

【适应证】 头重痛,耳鸣,牙关拘急,颌肿,鼻准肿痛。

23. 丝竹空

【取　　穴】 在眉毛外端凹陷处取穴(图 3-129)。

【适应证】 头痛,目眩,目赤痛,牙痛,癫痫。

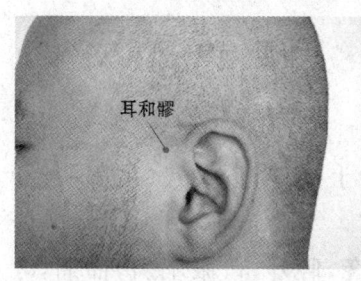

图 3-128　耳和髎穴

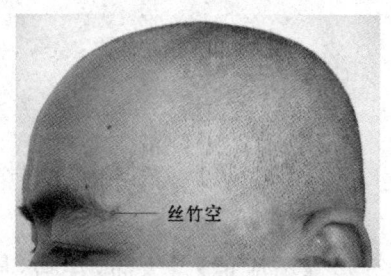

图 3-129　丝竹空穴

(十一)足少阳胆经

1. 瞳子髎

【取　　穴】 在目外眦外侧,眶骨外侧缘凹陷中取穴(图 3-130)。

【适应证】 头痛,目赤,目痛,畏光羞明,迎风流泪,远视不明，内障，目翳。

2. 听会

【取　穴】　在耳屏间切迹前，当听宫直下，下颌骨髁状突后缘，张口有空处取穴（图3-131）。

【适应证】　耳鸣，耳聋，聤耳流脓，牙痛，下颌脱臼，口眼㖞斜，面痛，头痛。

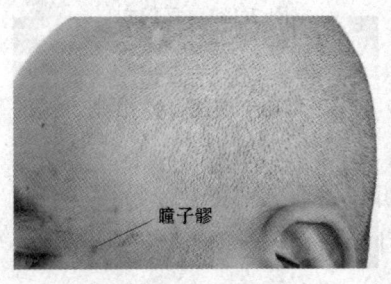
图3-130　瞳子髎穴

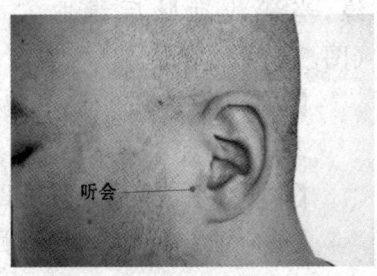
图3-131　听会穴

3. 上关

【取　穴】　在耳前，颧骨弓上缘，当下关穴（足阳明经）直上方取穴（图3-132）。

【适应证】　头痛，耳鸣，耳聋，聤耳，口眼㖞斜，面痛，牙痛，惊痫，瘛疭。

4. 颔厌

【取　穴】　在鬓发中，当头维穴与曲鬓穴连线的上1/4与下3/4的交点处取穴（图3-133）。

【适应证】　头痛，眩晕，目外眦痛，牙痛，耳鸣，惊痫，瘛疭。

5. 悬颅

【取　穴】　在头维穴与曲鬓穴之间,沿鬓发弧形连线之中点取穴(图 3-133)。

【适应证】　偏头痛,面肿,目外眦痛,牙痛。

6. 悬厘

【取　穴】　在鬓角之上际,当悬颅穴与曲鬓穴之中点取穴(图 3-133)。

【适应证】　偏头痛,面肿,目外眦痛,耳鸣,上牙痛。

7. 曲鬓

【取　穴】　在耳前上方入鬓发内,约当角孙穴前一横指处取穴(图 3-133)。

【适应证】　偏头痛,颔颊肿,牙关紧闭,呕吐,牙痛,目赤肿痛,项强不得顾。

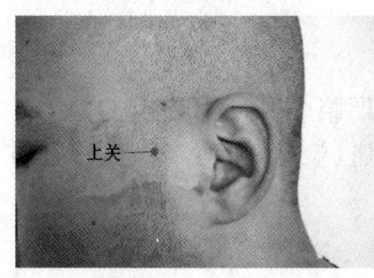

图 3-132　上关穴

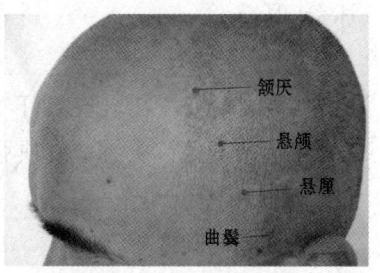

图 3-133　颔厌、悬颅等穴

8. 率谷

【取　穴】　在耳上方,角孙穴之上,入发际 1.5 寸处取穴(图 3-134)。

【适应证】　头痛,眩晕,呕吐,小儿惊风。

9. 天冲

【取　穴】　在耳郭根后上方,入发际2寸,率谷穴后约0.5寸处取穴(图3-134)。

【适应证】　头痛,牙龈肿痛,癫痫,惊恐,瘿气。

10. 浮白

【取　穴】　在耳后乳突后上方,当天冲穴与头窍阴穴的弧形连线的中点取穴(图3-134)。

【适应证】　头痛,颈项强痛,耳鸣、耳聋,牙痛,瘿气,臂痛不举,足痿不行。

11. 头窍阴

【取　穴】　在乳突后上方,当浮白穴与完骨穴的连线上取穴(图3-134)。

【适应证】　头痛,眩晕,颈项强痛,胸胁痛,口苦,耳鸣,耳聋,耳痛。

12. 完骨

【取　穴】　在乳突后下方凹陷中取穴(图3-134)。

【适应证】　头痛,颈项强痛,颊肿,喉痹,龋齿,口眼㖞斜,癫痫,疟疾。

13. 本神

【取　穴】　在前发际内0.5寸,神庭穴(督脉)旁开3寸取穴(图3-135)。

【适应证】　头痛,目眩,癫痫,小儿惊风,颈项强痛,胸胁痛,半身不遂。

14. 阳白

【取　穴】　在前额,于眉毛中点上1寸取穴(图3-136)。

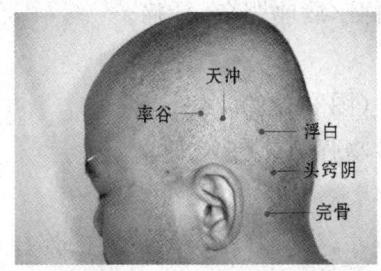

图 3-134　天冲、率谷等穴

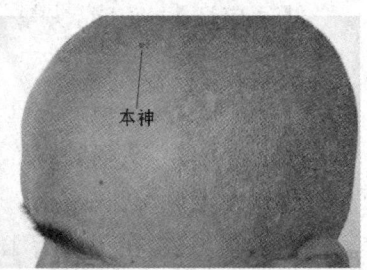

图 3-135　本神穴

【适应证】　头痛,目眩,目痛,外眦疼痛,雀目。

15．头临泣

【取　穴】　在前额,阳白穴直上,入发际 0.5 寸处,于神庭穴与头维穴之间取穴(图 3-137)。

【适应证】　头痛,目眩,目赤痛,流泪,目翳,鼻塞,鼻渊,耳聋,小儿惊痫,热病。

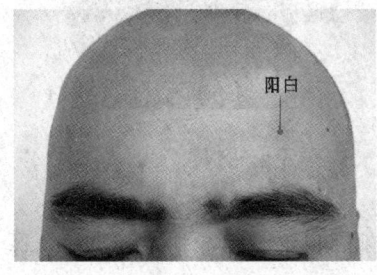

图 3-136　阳白穴

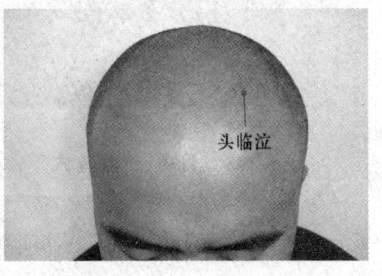

图 3-137　头临泣穴

16．目窗

【取　穴】　在头临泣后 1 寸,当头临泣穴与风池穴的连线上取穴(图 3-138)。

【适应证】 头痛,头晕,目眩,唇吻强急,牙痛。

17. 正营

【取 穴】 目窗穴后1寸(图3-138)。

【适应证】 头痛,目眩,唇吻强急,牙痛。

18. 承灵

【取 穴】 在正营后1.5寸,当头临泣与风池穴的连线上取穴(图3-138)。

【适应证】 头痛,眩晕,目痛,鼻渊,鼻出血,鼻窒,多涕。

19. 脑空

【取 穴】 在风池穴直上,与脑户穴(督脉)相平处取穴(图3-139)。

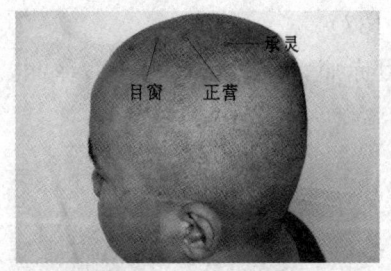 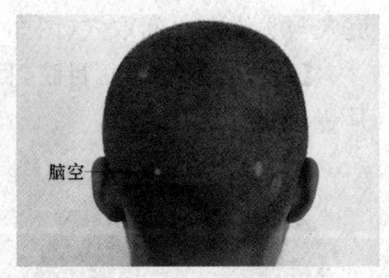

图3-138 目窗、正营等穴　　图3-139 脑空穴

【适应证】 头痛,颈项强痛,目眩,目赤肿痛,鼻痛,耳聋,癫痫,惊悸,热病。

20. 风池

【取 穴】 在项后,与风府穴(督脉)相平,当胸锁乳突肌与斜方肌上端之间的凹陷中取穴(图3-140)。

【适应证】 头痛,眩晕,颈项强痛,目赤痛,目泪出,鼻渊,鼻出血,耳聋,气闭。

21. 肩井

【取　穴】　大椎穴(督脉)与肩峰连线的中点(图 3-141)。

【适应证】　头项强痛,肩背疼痛,上肢不遂,难产,乳痈,乳汁不下,瘰疬。

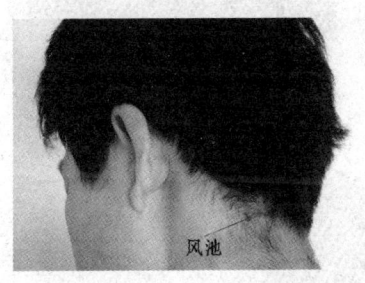

图 3-140　风池穴　　　　图 3-141　肩井穴

22. 渊腋

【取　穴】　举臂,腋中线上,第四肋间隙(图 3-142)。

【适应证】　胸满,胁痛,上肢痹痛。

23. 辄筋

【取　穴】　渊腋穴前 1 寸,第四肋间隙(图 3-142)。

【适应证】　胸满,胁痛,气喘,呕吐,吞酸。

24. 日月

【取　穴】　乳头下方,第七肋间隙(图 3-143)。

【适应证】　呕吐,吞酸,胁肋疼痛,呕逆,黄疸。

25. 京门

【取　穴】　第十二肋端(图 3-144)。

【适应证】　小便不利,水肿,腰痛,胁痛,腹胀,泄泻。

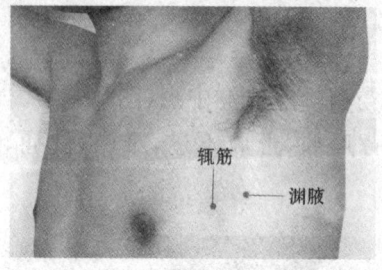
图 3-142 渊腋、辄筋穴

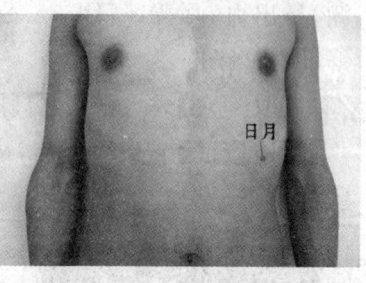
图 3-143 日月穴

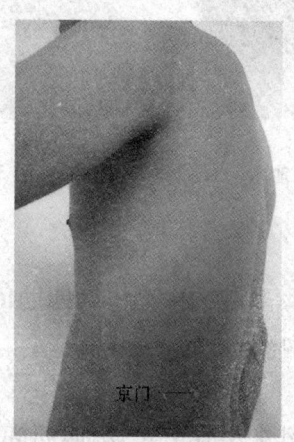
图 3-144 京门穴

26. 带脉

【取　穴】　侧卧,在第十一肋骨游离端直下与脐相平处取穴(图 3-145)。

【适应证】　月经不调,赤白带下,疝气,腰胁痛。

27. 五枢

【取　穴】　仰卧,在腹侧髂前上棘之前 0.5 寸,约平脐

3寸处取穴(图 3-146)。

【适应证】 阴挺,赤白带下,月经不调,疝气,少腹痛,便秘,腰胯痛。

28. 维道

【取　穴】 五枢穴前下 0.5 寸(图 3-146)。

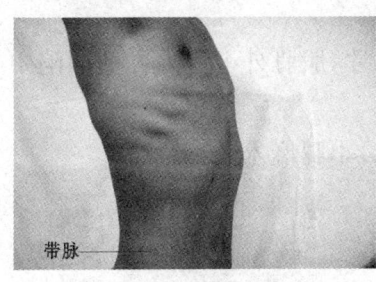

图 3-145　带脉穴

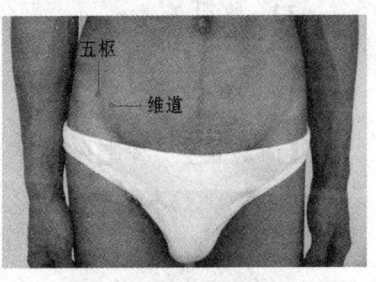

图 3-146　五枢、维道穴

【适应证】 腹痛,疝气,带下,阴挺。

29. 居髎

【取　穴】 在髂前上棘与股骨大转子之最高点连线的中点处,侧卧取穴(图 3-147)。

【适应证】 腰腿痹痛,瘫痪,足痿,疝气。

30. 环跳

【取　穴】 侧卧,在股骨大转子最高点与骶骨裂孔的连线上,外 1/3 与中 1/3 的交点处取穴(图 3-147)。

【适应证】 腰胯疼痛,半身不遂,下肢痿痹,挫闪腰痛,膝踝肿痛不能转侧。

31. 风市

【取　穴】 大腿外侧,腘横纹上 7 寸,股外侧肌与股二头肌之间,当直立垂手时,中指止点处取穴(图 3-148)。

【适应证】 中风半身不遂,下肢痿痹,麻木,腰痛。

32. 中渎

【取　穴】 风市穴下 2 寸(图 3-148)。

【适应证】 下肢痿痹。

33. 膝阳关

【取　穴】 阳陵泉穴上 3 寸,股骨外上髁上方的凹陷中(图 3-148)。

【适应证】 膝腘肿痛挛急,小腿麻木。

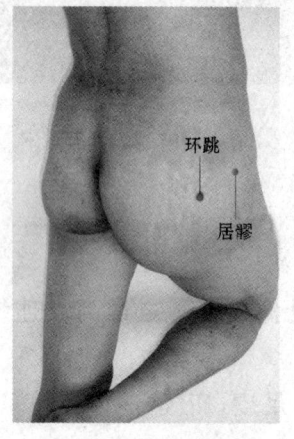

图 3-147　环跳、居髎穴

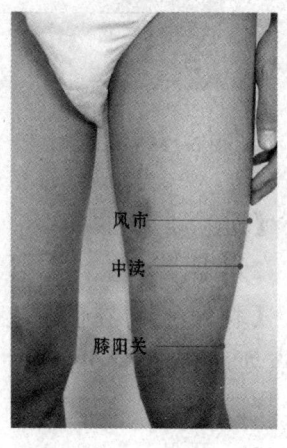

图 3-148　风市、中渎等穴

34. 阳陵泉

【取　穴】 在腓骨小头前下方凹陷中取穴(图 3-149)。

【适应证】 半身不遂,下肢痿痹、麻木,膝肿痛,脚气,胁肋痛,口苦,呕吐,黄疸,小儿惊风,破伤风。

35. 阳交

【取　穴】　外踝高点上 7 寸,腓骨后缘(图 3-149)。

【适应证】　胸胁胀满,下肢痿痹,癫狂。

36. 外丘

【取　穴】　外踝高点上 7 寸,腓骨前缘(图 3-149)。

【适应证】　胸胁胀满,下肢痿痹,癫狂。

37. 光明

【取　穴】　外踝高点上 5 寸,腓骨前缘(图 3-149)。

【适应证】　目痛,夜盲,下肢痿痹,乳房胀痛。

38. 阳辅

【取　穴】　在外踝尖上 4 寸,微向前,当腓骨前缘取穴(图 3-149)。

【适应证】　偏头痛,目外眦痛,缺盆中痛,腋下痛,胸胁下肢外侧痛,疟疾,半身不遂。

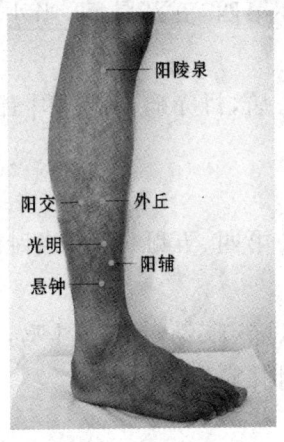

图 3-149　阳交、外丘等穴

39. 悬钟(绝骨)

【取　穴】　外踝高点上 3 寸,腓骨后缘(图 3-149)。

【适应证】　项强,胸胁胀痛,下肢痿痹,咽喉肿痛,脚气,痔等。

40. 丘墟

【取　穴】　在外踝前下方,趾长伸肌腱外侧凹陷中取穴(图 3-150)。

【适应证】　胸胁胀痛,下肢痿痹,疟疾。

41. 足临泣

【取　穴】　在第四、五跖骨结合部的前方凹陷中取穴,穴当小趾伸肌腱的外侧(图 3-151)。

【适应证】　头痛,目外眦痛,目眩,乳痈,胁痛,疟疾,中风偏瘫,痹痛不仁,足跗肿痛。

42. 地五会

【取　穴】　在第四、五跖骨间,当小趾伸肌腱的内侧缘取穴(图 3-151)。

【适应证】　头痛,目赤痛,耳鸣,耳聋,胸满,胁痛,腋肿,乳痈,足跗肿痛。

43. 侠溪

【取　穴】　在第四、五趾缝间,当趾蹼缘的上方纹头处取穴(图 3-151)。

【适应证】　头痛,眩晕,惊悸,耳鸣,耳聋,目外眦赤痛,颊肿,胸胁痛,足跗肿痛,疟疾。

44. 足窍阴

【取　穴】　在第四趾外侧,距趾甲角 0.1 寸取穴(图 3-151)。

【适应证】 偏头痛,目眩,目赤肿痛,耳聋,耳鸣,喉痹,胸胁痛,足跗肿痛,多梦,热病。

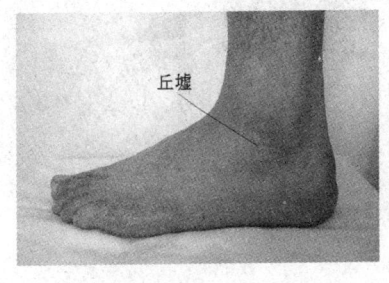

图 3-150 丘墟穴　　　图 3-151 足临泣、侠溪等穴

(十二)足厥阴肝经

1. 大敦

【取　穴】 足踇趾外侧趾甲角旁约 0.1 寸(图 3-152)。

【适应证】 疝气,遗尿,经闭,崩漏,阴挺,癫痫。

2. 行间

【取　穴】 在足第一、二趾缝间,趾蹼缘的上方纹头处取穴(图 3-153)。

【适应证】 月经过多,闭经,痛经,带下,阴中痛,遗尿,淋疾,疝气,胸胁满痛,呃逆,咳嗽,头痛,眩晕,目赤痛,青盲,中风,癫痫,失眠,膝肿,下肢内侧痛,足跗肿痛。

3. 太冲

【取　穴】 在足第一、二跖骨结合部之前凹陷中取穴(图 3-154)。

【适应证】 头痛,眩晕,疝气,月经不调,癃闭,遗尿,小

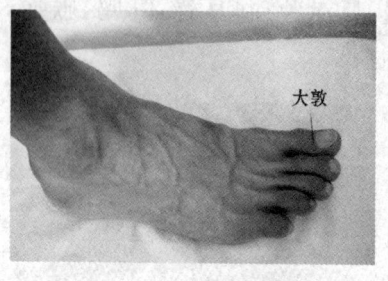
图 3-152 大敦穴

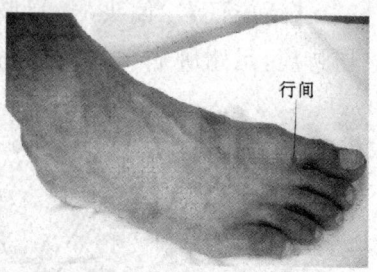
图 3-153 行间穴

儿惊风,癫狂,痫证,胁痛,腹胀,黄疸,呕逆,咽痛嗌干,目赤肿痛,膝股内侧痛,足跗肿,下肢痿痹。

4. 中封

【取　穴】　内踝前1寸,胫骨前肌腱内缘(图3-155)。

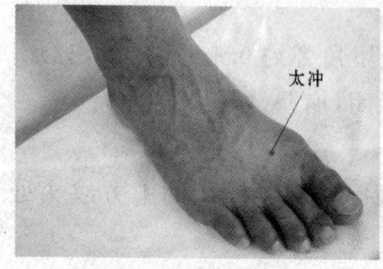
图 3-154 太冲穴　　　图 3-155 中封穴

【适应证】　疝气,遗精,小便不利,腹痛。

5. 蠡沟

【取　穴】　内踝高点上5寸,胫骨内侧面的中央(图3-156)。

【适应证】　小便不利,遗尿,月经不调,带下,下肢痿痹。

6. 中都
【取　穴】　在内踝高点上 7 寸,胫骨内侧面的中央取穴(图 3-156)。

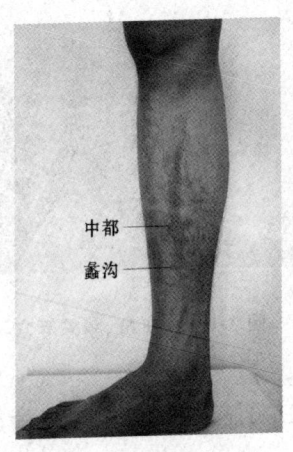

图 3-156　蠡沟、中都穴

【适应证】　疝气,崩漏,腹痛,泄泻,恶露不尽。

7. 膝关
【取　穴】　阴陵泉穴后 1 寸(图 3-157)。

【适应证】　膝部肿痛。

8. 曲泉
【取　穴】　屈膝,在膝关节内侧横纹头上方,当胫骨内髁之后,于半膜肌、半腱肌止端之前上方取穴(图 3-157)。

【适应证】　月经不调,痛经,带下,阴挺,阴痒,产后腹痛,遗精,阳痿,疝气,小便不利,头痛,目眩,癫狂,膝膑肿痛,下肢痿痹。

9. 阴包

【取　穴】　股骨内上髁上4寸,缝匠肌后缘(图3-157)。

【适应证】　腹痛,遗尿,小便不利,月经不调。

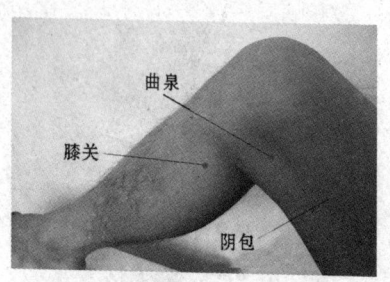

图3-157　曲泉、膝关等穴

10. 足五里

【取　穴】　在大腿内侧,曲骨穴旁开2寸,直下3寸(图3-158)。

【适应证】　小腹痛,小便不利,阴挺,睾丸肿痛,嗜卧,瘰疬。

11. 阴廉

【取　穴】　曲骨穴旁开2寸,直下2寸(图3-158)。

【适应证】　月经不调,带下,小腹痛。

12. 急脉

【取　穴】　耻骨联合下旁开2.5寸,当气冲穴外下方的腹股沟处(图158)。

【适应证】　小腹痛,疝气,阴挺。《素问》王冰注谓:"可灸而不可刺"。

13. 章门

【取　穴】　第十一肋端(图3-159)。

【适应证】 腹胀,泄泻,胁痛,痞块。

14. 期门

【取　穴】 乳头直下,第六肋间隙(图 3-159)。

【适应证】 胸胁胀痛,腹胀,呕吐,乳痈。

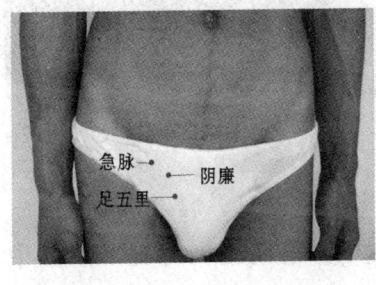

图 3-158　急脉、足五里、阴廉穴

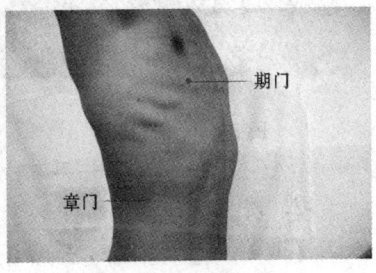

图 3-159　期门、章门穴

二、奇经八脉

(一)督脉

1. 长强

【取　穴】 跪伏或胸膝位,于尾骨尖端与肛门连线之中点取穴(图 3-160)。

【适应证】 泄泻,痢疾,便秘,便血,痔疾,癫狂,痛证,脊强反折,癃闭,阴部湿痒,腰脊、尾骶部疼痛。

2. 腰俞

【取　穴】 俯卧或侧卧,正当骶管裂孔中取穴(图 3-161)。

【适应证】 腰脊强痛,腹泻,便秘,痔疾,脱肛,便血,癫痫,淋浊,月经不调,下肢痿痹。

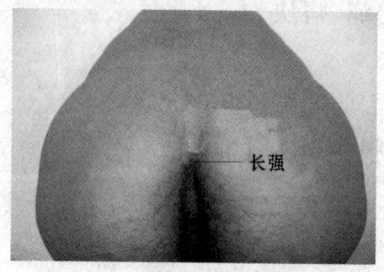
图 3-160 长强穴

图 3-161 腰俞穴

3. 腰阳关

【取　穴】　俯卧,于后正中线,第四腰椎棘突下凹陷中取穴,约与髂嵴相平(图 3-162)。

【适应证】　腰骶疼痛,下肢痿痹,月经不调,赤白带下,遗精,阳痿,便血。

4. 命门

【取　穴】　俯卧,于后正中线,第二腰椎棘突下凹陷中取穴(图 3-162)。

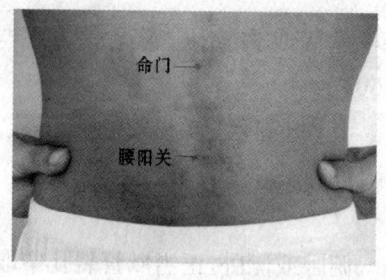
图 3-162　命门、腰阳关穴

【适应证】 虚损腰痛,脊强反折,遗尿,尿频,泄泻,遗精,白浊,阳痿,早泄,赤白带下,胎屡坠,五劳七伤,头晕耳鸣,癫痫,惊恐,手足厥冷。

5. 悬枢

【取 穴】 俯卧,于后正中线,第一腰椎棘突下凹陷中取穴(图 3-163)。

【适应证】 腰脊强痛,腹胀,腹痛,完谷不化,泄泻,痢疾。

6. 脊中

【取 穴】 俯伏或俯卧,于后正中线,第十一胸椎棘突下凹陷处取穴(图 3-163)。

【适应证】 腰脊强痛,黄疸,腹泻,痢疾,小儿疳积,痔疾,脱肛,便血,癫痫。

7. 中枢

【取 穴】 第十胸椎棘突下(图 3-163)。

【适应证】 黄疸,呕吐,腹满,腰脊强痛。

8. 筋缩

【取 穴】 第九胸椎棘突下(图 3-163)。

【适应证】 癫痫,脊强,胃痛。

9. 至阳

【取 穴】 俯伏或俯卧,于后正中线,第七胸椎棘突下凹陷处取穴。约与肩胛骨下角相平(图 3-164)。

【适应证】 胸胁胀痛,腹痛黄疸,咳嗽气喘,腰背疼痛,脊强,身热。

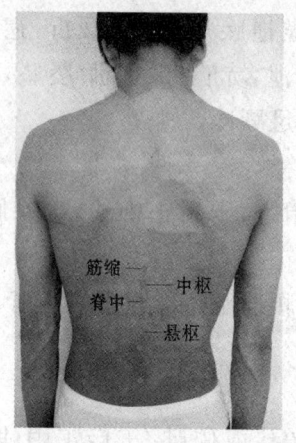

图 3-163　中枢、悬枢等穴

10. 灵台

【取　穴】　第六胸椎棘突下(图 3-164)。

【适应证】　咳嗽,气喘,疔疮,脊背强痛。

11. 神道

【取　穴】　第五胸椎棘突下(图 3-164)。

【适应证】　心悸,健忘,咳嗽,脊背强痛。

12. 身柱

【取　穴】　俯伏或俯卧,于后正中线,第三胸椎棘突下凹陷中取穴。约与两侧肩胛冈高点相平(图 3-165)。

【适应证】　身热头痛,咳嗽,气喘,惊厥,癫狂、痫证,腰脊强痛,疔疮发背。

13. 陶道

【取　穴】　俯伏或俯卧,于后正中线,第一胸椎棘突下凹陷中取穴(图 3-165)。

【适应证】 头痛项强,恶寒发热,咳嗽,气喘,骨蒸潮热,胸痛,脊背酸痛,疟疾,癫狂,角弓反张。

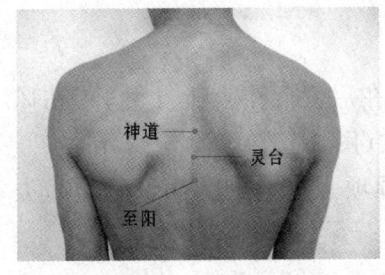
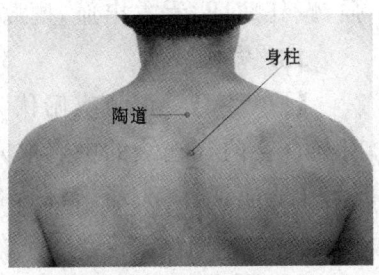

图 3-164 至阳、灵台等穴　　图 3-165 身柱、陶道穴

14. 大椎
【取　穴】 第七颈椎棘突下(图 3-166)。
【适应证】 热病,疟疾,咳嗽,气喘,骨蒸盗汗,癫痫,头痛项强,风疹。

15. 哑门
【取　穴】 正坐,头稍前倾,于后正中线,入发际上 0.5 寸之凹陷中取穴(图 3-167)。
【适应证】 舌缓不语,音哑,头重,头痛,颈项强急,脊强反折,中风,癫狂、痫证,癔症,鼻出血,重舌,呕吐。

16. 风府
【取　穴】 后发际正中直上 1 寸(图 3-167)。
【适应证】 头痛,项强,眩晕,咽喉肿痛,失音,癫狂,中风。

17. 脑户
【取　穴】 正坐或俯伏,于头部中线,枕骨粗隆上缘之凹陷处取穴(图3-167)。

【适应证】 头重,头痛,面赤,目黄,眩晕,面痛,音哑,项强,癫狂痫证,舌本出血,瘿瘤。

18. 强间

【取　穴】 正坐或俯伏,在后发际中点上4寸;或在风府与百会两穴连线的中点取穴(图3-167)。

【适应证】 头痛,目眩,颈项强痛,癫狂、痫证,心烦,失眠。

19. 后顶

【取　穴】 正坐或俯伏,在后发际中点上5.5寸处,或当前、后发际连线中点向后0.5寸取穴(图3-167)。

【适应证】 头痛,眩晕,项强,癫狂,痫证,心烦,失眠。

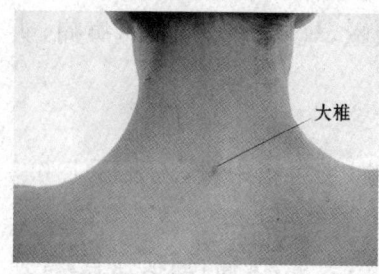

图3-166　大椎穴

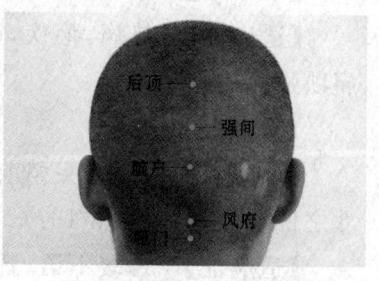

图3-167　风府、脑户等穴

20. 百会

【取　穴】 正坐,在后发际中点上7寸处,或于头部中线与两耳尖连线的交点处取穴(图3-168)。

【适应证】 头痛,眩晕,惊悸,健忘,中风不语,癫狂痫证、癔症,耳鸣,鼻塞,脱肛,痔疾,阴挺,泄泻。

21. 前顶

【取　穴】　正坐或仰靠,在头部中线入前发际3.5寸处取穴(图3-168)。

【适应证】　癫痫,头晕,目眩,头顶痛,鼻渊,目赤肿痛,小儿惊风。

22. 囟会

【取　穴】　正坐或仰靠,于头部中线入前发际2寸处取穴(图3-168)。

【适应证】　头痛,目眩,面赤暴肿,鼻渊,鼻出血,鼻痔,鼻痈,癫疾,嗜睡,小儿惊风。

23. 上星

【取　穴】　正坐仰靠,于头部中线入前发际1寸取穴(图3-168)。

【适应证】　头痛,眩晕。目赤肿痛,迎风流泪,面赤肿,鼻渊,鼻出血,鼻痈,癫狂、痫证,小儿惊风,疟疾,热病。

24. 神庭

【取　穴】　正坐仰靠,于头部中线入前发际0.5寸处取穴(图3-168)。

【适应证】　头痛,眩晕,目赤肿痛,泪出,目翳,雀目,鼻渊,鼻出血,癫狂,痫证。

25. 素髎

【取　穴】　鼻尖正中(图3-169)。

【适应证】　鼻渊,鼻出血,喘息,昏迷,惊厥,新生儿窒息。

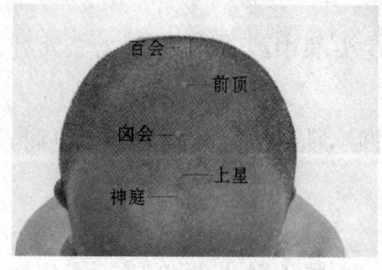
图3-168 神庭、上星等穴

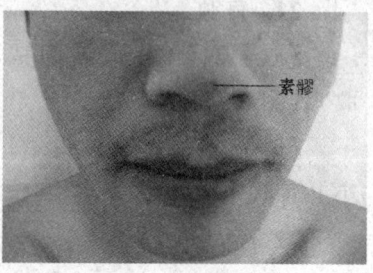
图3-169 素髎穴

26. 水沟(人中)

【取　穴】　仰靠或仰卧,于人中沟的上1/3与中1/3交点处取穴(图3-170)。

【适应证】　昏迷,晕厥,暑病,癫狂,痫证,急慢惊风,鼻塞,鼻出血,风水面肿,牙痛,牙关紧闭,黄疸,消渴,霍乱,瘟疫,脊强痛,闪挫腰痛。

27. 兑端

【取　穴】　上唇尖端,红唇与皮肤相接处(图3-171)。

【适应证】　癫狂,牙龈肿痛,口㖞,鼻出血。

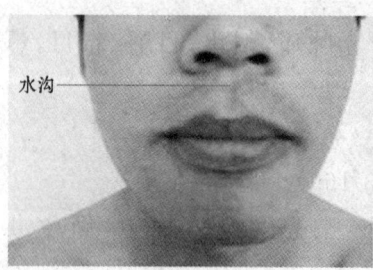
图3-170 水沟穴

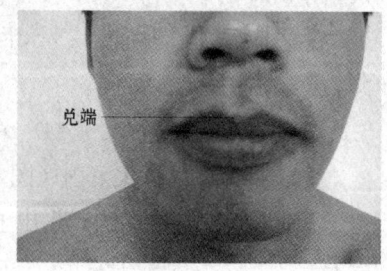
图3-171 兑端穴

28. 龈交

【取　穴】　上唇系带与牙龈连接处(图 3-172)。

【适应证】　癫狂,牙龈肿痛,鼻渊。

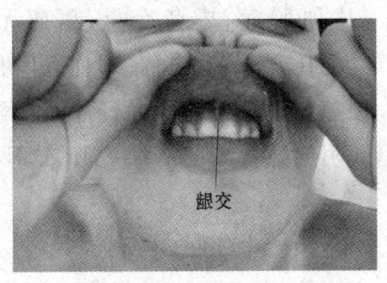

图 3-172　龈交穴

(二)任脉

1. 会阴

【取　穴】　男性在阴囊根部与肛门的中间,女性在大阴唇后联合与肛门的中间(图 3-173)。

【适应证】　小便不利,痔疮,遗精,月经不调,癫狂,昏迷。

2. 曲骨

【取　穴】　耻骨联合上缘中点处(图 3-174)。

【适应证】　小便不利,遗尿,遗精,阳痿,月经不调,带下。

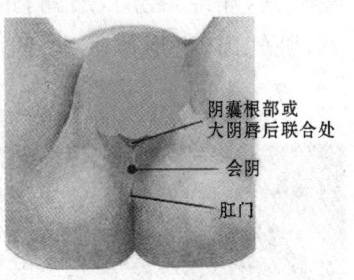

图 3-173　会阴穴

3. 中极

【取　穴】　脐下 4 寸(图 3-174)。

【适应证】　遗尿,小便不利,疝气,遗精,阳痿,月经不调,崩漏带下,阴挺,不孕。

4. 关元

【取　穴】　在脐下 3 寸,腹中线上,仰卧取穴(图 3-174)。

【适应证】　中风脱症,虚劳冷惫,羸瘦无力,小腹疼痛,霍乱吐泻,痢疾,脱肛,疝气,便血,溺血,小便不利,尿频,尿闭,遗精,白浊,腰痛,阳痿,早泄,月经不调,经闭,经痛,赤白带下,阴挺,崩漏,阴门瘙痒,恶露不止,胞衣不下,消渴,眩晕。

5. 石门

【取　穴】　脐下 2 寸(图 3-174)。

【适应证】　腹痛,水肿,疝气,小便不利,泄泻,经闭,带下,崩漏。

6. 气海

【取　穴】　在脐下 1.5 寸,腹中线上,仰卧取穴(图 3-174)。

【适应证】　腰痛,绕脐腹痛,水肿臌胀,脘腹胀满,水谷不化,大便不通,泻痢不禁,癃淋,遗尿,遗精,阳痿,疝气,月经不调,痛经,经闭,崩漏,带下,阴挺,产后恶露不止,胞衣不下,脏气虚惫,形体羸瘦,四肢乏力。

7. 阴交

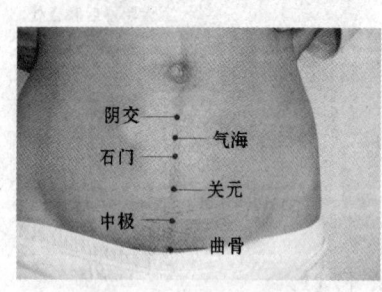

图 3-174　中极、曲骨等穴

【取　穴】　在脐下 1 寸,腹中线上,仰卧取穴(图 3-174)。

【适应证】　绕脐冷痛,腹满水肿,泄泻,疝气,阴痒,小便不利,奔豚气,血崩,带下,产后恶露不止,小儿陷囟,腰膝拘挛疼痛。

8. 神阙

【取　穴】　脐的中间(图3-175)。

【适应证】　腹痛,泄泻,脱肛,水肿,虚脱。

9. 水分

【取　穴】　在脐上1寸,腹中线上,仰卧取穴(图3-175)。

【适应证】　腹痛,腹胀,肠鸣,泄泻,反胃,水肿,小儿陷囟,腰脊强急。

10. 下脘

【取　穴】　脐上2寸(图3-175)。

【适应证】　腹痛,腹胀,泄泻,呕吐,食谷不化,痞块。

11. 建里

【取　穴】　脐上3寸(图3-175)。

【适应证】　胃痛,呕吐,食欲缺乏,腹胀,水肿。

12. 中脘

【取　穴】　在脐上4寸,腹中线上,仰卧,于胸骨体下缘与脐中连线的中点处取穴(图3-175)。

【适应证】　胃脘痛,腹胀,呕吐,呃逆,反胃,吞酸,纳呆,食积不化,疳积,臌胀,黄疸,肠鸣,泻痢,便秘,便血,胁下坚痛,虚劳呕血,哮喘,头痛,失眠,惊悸,怔忡,脏躁,癫狂,痫证,尸厥,惊风,产后血晕。

13. 上脘

【取　穴】　脐上4寸(图3-175)。

【适应证】　胃痛,呕吐,吞酸,腹胀,泄泻,黄疸,癫狂。

14. 巨阙

【取　穴】　脐上6寸(图3-175)。

【适应证】 胸痛,心悸,呕吐,吞酸,癫狂、痫证。

15. 鸠尾
【取　穴】 剑突下,脐上7寸(图3-175)。
【适应证】 胸痛,腹胀,癫狂,痫证。

16. 中庭
【取　穴】 胸剑联合的中点(图3-176)。
【适应证】 胸胁胀满,心痛,呕吐,小儿吐乳。

17. 膻中
【取　穴】 前正中线,平第四肋间隙(图3-176)。
【适应证】 咳嗽,气喘,胸痛,心悸,乳少,呕吐,噎嗝。

18. 玉堂
【取　穴】 前正中线,平第三肋间隙(图3-176)。
【适应证】 咳嗽,气喘,胸痛,呕吐。

19. 紫宫
【取　穴】 前正中线,平第二肋间隙(图3-176)。
【适应证】 咳嗽,气喘,胸痛。

20. 华盖
【取　穴】 前正中线,胸骨角的中点(图3-176)。
【适应证】 咳嗽,气喘,胸胁胀痛。

21. 璇玑
【取　穴】 前正中线,胸骨柄的中央(图3-176)。
【适应证】 咳嗽,气喘,胸痛,咽喉肿痛。

22. 天突
【取　穴】 胸骨上窝正中(图3-176)。
【适应证】 咳嗽,气喘,胸痛,咽喉肿痛,暴喑,瘿气,梅核气,噎嗝。

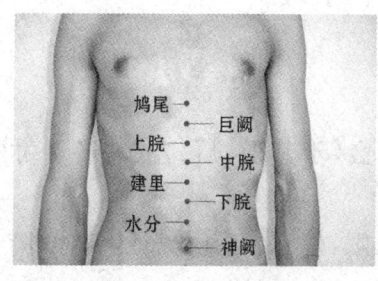

图 3-175 神阙、水分等穴

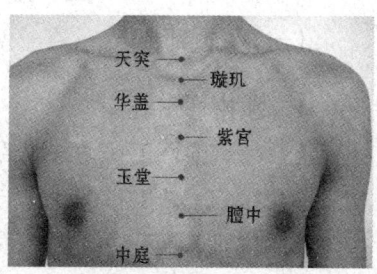

图 3-176 膻中、中庭等穴

23. 廉泉

【取　穴】 舌骨体上缘的中点处(图 3-177)。

【适应证】 舌下肿痛,舌缓流涎,舌强不语,暴喑,吞咽困难。

24. 承浆

【取　穴】 颏唇沟的中点(图 3-178)。

【适应证】 口㖞,牙龈肿痛,流涎,暴喑,癫狂。

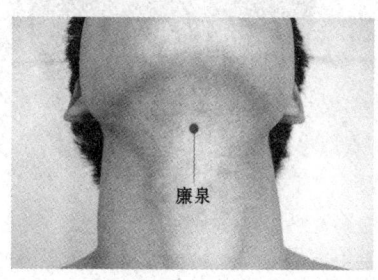

图 3-177 廉泉穴

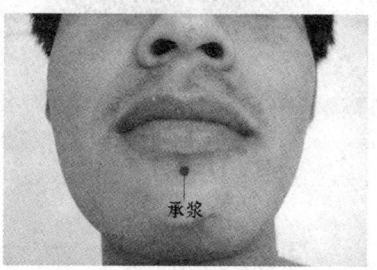

图 3-178 承浆穴

三、经外奇穴

(一)头颈部

1. 四神聪

【取 穴】 正坐,先取百会,于其前、后、左、右各1寸处,各开一穴(图3-179)。

【适应证】 头痛,眩晕,失眠,健忘,癫狂、痫证,偏瘫,脑积水,大脑发育不全。

2. 印堂

【取 穴】 正坐仰靠或仰卧,于两眉头连线的中点,对准鼻尖处取穴(图3-180)。

【适应证】 头痛,头晕,鼻渊,鼻出血,目赤肿痛,重舌,呕吐,产妇血晕,子痫,急、慢惊风,不寐,三叉神经痛。

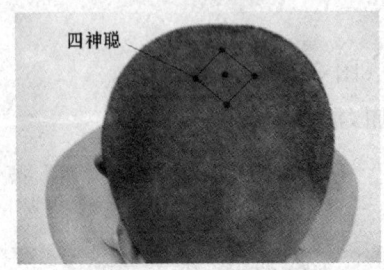
图3-179 四神聪穴

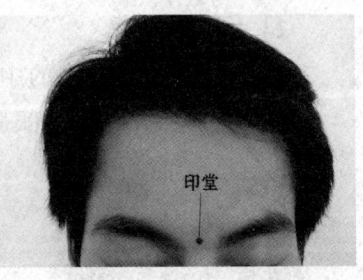
图3-180 印堂穴

3. 鱼腰

【取 穴】 眉毛的中心(图3-181)。

【适应证】 眉棱骨痛,眼睑瞤动,眼睑下垂,目赤肿痛,目翳。

4. 上明

【取　穴】 眉弓中点,眶上缘下(图3-182)。

【适应证】 目疾。

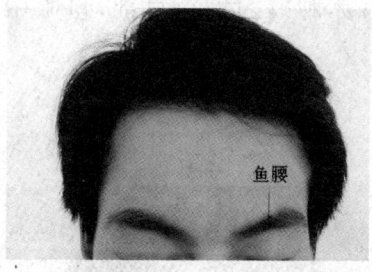

图 3-181　鱼腰穴

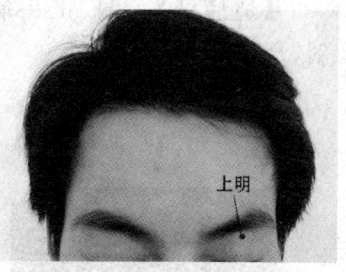

图 3-182　上明穴

5. 金津、玉液

【取　穴】 舌系带两侧静脉上,左为金津,右为玉液(图3-183)。

【适应证】 口疮,舌肿,呕吐,消渴。

6. 夹承浆

【取　穴】 承浆穴旁开1寸(图3-184)。

【适应证】 牙龈肿痛,口㖞。

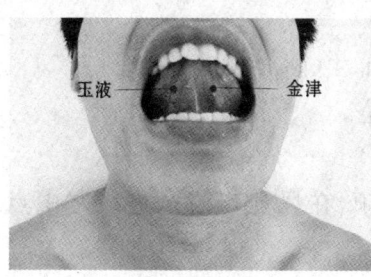

图 3-183　金津、玉液穴

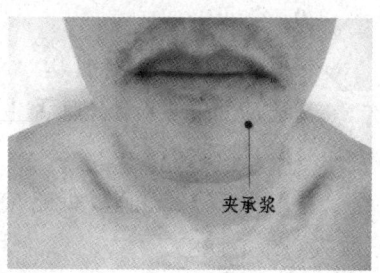

图 3-184　夹承浆穴

7. 太阳

【取穴】 正坐或侧伏,于眉梢与目外眦连线中点外开1寸的凹陷中取穴(图3-185)。

【适应证】 偏、正头痛,目赤肿痛,目眩,目涩,口眼㖞斜,牙痛,三叉神经痛。

8. 球后

【取穴】 眶下缘外1/4与3/4交界处(图3-186)。

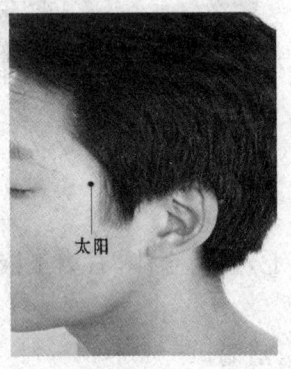

图3-185 太阳穴

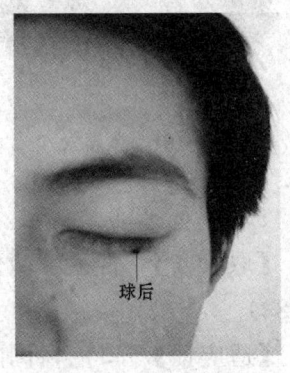

图3-186 球后穴

【适应证】 目疾。

9. 牵正

【取穴】 耳垂前0.5~1寸(图3-187)。

【适应证】 口㖞,口舌生疮。

10. 翳明

【取穴】 正坐,头略前倾,在风池与翳风连线之中点取穴(图3-188)。

【适应证】 目疾如近视、远视、雀目、青盲、早期白内障,

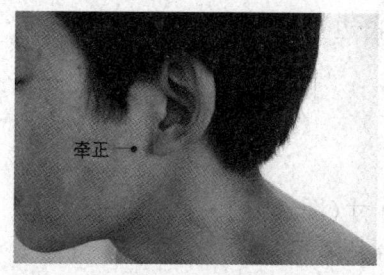
图 3-187 牵正穴

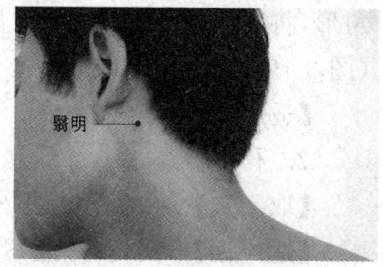
图 3-188 翳明穴

头痛,眩晕,耳鸣,失眠,精神病。

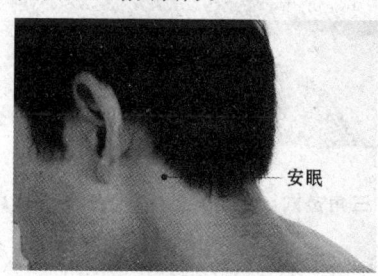
图 3-189 安眠穴

11. 安眠

【取　穴】 俯伏,在风池穴和翳明穴连线的中点取穴(图 3-189)。

【适应证】 失眠,头痛,眩晕,心悸,烦躁,癔症,癫痫,精神病,耳聋。

(二)躯干部

1. 三角灸

【取　穴】 以患者两口角之间的长度为一边,做等边三角形,将顶角置于患者脐心,底边呈水平线,两底角处是穴(图3-190)。

【适应证】 疝气,腹痛。

2. 子宫

【取 穴】 中极穴旁开3寸(图3-191)。

【适应证】 阴挺,月经不调,不孕。

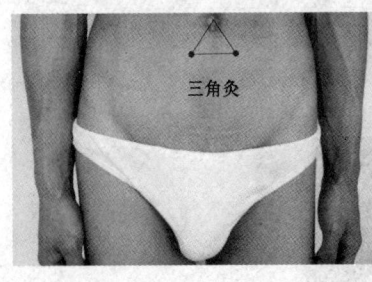

图3-190 三角灸穴　　图3-191 子宫穴

3. 定喘

【取 穴】 大椎穴旁开0.5寸(图3-192)。

【适应证】 气喘,咳嗽。

4. 结核穴

【取 穴】 大椎穴旁开3.5寸(图3-193)。

【适应证】 肺结核及其他结核病。

5. 夹脊(华佗夹脊)

【取 穴】 在第一胸椎至第五腰椎,各椎棘突下间旁开0.5寸(图3-194)。

【适应证】 适应范围较广,其中上胸部的穴位治疗心肺、上肢疾病;下胸部的穴位治疗胃肠疾病;腰部的穴位治疗

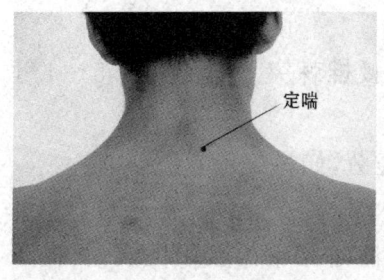
图 3-192 定喘穴

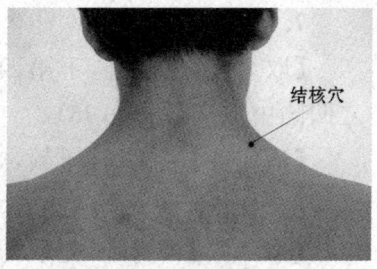
图 3-193 结核穴

腰、腹及下肢疾病。

6. 胃脘下俞

【取　穴】　第八胸椎棘突下旁开 1.5 寸（图 3-195）。

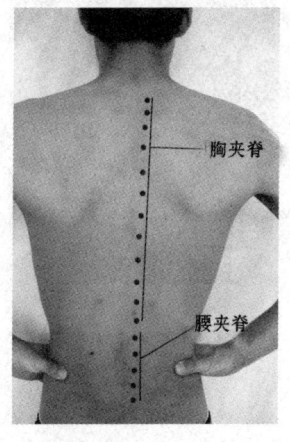
图 3-194 夹脊穴

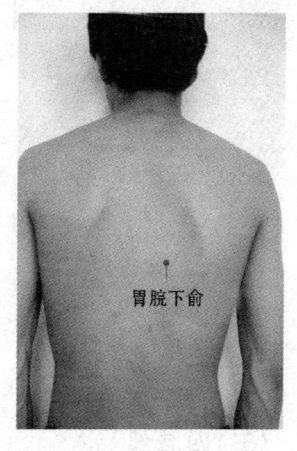
图 3-195 胃脘下俞穴

【适应证】　消渴，咽干。

7. 腰眼

【取　穴】　俯卧,于第四腰椎棘突下间旁开3.5~4寸之凹陷中取穴(图3-196)。

【适应证】　腰痛,尿频,虚劳,妇科疾患。

8. 十七椎

【取　穴】　俯卧,先取与髂嵴相平的腰阳关穴,再向下一个腰椎的凹陷处取穴(图3-197)。

【适应证】　腰骶痛,腿痛,转胞,痛经,崩漏,遗尿。

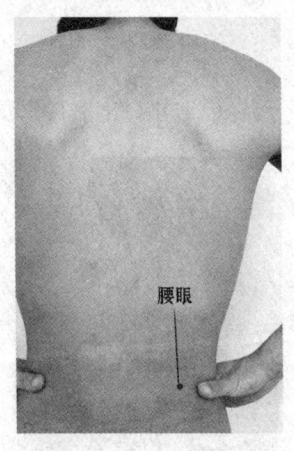

图3-196　腰眼穴

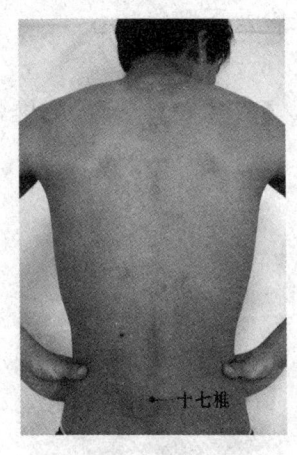

图3-197　十七椎穴

(三)四肢部

1. 十宣

【取　穴】　手十指尖端,距指甲0.1寸(图3-198)。

【适应证】　昏迷,癫痫,高热,咽喉肿痛。

2. 四缝

【取　穴】　第二、三、四、五指掌面,近端指关节横纹中点(图3-199)。

【适应证】　小儿疳积,百日咳。

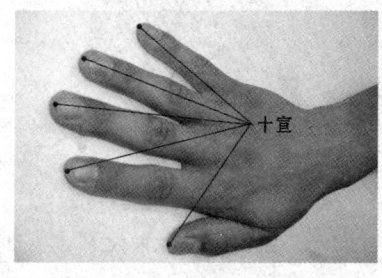
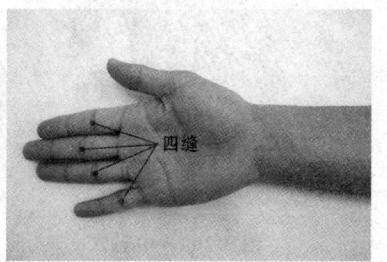

图 3-198　十宣穴　　　　图 3-199　四缝穴

3. 中魁

【取　穴】　手背,中指近端指节的中点(图3-200)。

【适应证】　呕吐,食欲缺乏,呃逆。

4. 八邪

【取　穴】　手背各指缝中的赤白肉际处,左、右共8穴(图3-201)。

【适应证】　烦热,目痛,毒蛇咬伤手背肿痛。

5. 外劳宫

【取　穴】　手背,第二、三掌骨间,指掌关节后约0.5寸(图3-202)。

【适应证】　落枕,手臂痛,胃痛。

6. 腰痛点

【取　穴】　手背、手指总伸肌腱的两侧,腕横纹下1寸

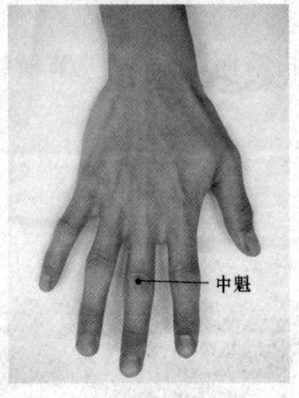

图 3-200 中魁穴

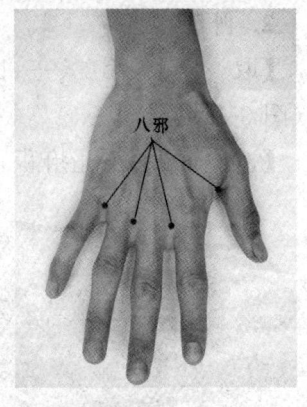

图 3-201 八邪穴

处,一手 2 穴(图 3-203)。

【适应证】 急性腰扭伤。

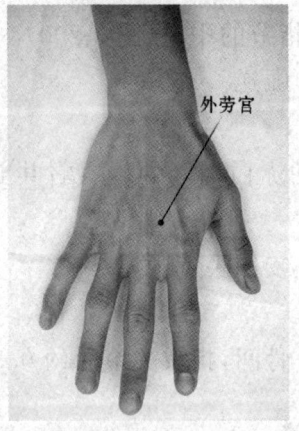

图 3-202 外劳宫穴

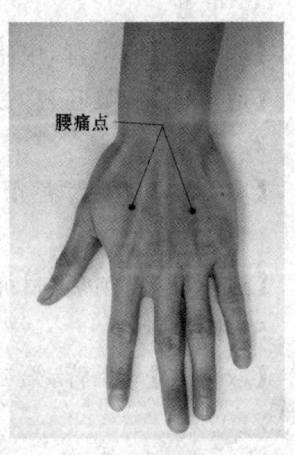

图 3-203 腰痛点穴

7. 二白

【取　穴】　腕横纹上 4 寸,桡侧腕屈肌腱两侧,一手 2 穴(图 3-204)。

【适应证】　痔疮,脱肛。

8. 肘尖

【取　穴】　屈肘,当尺骨鹰嘴的尖端(图 3-205)。

【适应证】　瘰疬。

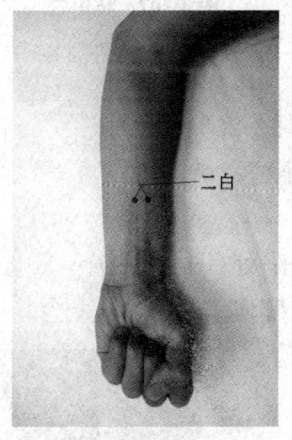
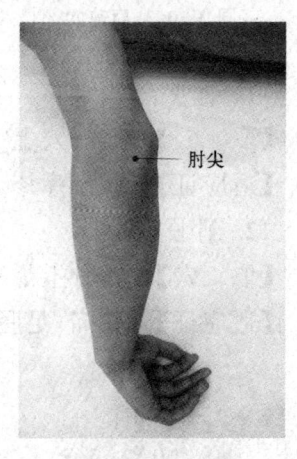

图 3-204　二白穴　　　　图 3-205　肘尖穴

9. 肩前(肩内陵)

【取　穴】　腋前皱襞顶端与肩髃穴连线的中点,在腋前皱襞上 1 寸(图 3-206)。

【适应证】　肩臂痛,臂不能举。

10. 环中

【取　穴】　环跳穴与腰俞穴连线的中点(图 3-207)。

【适应证】　坐骨神经痛,腰痛,腿痛。

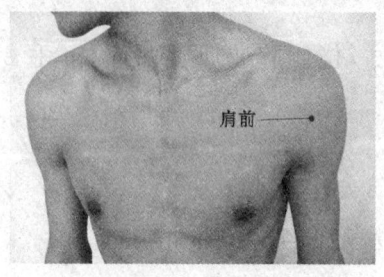 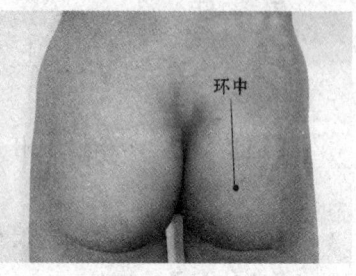

图 3-206　肩前穴　　　　图 3-207　环中穴

11. 百虫窝

【取　穴】血海穴上1寸(图 3-208)。

【适应证】风湿痒疹,下部生疮。

12. 鹤顶

【取　穴】髌骨上缘正中凹陷处(图 3-209)。

【适应证】膝痛,足胫无力,瘫痪。

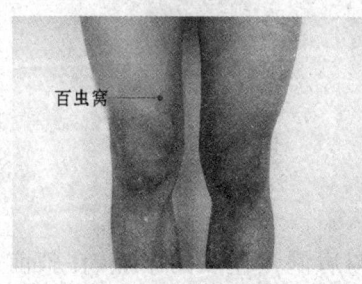 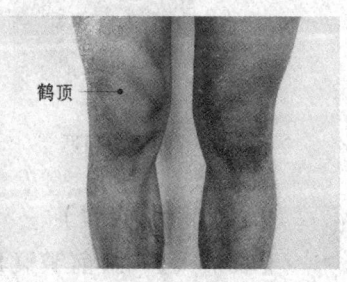

图 3-208　百虫窝穴　　　图 3-209　鹤顶穴

13. 独阴

【取　穴】在足底,第二趾远端趾间关节横纹的中点(图 3-210)。

【适应证】 疝气,月经不调。

14. 里内庭
【取　穴】 足底,第二、三趾间,与内庭穴相对处(图 3-211)。
【适应证】 足趾疼痛,小儿惊风,癫痫,急性胃痛。

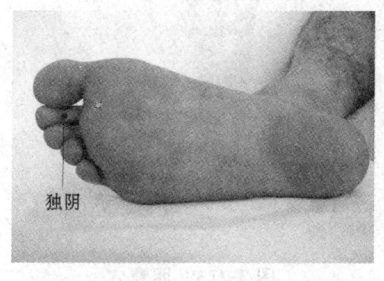
图 3-210　独阴穴

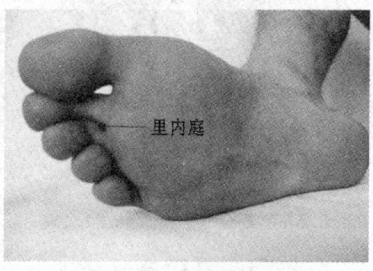
图 3-211　里内庭穴

15. 膝眼
【取　穴】 髌尖两侧凹陷中(图 3-212)。
【适应证】 膝痛,腿脚重痛,脚气。

16. 胆囊
【取　穴】 阳陵泉穴下 1~2 寸处(图 3-213)。
【适应证】 急、慢性胆囊炎,胆石症,胆道蛔虫病,下肢痿痹。

17. 阑尾
【取　穴】 足三里穴下约 2 寸处(图 3-214)。
【适应证】 急、慢性阑尾炎,消化不良,下肢瘫痪。

18. 八风
【取　穴】 正坐或仰卧,于足背五趾各趾间的缝纹端取穴(图 3-215)。

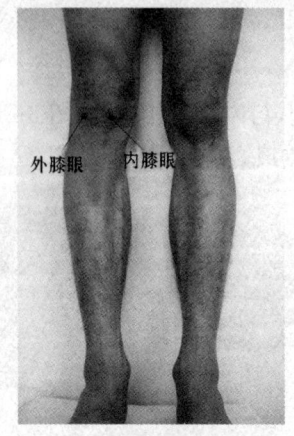

图 3-212　膝眼穴

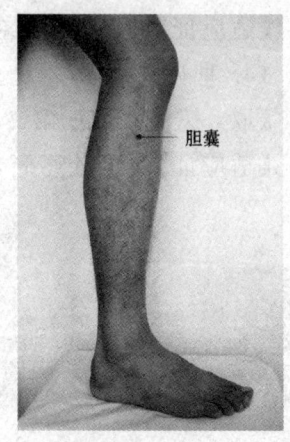

图 3-213　胆囊穴

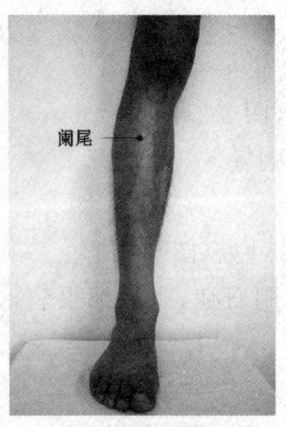

图 3-214　阑尾穴

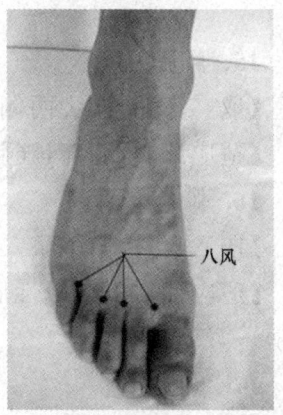

图 3-215　八风穴

【适应证】　足跗肿痛,脚弱无力,头痛,牙痛,疟疾,毒蛇咬伤,月经不调。

第四章 经络治疗

一、哮 喘

哮喘是指以呼吸急促,喉间哮鸣,甚者张口抬肩,不能平卧为主证的一种反复发作性疾病。本病一年四季均可发病,尤以寒冷季节和气候急剧变化、饮食不当、情志失调及劳累等可诱发,常在夜间及清晨加重,发作时由于支气管平滑肌痉挛、黏膜水肿而引起呼气性呼吸困难、哮喘和咳嗽,多有家族史或过敏史。男女老幼均可罹患。

经络锻炼方法如下:

1. 意拳养生桩 卧式二或垂提式。一般在晨起锻炼为好,每次 30 分钟。

2. 太极拳 每天练习 40 分钟或更长。

3. 艾灸疗法

(1)艾炷隔姜灸:取膻中、定喘、合谷、肺俞、中府、天突、心俞等穴,每次选用 3～4 个穴,每穴每次灸 3～5 分钟,隔日 1 次。

(2)温灸盒灸:俯卧位,用大号温灸盒横放在腰部,将艾炷点燃置于温灸盒内,灸 10～15 分钟;每周 1～2 次。

4. 按摩疗法

(1)发作期:点揉法按摩天突、肺俞、风门、尺泽、列缺、孔最、鱼际、丰隆等穴,每日1次,每次每穴2~3分钟。刺激强度中等偏下,以微觉穴位处有酸胀且有轻度疼痛感为度。

(2)缓解期:点按、点揉法按摩肺俞、定喘、膻中、中府、太渊、太溪等穴,兼有肺脾气虚者,加脾俞、足三里、三阴交穴;兼有肺肾阴虚者,加肾俞、阴郄、复溜、三阴交穴;兼有心肾阴虚者,加心俞、肾俞、气海、关元、厥阴俞、神门穴。每次每穴2~3分钟。刺激强度中等,以觉穴位处有酸胀且轻度疼痛为度。每日早、晚各按摩1次。

5. 贴敷疗法 白芥子、细辛、生甘草、麻黄、甘遂各等份,研成细末备用。使用时用鲜姜汁将药末调成浓膏状,然后制成直径2厘米、厚度0.5厘米大小的药饼数枚,贴敷于肺俞、膈俞、膏肓俞、心俞等穴位处,每次贴3个穴位,外用胶布固定,2小时后去掉,若有灼热、瘙痒剧烈者去掉。最长不超过8小时。一伏、二伏、三伏各1次。

6. 刮痧疗法 手拿刮板,刮板与刮拭方向一般保持在45°~90°,顺着手太阴肺经、足太阳膀胱经及督脉循行方向刮痧。刮痧板一定要消毒。刮痧时间一般每个部位刮3~5分钟,最长不超过20分钟。对于一些不出痧或出痧少的患者,不可强求出痧,以患者感到舒服为原则。刮痧次数一般是第一次刮完等3~5日,痧退后再进行第二次刮治。出痧后1~2日,皮肤可能轻度疼痛、发痒,这些反应属正常现象。

【编者按】 哮喘属于常见病、慢性病,经络锻炼法对缓解哮喘发作有一定的作用;同时,应积极配合药物治疗。平时积极锻炼身体,增强体质。气候变化时注意保暖。过敏体质者,注意避免接触及进食鱼、虾等易致过敏的食物。研究表明,经络锻炼法治疗哮喘使患者的迷走神经高度紧张状态得到缓解,同时提高交感神经兴奋性,从而使细支气管扩张、支气管黏膜的血管收缩、渗出减少,通气功能改善。

二、咳　嗽

咳嗽是指肺失肃降,肺气上逆作声、咳吐痰液而言,是肺系疾病的常见证候之一,常见于上呼吸道感染、气管-支气管炎症、肺炎、肺结核和支气管扩张等。此外,左心衰竭、胸膜炎、胃食管反流等也可引起咳嗽。咳嗽主要分为急性、亚急性和慢性咳嗽。中医学分为外感咳嗽和内伤咳嗽。

经络锻炼法如下:

1. 意拳养生桩　多采用预备式或抱托式站桩法。时间以每次 20 分钟左右为宜,每日锻炼 2 次。

2. 站式八段锦　第一式两手托天理三焦。在养生桩锻炼结束后随即锻炼 10 分钟即可。

3. 温灸盒灸　俯卧位,用大号温灸盒横放在腰部,将艾炷点燃置于温灸盒内,灸 10～15 分钟,每周 1～2 次。适用于慢性咳嗽。

4. 按摩疗法　点揉法按摩合谷、大杼、肺俞、中府、风门、太渊、尺泽、足三里、丰隆、鱼际等穴,每日 1 次,每次每穴 2～3 分钟。刺激强度中等偏下,以微觉穴位处有酸胀且有轻度疼痛感为度。

5. 贴敷疗法　白芥子、甘遂、细辛、干姜、延胡索各等份,研成细末备用。使用时用鲜姜汁将药末调成药膏,然后制成直径 2 厘米、厚度 0.5 厘米大小的药饼,将该药饼贴敷在肺俞、膻中、定喘、膏肓俞、天突、中府、大椎等穴位处,每次贴敷 3～4 个穴位,外用胶布固定,贴药后以贴药穴位处有灼热感出现即可去掉,最长不超过 8 小时。每周 1 次。适用于内伤咳嗽者。

6. 拔罐法 用长纸条或用镊子夹酒精棉球一个,点燃后使火在罐内绕 1～3 圈后,将火退出,迅速将罐扣在肺俞、风门、膏肓俞等穴位,留罐时间 10～15 分钟,每日 1 次,15 次为 1 个疗程。

【编者按】 养生桩法和拔罐法治疗咳嗽是中医特色疗法,只要坚持治疗,定能取得良好的疗效。

三、呃 逆

呃逆是气逆上冲,喉间呃呃连声,声短且频,不能自制的一种症状。古代文献又称为"哕"。此症如偶然发作大都轻微,常因进食、气温变化、情志因素引起,可不治而愈;如持续不断,则患者有器质性疾病基础,如胃扩张、胃肿瘤、肝炎、胆囊炎等,须治疗方能渐平。本节所讨论的是属于持续不已的呃逆,现已发现至少 100 种以上疾病可导致反复或持续性呃逆。本症若在其他急慢性疾病过程中出现,则为病势转向危重的预兆。

经络锻炼法:

1. 意拳养生桩 垂提式。一般在饭后 2 小时锻炼为好,每次 30 分钟,每日 2 次,多数患者在坚持锻炼 6 个月后会见效。

2. 太极拳 每日练习 40 分钟或更长。

3. 站式八段锦 练习全套,每日1次。

4. 艾灸疗法

(1)艾条温和灸:患者取合适体位,家属取艾条2支,将其一端点燃,双手同时灸膻中、足三里、中脘、内关穴各3~5分钟,然后灸胃俞、脾俞、膈俞穴各2~4分钟,每日1次。

(2)温灸盒灸:取仰卧位,家属选用大号温灸盒,将温灸盒放在患者上腹部,将艾炷点燃置于温灸盒内,灸15~20分钟,每日1次。

5. 按摩疗法 按摩胸腹部,按揉缺盆、膻中穴每侧半分钟,然后按揉膻中穴半分钟。

用摩法按摩腹部,按顺时针方向,以中脘穴为重点,每次8~10分钟。按摩背部,用一指禅推法(以拇指螺纹面着力),自上而下在背部膀胱经治疗3~4遍,重点在膈俞,胃俞,时间为6~8分钟;点按、点揉法按摩膈俞、胃俞,以酸胀为度。搓背部及两胁,使之有温热感。胃寒积滞者,点按、点揉法按摩气海3~5分钟,摩擦左侧背部,以透热为度。胃火上逆患者,点按、点揉法按摩足三里、大肠俞以酸胀为度。痰气郁阻者,按揉法按摩中府、云门、膻中、章门、期门、肺俞、肝俞、膈俞、胃俞、内关、足三里、丰隆等穴,以酸胀为度,每次每穴1~2分钟。脾胃气虚者,擦法按摩背部脾胃区域6~8分钟,点按、点揉法按摩足三里、内关穴2~3分钟,以酸胀为度。

指压法:手指按压眼球或持续按压翳风、丝竹空、攒竹穴。

6. 贴敷疗法 吴茱萸10克研细末,醋调成膏状,贴敷于双侧涌泉穴,胶布固定,最长不超过8小时,每周2次。

【编者按】 对于呃逆的治疗,目前绝大多数患者采用中医治疗,经络锻炼治疗非器质性病变导致的呃逆效果非常好,对于器质性病变所引起的也有一定的疗效,但是对于持续性呃逆,患者不能疏忽必要的检查,以免贻误病情。此外,对于老年体弱、重病及久病者见持续性呃逆,为胃气将绝的表现,预后较差。

四、呕 吐

呕吐是因为胃失和降,胃气上逆,引起食物或痰液从胃中冲逆而出的一种病证。古人称有声有物谓之呕,有物无声谓之吐,两者常同时并见,故统称呕吐。其发病多与外邪犯胃、饮食失节、情志失调、体虚劳倦有关。西医学中神经性呕吐,以及胃肠炎、幽门梗阻、肝胆疾病等均可见呕吐。主要表现为上腹部特殊不适感,常伴有头晕、流涎、脉缓、血压降低及迷走神经兴奋等症状。

经络锻炼方法:

1. 意拳养生桩　卧式二或撑抱式。一般在饭后 2 小时锻炼为好,每次 30 分钟,每日 2 次。

2. 太极拳　每日练习 40 分钟或更长。

3. 艾灸疗法

(1)隔姜雀啄灸:取鲜姜 1 块,切成直径 2~3 厘米、厚 0.2~0.3 厘米的薄片,中间用针刺几个小孔,然后将姜片置于患者中脘、足三里穴位上,点燃艾条,采用雀啄法一上一下地隔姜对穴位施灸,强度以局部有灼痛感为度,每穴每次灸 10~15 分钟,每日灸治一侧穴位,10 次为 1 个疗程。

(2) 艾炷非化脓灸：取中脘、上脘、下脘、内关、足三里、公孙、梁门、天枢等穴隔日灸1次，每次选用2～4个穴，每穴每次灸5～7壮，尤其在夏天三伏天灸效果更好。

4. 按摩疗法 先用掌摩法摩腹，手法宜轻，顺时针方向，时间为15～20分钟，然后用轻快的一指禅推法沿腹部任脉从上到下往返治疗，重点在中脘穴，时间约5分钟。用按揉法按摩脾俞、胃俞、膈俞、中脘、天枢、神阙、内关、足三里等穴，每次4～5穴，每日1次，每次每穴2～3分钟。刺激强度中等偏下，以微觉穴位处有酸胀且有轻度疼痛感为度。特别是晕车、晕船时，按压内关穴；脾胃虚寒者，按揉外劳宫穴；痰饮内停者，点揉丰隆、阴陵泉；贲门痉挛者，按揉膻中、天突；幽门痉挛，按揉膻中、上脘；神经性呕吐者，按揉神门、大陵、太冲。每次每穴时间约3分钟，每日1次，以有酸胀感为度。

【编者按】 经络锻炼法治疗呕吐具有很好的效果，运用得当，掌握病情，每获良效。呕吐为消化系统的常见症状，轻者仅是胃肠黏膜自我保护的一种生理功能，如咽喉部异物刺激等，重者可提示为某些凶险急症的预兆，如脑血管疾病、恶性肿瘤等。其预后须视引起呕吐的疾病的轻重程度而定。经络锻炼法治疗呕吐，轻者可单纯取效，也可通过配合针灸及药物综合治疗，一般在呕吐缓解后为确保疗效稳定，尚需坚持锻炼，以巩固疗效，提高身体素质，防止复发。

五、胃下垂

胃下垂是指由于胃肌层张力低下及胃周围组织弛缓无力而使胃小弯弧线最低点下降至髂嵴连线以下或十二指肠

球部向左偏移的一种疾患。属于中医学"胃缓"范畴,平素身体瘦弱,胸廓狭长者或多产妇女,往往易罹患本病。临床主要表现为脘腹痞满、食少易饱及嗳气不舒等症状。

经络锻炼方法:

1. 意拳养生桩 抱托式或垂提式。一般在饭后 2 小时锻炼为好,每次 40 分钟,每日 1 次。

2. 站式八段锦 全套每日练习 1 次。

3. 易筋经 每日练习 1 次。

4. 隔姜灸 取鲜姜 1 块,切成直径 3 厘米左右、厚 0.2～0.3 厘米的薄片,中间用针刺几个小孔,然后将姜片置于患者中脘、下脘、足三里、气海等穴位上,将艾炷置于姜片上点燃,每穴每次灸 3～5 壮,每日灸治一侧穴位。

5. 按摩疗法 先用掌摩法顺时针方向摩上腹部,手法宜轻,时间为 15～20 分钟,然后点按或点揉按摩足三里、中脘、气海、百会、内关、脾俞、胃俞、梁门,每日 1 次;每次每穴 2～3 分钟。刺激强度中等偏下,以微觉穴位处有酸胀且有轻度疼痛感为度。

6. 留针拔罐法 在脾俞、胃俞等腧穴针刺留针,将罐拔在以针为中心的部位上,时间为 5～10 分钟,待皮肤红润、充血或瘀血时,将罐取下,然后将针起出。

【编者按】 对于本病的治疗,经络锻炼法可明显减轻饱胀、厌食、嗳气等症状,平常应注重饮食有节,且本病病程较长,需长期坚持锻炼。

六、腹　痛

腹痛是一种小儿常见的病证。由于腹腔中有肝、胆、胃、大肠、小肠、肾及膀胱等重要脏器,又有足三阴、足少阳、足阳明、冲脉、任脉等经脉循行,因此腹痛病证非常复杂,凡这些脏腑经脉有病变均可引起腹痛。这里所指的腹痛主要为腹部受寒,寒邪扭结肠间;或由于乳食停滞,气机不通;或由于虫积腹中,扰乱气血引起的腹痛。在临床上,应特别注意排除外科急腹症特征的腹痛及肿瘤引起的腹痛。

经络锻炼方法:

1. 意拳养生桩 卧式二或垂提式,一般在饭后 1 小时锻炼为好,每次 30 分钟,每日 2 次。

2. 太极拳 每日练习 40 分钟。

3. 艾灸疗法

(1)艾条温和灸:取艾条 2 支,将其一端点燃,双手同时灸足三里、关元、天枢、下脘、梁门、下巨虚各 10~15 分钟,至皮肤出现红晕为度,每日 1~2 次。

(2)温灸盒灸:仰卧位,选用大号温灸盒横放在腹部,将艾炷点燃置于温灸盒内,灸 15~20 分钟;每日 1 次。

(3)艾炷隔盐灸:用干燥的食盐(以青盐为佳)填敷于脐部,于盐上再置一薄姜片,上置大艾炷施灸,3~5 壮即可,隔日 1 次。

4. 按摩疗法 点按、点揉法按摩天枢、关元、足三里等穴,每日 1 次;每次每穴 3~5 分钟。刺激强度中等偏下,以微觉穴位处有酸胀感为度。对寒邪内阻的患者加点揉神阙穴 3~5 分钟,轻刺激,有酸胀感为度;肝郁气滞患者加点揉太冲、期门 3~5 分钟,宜强刺激,有轻度疼痛感为度;脾阳不振患者,加点揉神阙、脾俞等穴各 3~5 分钟,宜轻刺激。

5. 贴敷疗法 取大葱、生姜、麦麸、食盐各 30 克,切碎捣烂,炒热,贴于神阙及阿是穴上,药凉后再加热外敷。

【编者按】 导致腹痛的原因很多,应明确诊断,有些器质性病变引起的腹痛,尤其是肿瘤,要注重原发病的治疗。如属急腹症,要严密观察病情变化,必要时采取其他治疗措施。

七、胁　痛

胁痛是以一侧或两侧胁肋部疼痛为主要表现的病证。常见于急慢性肝炎、脂肪肝、肝硬化、胆囊炎、胆石症等疾病,胆囊炎的胁痛以右上腹部疼痛为主,胆囊处多有明显压痛,伴见发热、恶心呕吐等;肝炎的胁痛以慢性隐痛为主,常在上腹部肝区,范围较大且模糊,常伴有乏力、纳呆、食欲减退、腹胀、泄泻等。临床应注意鉴别诊断。

经络锻炼方法:

1. 意拳养生桩 卧式二或垂提式。一般在饭前 1 小时锻炼为好,每次 30 分钟,每日 2 次,通常在坚持锻炼 3 个月后会有明显的疗效。

2. 太极拳 每日练习 1 小时左右。

3. 艾灸疗法

(1)艾条温和灸:取艾条 2 支,将其一端点燃,双手同时灸期门、肝俞、胆俞、阳陵泉、足五里、支沟各 3~5 分钟,每日 1~2 次。

(2)温灸盒灸:仰卧位,选用大号温灸盒横放在腹部,将艾炷点燃置于温灸盒内,灸 15~20 分钟,每日 1 次。

(3)艾炷隔姜灸:取血海、关元俞、足三里、下脘、中脘、上脘、丰隆等穴,隔日1次,每次选用2~4穴,每穴每次灸2~4分钟,足三里穴必选。

4. 按摩疗法 点按、点揉法按摩水道、足三里、三阴交、阳陵泉、足五里、期门、肝俞、胆俞等穴,每日1次,每次每穴3~5分钟。刺激强度中等偏下,以微觉穴位处有酸胀且有轻度疼痛感为度。对心烦易怒者加点揉双侧太冲穴3~5分钟,宜强刺激,有明显痛感为度;恶心患者加点揉双侧内关穴各3~5分钟,宜轻刺激;面目黄染的患者加点揉阴陵泉、行间、侠溪等穴各3~5分钟,中等刺激强度;面色晦暗,胁痛固定者加点揉膈俞、阿是穴各3~5分钟,中等刺激强度;手足心热者加点揉太冲、太溪各3~5分钟,中等刺激强度;胆病胁痛者加日月、丘墟各3~5分钟,宜轻刺激。

5. 贴敷疗法 取肉桂、黄连各15克,黄芪50克,焦栀子10克,人工麝香1克,生大黄、泽兰叶各20克,当归尾30克,研为细末。加生姜汁调匀,将药膏摊于牛皮纸上,贴足三里、丰隆、期门、神阙等穴位上,外用胶布固定,3~5日换药1次。

6. 坐罐法 患者俯卧位,家属用长纸条或用镊子夹酒精棉球一个,点燃后使火在罐内绕1~3圈后,将火退出,迅速将罐扣在腰眼、肾俞及背部夹脊穴处,强度以单手上提罐体能带动肌肉且患者能忍受为度,留罐时间10~15分钟。起罐后慢慢活动腰部2~3分钟。每周1次。

【编者按】 胁痛病人经过一段时间的经络锻炼法锻炼后,往往能出现食欲好转,食量增加,乏力、腹胀减轻,大便通畅,嗳气减少,胁痛减轻或消失,心情开朗。此外,在经络锻炼的同时,患者应重视调整精神活动,保持愉快的心情和良好的心境。由于本病病程长,治疗时间也较长,切勿求速效而操之过急,只要循序渐进,坚持锻炼,一定会收到良好的效果。

八、男性不育症

世界卫生组织规定,夫妇同居1年以上,未采用任何避孕措施,由于男方因素造成女方不孕的,称为男性不育。生育与不育是一对矛盾的统一体,任何疾病或因素干扰了男性生殖的环节,均可造成男性不育。常见于精液异常、精囊炎、内分泌紊乱及一些免疫因素。

经络锻炼方法:

1. 意拳养生桩 每次30分钟,每日2次。

2. 太极拳 每日练习40分钟至1小时。

3. 易筋经 练习全套。

4. 艾灸疗法

(1)艾条温和灸:取合适体位,家属取艾条2支,将其一端点燃,双手同时灸肾俞、肝俞、脾俞各10～15分钟,然后灸一侧三阴交5～10分钟,再灸关元、气海2分钟(下次灸另一侧三阴交)。每日1次。

(2)艾炷隔姜灸:取关元俞、足三里、丰隆、太溪等穴,隔日1次,每穴每次灸2～4分钟。

(3)雀啄灸:取鲜姜1块,切成直径3厘米左右、厚0.3～0.4厘米的薄片,中间用针刺几个小孔,然后将姜片置于肝俞、肾俞、足三里、膈俞等穴位上,点燃艾条,采用雀啄法一上一下地隔姜对穴位施灸,强度以局部有灼痛感为度,每穴每次灸 10~15 分钟,每日灸治一侧穴位,10 次为 1 个疗程。

5. 按摩疗法

(1)一般穴位按摩:点按、点揉法按摩关元、肾俞、命门、蠡沟、志室、足三里、三阴交等穴,每日 1 次,每次每穴 2~3 分钟,刺激强度中等偏下,以微觉穴位处有酸胀且有轻度疼痛感为度。

(2)下腹横摩法:患者取平卧位,家属以手指或两手掌侧并置于患者下腹部左或右侧,即髋骨内上缘前方约平脐四指处,向腹正中平行摩动,反复横摩 5~10 分钟。

6. 坐罐法 患者取俯卧位,家属将拔罐部位消毒后,用长纸条或镊子夹酒精棉球一个,点燃后使火在罐内绕 1~3 圈后,将火退出,迅速将罐扣在腰眼、委中、八髎、足三里、肾俞、脾俞等穴位处,强度以单手上提罐体能带动肌肉且患者能忍受为度,留罐时间 10~15 分钟。起罐后慢慢活动腰部 2~3 分钟。每周 1 次。

【编者按】 经络锻炼治疗男性不育症有一定的疗效,尤其是内分泌紊乱、精液异常所致者。生活中应注意戒烟戒酒,避免有害因素的影响,如放射性物质、毒品、高温环境等。

九、郁 病

郁病是以心情抑郁、情绪不宁、胸部满闷、胁肋胀满,或易怒易哭,或咽中如有异物梗塞等的一类病症。本病是内科常见病,近年来随着现代社会的竞争和精神压力的增大,发病率不断上升,多发于中青年女性。据统计,这类郁病的病例占综合性医院内科门诊人数的10%左右。现代医学的抑郁症、癔症、广泛性焦虑症等属于郁病范畴。本类疾病多由精神因素诱发,患者有特殊的性格特征,如胸襟狭隘、理智缺乏、易感情用事、感情反应强烈而不稳定等,症状复杂。其中抑郁症以持久的心境低落为主要表现,病程迁延常伴有焦虑、躯体不适和睡眠障碍;癔症的特点是丧失了对过去的记忆、身份意识、即刻感觉及身体运动控制四个方面的正常整合,临床表现多样,但无阳性体征,常具有发泄特点的情感爆发;广泛性焦虑症的基本特征是泛化且持续的焦虑,不局限于特定的外部环境,以精神紧张、不安等为主。

经络锻炼方法:

1. 意拳养生桩 卧式二或垂提式。一般在晨起、睡前各1小时锻炼,每次30分钟,有特效。

2. 太极拳 每日锻炼1小时。

3. 艾灸疗法

(1)艾条温和灸:晚上临睡前由施灸者点燃艾条卷,对准百会行温和灸,使病人感到温热舒适不烫为度,灸10~15分钟;然后灸神门、内关,每侧各5~8分钟,使病人感到温热舒适不烫为度。每日1次,10次为1个疗程。

(2)隔姜雀啄灸:取鲜姜1块,切成直径3厘米左右、厚0.2~0.3厘米的薄片,中间用针刺几个小孔,然后将姜片置于患者内关、神门、太冲、足三里穴位上,点燃艾条,采用雀啄法一上一下的隔姜对穴位施灸,强度以局部有灼痛感为度,每穴每次灸5～8分钟,每日灸治一侧穴位,10次为1个疗程。

4. 按摩疗法 先用掌揉法轻揉患者额头部5分钟使其精神放松,其次用点揉法按摩睛明穴2～3分钟,用拇指推法,自印堂穴向两侧沿眉弓、前额推至两太阳穴处,按摩5～10分钟。然后双手拇指分别抵于两侧太阳穴,换用余下手指以推擦法按摩脑后部风池穴至颈部两侧,重复2遍,再以双拇指指尖点按百会穴2～3分钟。刺激强度以被按摩穴位局部酸胀感,患者能忍受并感舒适为度。每日可进行1次。在一般穴位按摩疗法治疗郁病的基础上,针对不同病证以辨病治疗。抑郁症者首先以掌推法从上到下按摩督脉,然后点揉百会、四神聪、印堂、风府、肝俞、太冲各2～3分钟;癔症者点揉、点按法按摩水沟、中冲、太冲各2～3分钟,刺激强度中等偏上;分离性遗忘者加四神聪、百会、神庭;癔症球(梅核气)者加廉泉、天突、风池、通里;视觉障碍者加睛明、承泣、光明;听力障碍者加听宫、听会、中渚等,以上各穴每穴每次2分钟,刺激强度中等;广泛性焦虑者先用掌推法从上到下按摩督脉及两侧膀胱经,然后点揉法按摩百会、神庭、四神聪、心俞、胆俞、神门各2～3分钟;紧张性头痛者加阿是穴、太阳、安眠、颈夹脊等穴;心动过速、胸闷气短者加内关、厥阴俞、膻中;惊恐、恐惧者加神堂、大陵;噩梦者加厉兑、印堂;以上各穴每穴点揉法按摩2分钟,中等刺激强度,每日1次,10次为1个疗程。

5. 拔罐疗法

(1)走罐法:取俯卧位,家属先将患者腰背部进行常规消毒,再在腰背部或火罐口内涂以适量介质,如润滑液等,用闪火法将罐体拔于皮肤上,循着腰背肌上下推拉罐体,可急可缓,可轻可重,但要柔和。在与皮肤接触过程中,以罐口把皮肤刮出红色并逐步形成紫黑色或鲜红色为度。治疗时,应密切观察皮肤状况,以免刮破。每次起罐后慢慢活动腰背部2~3分钟。每周1次。

(2)坐罐法:取俯卧位,家属将拔罐部位消毒后,用长纸条或用镊子夹酒精棉球一个,点燃后使火在罐内绕1~3圈后,将火退出,迅速将罐扣在脊柱两侧膀胱经穴位处,从上到下排列成两排,强度以单手上提罐体能带动肌肉且患者能忍受为度,留罐时间10~15分钟。起罐后慢慢活动腰部2~3分钟。每日1次,10次为1个疗程。

6. 贴敷疗法 将朱砂、石菖蒲、茯苓、远志研成细末,蜂蜜水调匀,制成直径2厘米、厚0.2厘米的药饼,每晚睡前浴足后,贴敷双足涌泉穴,外用胶布固定并按摩3~5分钟,以穴位有热、胀感为止。每日换药1次,按摩次数不限。连续7~10日。

7. 经络放松锻炼法 每日1次。

【编者按】 本病是一种心因性疾病,与患者的性格有着很大的关系,在治疗过程中要帮助郁病患者认清病因并认识到本病是可以治愈的,树立信心,消除紧张和疑虑,保持心情愉快舒畅,发挥主观能动性,掌握经络锻炼对神经衰弱的作用和疗效,持之以恒。

十、多汗症

多汗症是指正常生活环境下患者局部或全身皮肤自发

性异常出汗。中医学认为,汗为心之液,多汗是由于人体阴阳失调,腠理不固定,而致汗液外泄失常的一种病证。临床分为自汗、盗汗两大类,两者作为症状,可单独出现,也可伴随在其他疾病中出现,如甲状腺功能亢进、结核病、围绝经期综合征等。

经络锻炼方法:

1. 意拳养生桩 每次30分钟,每日2次,通常在坚持锻炼3个月后会有明显的疗效。

2. 太极拳 每日锻炼1小时。

3. 易筋经 每日锻炼易筋经全套1遍。

4. 艾灸疗法

(1)艾炷非化脓灸:取气海、关元、大椎、足三里穴。将艾炷点燃置于所取穴位上,每次5~7壮。

(2)艾条温和灸:取合适体位,家属取艾条2支,将其一端点燃,双手同时灸胸夹脊各10~15分钟,然后灸一侧合谷、复溜各5~10分钟(下次灸另一侧合谷、复溜穴)。每日1次。

5. 按摩疗法 先用掌推法从上至下推督脉、两侧夹脊穴、膀胱经3~5次,然后点按、点揉法按摩合谷、复溜、胸夹脊等穴位,每次每穴2~3分钟,每日1次。肺卫不固者,加肺俞、气海;心血不足者,加心俞、膈俞;阴虚火旺者加太溪、鱼际;湿热郁阻者,加大椎、阴陵泉;以上各穴每次每穴点揉2~3分钟,中等刺激强度,每日1次。

6. 拔罐疗法

(1)走罐法:取俯卧位,家属先将患者腰背部进行常规消毒,再在腰背部或火罐口内涂以适量介质,如润滑液等,用闪火法将罐体拔于皮肤上,循着背部膀胱经、夹脊穴上下推拉罐体,可急可缓,可轻可重,但要柔和。在与皮肤接触过程中,以罐口把皮肤刮出红色并逐步形成紫黑色或鲜红色为度。治疗时,应密切观察皮肤状况,以免刮破。每次起罐后慢慢活动腰背部2～3分钟。每周1次。

(2)坐罐法:取俯卧位,家属将拔罐部位消毒后,用长纸条或镊子夹酒精棉球一个,点燃后使火在罐内绕1～3圈后,将火退出,迅速将罐扣在脊柱两侧膀胱经、夹脊穴处,从上到下排列成两排,强度以单手上提罐体能带动肌肉且患者能忍受为度,留罐时间10～15分钟。起罐后慢慢活动腰部2～3分钟。每日1次,10次为1个疗程。

【编者按】 经络锻炼法治疗多汗症有很好的效果,尤其对于功能性的自汗、盗汗效果更好,只要患者能持之以恒,定能获效。

十一、心 悸

心悸是指患者自觉心中悸动、惊恐不安,甚则不能自主的一种病证。临床一般多呈发作性,每因情志波动或劳累过度而发作,常伴胸闷、气短、失眠、健忘、眩晕、耳鸣等症。常见于各种心律失常、冠心病等心脏病变,以及贫血、低钾血症、心脏神经症等。

经络锻炼方法:

1. 站式八段锦 第五式摇头摆尾去心火在本病的防治中非常有效,一般在上午10时和下午4时左右锻炼较好,锻炼可不受场地的影响,每次 10 分钟即可。

2. 意拳养生桩 扶按式。

3. 太极拳 每日练习太极拳 1 小时。

4. 按摩疗法 先以按揉法顺时针方向按摩腹部约 15 分钟,以腹部有微热感为最佳,然后再点按、点揉法按摩足三里、少冲、内关、大陵、巨阙、膻中、心俞、神门等穴,每次每穴 2~3 分钟,每日 1 次,刺激强度中等偏下,以微觉穴位处有酸胀感为度。若心虚胆怯者加神道、胆俞;心脾两虚者加鸠尾、脾俞;阴虚火旺者加阴郄、少府;心脉瘀阻者加通里、膈俞;水饮凌心者加水分、阴陵泉;心阳不振者加督俞、神道;痰火扰心者加丰隆、劳宫。以上各穴点按、点揉法按摩每穴每次 2~3 分钟。

5. 艾灸疗法

(1)艾条温和灸:取艾条 1 支,将其一端点燃,灸膻中、内关、关元穴各 5~7 分钟,每日 1~2 次。

(2)艾炷非化脓灸:取心俞、膈俞、脾俞、肝俞穴,将艾炷直接置于所取穴位上点燃,灸 3~5 壮,每日 1 次。

6. 拔罐疗法

(1)腰背部闪罐法:俯卧位,家属先将患者腰背部常规消毒,在心俞、膈俞部位,将罐体拔住后立即起下,如此反复多次地拔住起下,拔住起下,直至皮肤潮红、充血,或瘀血为度。每次起罐后慢慢活动腰部 2~3 分钟。每周 1 次。

(2)刺络拔罐法:将心俞、膈俞、脾俞、胆俞等穴位的皮肤消毒后,用三棱针点刺出血或用皮肤针叩打后,用闪火法将火罐拔于点刺部位,使之出血,以加强刺血治疗的作用。一般刺血后拔罐留置10～15分钟。适用于心悸之心脉瘀阻证。

7. 刮痧疗法 用凡士林或红花油等作为介质,均匀涂于背部两肩胛内侧之膀胱经及督脉,然后用刮痧板进行刮痧,以出紫红色痧点为度,每周1次。

【编者按】 经络锻炼法可以改善血液循环,增强体质,患者心中悸动、胸闷等症状明显缓解,同时注意从生活饮食上进行调摄。

十二、尿失禁

尿失禁是在清醒状态下尿液不能控制而自行流出的一种病证,可发生于任何年龄,但以女性和老年人多见。本病分为真性尿失禁、假性尿失禁、压力性尿失禁及急迫性尿失禁等类型。

经络锻炼方法:

1. 意拳养生桩 多采用预备式站桩法。每次30分钟左右为宜,每日锻炼2～3次。

2. 站式八段锦 第一式两手托天理三焦;第六式两手攀足固肾腰。在养生桩锻炼结束后随即锻炼20分钟即可。

3. 按摩疗法

(1)腰背部按摩:俯卧位,用掌推法以中等强度自十二胸椎开始至骶骨下端反复按摩15～20分钟,按揉腰骶部要有微热感,使其肌肉松弛;腰骶部行擦法,透热为度;然后点按、点揉法按摩三焦俞、肾俞、气海俞、关元俞、膀胱俞、八髎穴。每次每穴2～3分钟,中等刺激强度,隔日1次,10日为1个疗程。

(2)腹部按摩:仰卧位,用掌推法以中等强度自上脘至曲骨穴反复按摩15～20分钟,按揉小腹部达到微热舒适感,在小腹部行震颤法要达到微热感;点按法按摩中极、气海、关元、归来、天枢穴。每次每穴2～3分钟,中等刺激强度,隔日1次,10日为1个疗程。

4. 艾灸疗法

(1)艾条温和灸:取艾条将其一端点燃,灸关元、中极、气海、归来、肾俞、承山、承筋、殷门、阴陵泉、三阴交,每次选穴4～5个,每穴3～5分钟,每日1次。

(2)温灸盒灸:先俯卧位,用大号温灸盒横放在腰骶部,将艾炷点燃置于温灸盒内,灸10～12分钟;然后再仰卧位,选用中号温灸盒横放在关元穴处,将艾炷点燃置于温灸盒内,灸5～8分钟;每日1次。

5. 贴敷疗法 取附子、桂枝各15克,茯苓、白术、泽泻各12克,韭菜籽、山药各15克研为细末,加入黄酒搅匀制成药膏,制成直径2厘米、厚0.5厘米的药饼,置于中极、气海、肾俞、膀胱俞,胶带固定,每次6小时,每日1次,15日为1个疗程。

6. 坐罐法 俯卧位,家属将拔罐部位消毒后,用闪火法把形成负压的罐体吸拔在肾俞、膀胱俞、八髎穴等穴位处,强度以单手上提罐体能带动肌肉且患者能忍受为度,留罐时间10～15分钟。起罐后慢慢活动腰部2～3分钟。每日1次。

【编者按】 尿失禁的穴位按摩疗法是中医特色治疗,应坚持治疗,同时指导患者进行骨盆底部肌肉的锻炼,以增强控制排尿的能力,嘱咐患者多饮水,促进排尿反射,并可预防泌尿道感染。患者只要坚持经络锻炼法,定能获益。

十三、更年期综合征

妇女一般在45~55岁月经停止来潮,称为绝经。在绝经期前后或因手术切除或因放射治疗等原因使得卵巢功能丧失,以致在或长或短的时间内出现或轻或重的以自主神经功能失调为主的症候群,这就叫作更年期综合征。主要表现为烘热汗出、头晕目眩、耳鸣心悸、烦躁易怒、失眠健忘、精神疲倦、腰背酸痛、手足心热,或伴有月经紊乱等。更年期综合征病程长短不一,短者数月,长者可迁延数年甚至十几年不等。

经络锻炼方法:

1. 意拳养生桩　各式均可。每次30分钟,每日2次。

2. 艾灸疗法

(1)艾条温和灸:取艾条2支,将其一端点燃,灸血海、太冲、三阴交穴各5~8分钟,每日1~2次。

(2)温灸盒灸:仰卧位,用大号温灸盒横放在中下腹部,将艾炷点燃置于温灸盒内,灸15~20分钟,每日1~2次。

3. 按摩疗法　患者仰卧位,顺时针方向摩腹约5分钟;然后以一指禅推法按摩中脘、肓俞、气海、关元、子宫穴各1分钟,再点按、点揉法按摩内关、足三里、三阴交、太冲、涌泉等穴位,每次每穴2~3分钟,中等刺激强度,隔日1次。患者取俯卧位,掌推法按摩脊柱两侧膀胱经循行部位5~6遍,点按、点揉法按摩心俞、肝俞、脾俞、肾俞等穴,每次每穴2~

3分钟,再以擦法按摩3分钟。之后点按、点揉法按摩印堂、太阳、百会、肩井、内关、合谷、风池等穴位,每次每穴2～3分钟,中等刺激强度,隔日1次。头痛头晕者,加风池、太阳;失眠多梦者,加内关、四神聪;乳房胀痛者加肩井、膻中;烦躁易怒者,加水沟、神庭;以上各穴每次每穴2～3分钟,中等刺激强度,隔日1次。

4. 贴敷疗法 取关元、肾俞、肝俞、太冲、心俞、气海、中极、太溪、三阴交、足三里穴。将当归、泽兰、柴胡、乳香、没药各20克研成细末,黄酒调匀,制成药饼,每次选穴3～5个,贴敷2～4小时后去掉,隔日1次,10次为1个疗程。

5. 热敷法

(1)葱热敷法:取新鲜葱白约500克,捣烂后放入铁锅内炒热,趁热出锅,用布包裹,扎紧,置于腰部和下腹部热敷,每次敷15～20分钟,每日1次。

(2)药物热敷法:取柴胡、桂枝、秦艽各120克,艾叶210克,麝香、麻黄各90克,桑枝、木瓜各300克,牛膝150克,狗脊120克。合研为粗末后,500克装1袋。使用时每袋药加葱100克,黄酒150毫升,分装在2个宽10厘米、长2厘米的布袋内,缝上袋口后蒸1小时,取出一个待用,敷于腰部和下腹部;敷时先用一块温水毛巾,拧干后双层放于将敷部位,然后将蒸过的布袋敷在上面,每隔10～15分钟与蒸锅内药袋交换,共敷1小时,每日1次。每一药袋可重复用4日,4日后如前法另装新药再敷。

【编者按】 更年期综合征为妇科常见病,症状严重时影响工作和生活,本病发作不定期,对该病的预防和治疗经络锻炼比吃药效果好。

十四、闭　经

凡女子年龄超过18岁或第二性征发育成熟已在2年以上仍无月经来潮(除暗经外);或已形成月经周期而又中断达3个月以上者(妊娠或哺乳期除外),均可称为闭经。前者称为"原发性闭经"而后者称为"继发性闭经"。临床兼见形体瘦弱,面色苍白,头昏目眩,精神疲倦,腹部硬满胀痛,大便干燥,忧郁恼怒等症。正常的月经周期有赖于丘脑下部、垂体、卵巢内分泌功能的协调,其中任何一个部分功能障碍,都可导致闭经。

经络锻炼方法:

1. 意拳养生桩　各式均可。每次30分钟,每日2次。

2. 站式八段锦　第一式两手托天理三焦,养生桩后随即锻炼20分钟,每日2次。

3. 艾灸疗法

(1)艾条温和灸:取艾条2支,将其一端点燃,灸神阙、中极、归来、三阴交、足三里、丰隆穴各5～8分钟,每日1～2次。

(2)温灸盒灸:仰卧位,用大号温灸盒横放在中下腹部,将艾炷点燃置于温灸盒内,灸15～20分钟;每日1～2次。

(3)艾炷隔姜灸:取鲜姜1块,切成直径3厘米左右、厚0.2～0.3厘米的薄片,中间用针刺几个小孔,然后将姜片置于患者肾俞、关元俞、膈俞等穴位上,艾炷置于姜片上点燃,灸5～7壮,每日1次,10次为1个疗程。

4. 按摩疗法 患者取仰卧位,用摩法顺时针方向按摩小腹,同时配合按、揉法按摩关元、气海,每次每穴 2~3 分钟,以有酸胀感为度。然后患者俯卧位,用一指禅推法按摩腰脊柱两旁,同时点按、点揉法按摩肝俞、脾俞、肾俞等穴位,每次每穴 2~3 分钟,中等刺激强度。再点按、点揉法按摩血海、三阴交、足三里穴,每次每穴 2~3 分钟,刺激强度中等偏上。隔日 1 次,10 次为 1 个疗程。

5. 拔罐疗法

(1)刺络拔罐法:将心俞、膈俞、肝俞、肾俞、关元俞等部位的皮肤消毒后,用三棱针点刺出血或用皮肤针叩刺后,用闪火法将火罐拔于点刺部位,使之出血,以加强刺血治疗的作用。一般刺血后拔罐留置 10~15 分钟。适用于闭经之气滞血瘀证。

(2)腰背部闪罐法:俯卧位,家属先将患者腰背部常规消毒,将罐体拔住后立即起下,如此反复多次地拔住起下,腰部脊柱两侧部位,直至皮肤潮红、充血,或瘀血为度。每次起罐后慢慢活动腰部 2~3 分钟。每周 1 次。

(3)走罐法:俯卧位,家属先将患者腰背部进行常规消毒,再在腰背部或火罐口内涂以适量介质,如润滑液等,用闪火法将罐体拔于皮肤上,循着腰背肌上下推拉罐体,可急可缓,可轻可重,但要柔和。为追求强刺激效果,也可用不涂任何润滑液体的走罐法。在与皮肤接触过程中,以罐口把皮肤刮出红色并逐步形成紫黑色或鲜红色为度。治疗时,更讲究手法,应密切观察皮肤状况,以免刮破。每次起罐后慢慢活动腰部 2~3 分钟。每周 2 次。

【编者按】 经络锻炼法对于闭经的防治效果是很明显的,尤其是对精神因素及功能性原因所致的闭经疗效较好。同时患者应注意情绪调节,保持乐观心态,生活起居有常。

十五、月经先期

月经先期是指月经周期提前7天以上,甚至10余日一行,连续两个周期以上者,又称为"经行先期""经早",本病多由体质素虚,或饮食失节,或劳倦思虑过度,损伤脾气导致。研究表明,月经周期紊乱,特别是先期而至,在临床上较为常见。妇科检查盆腔无明显器质性病变,多属于黄体功能不足之排卵性月经失调。

经络锻炼方法:

1. 意拳养生桩 预备式。每次40分钟甚至更长,每日1次。

2. 站式八段锦 第一式两手托天理三焦,养生桩后随即锻炼20分钟,每日1次。

3. 艾灸疗法

(1)艾炷非化脓灸:将艾绒制成直径约0.8厘米的艾炷,置于患者隐白、太白、三阴交等穴位上,将艾炷点燃,灸5~7壮,以皮肤红晕为度,每日1次。从下次月经来之前7日开始治疗,直至月经来为止。

(2)温灸盒灸:仰卧位,用2个中号温灸盒放在两侧肾俞,1个小号温灸盒横放在命门穴部位,将艾炷点燃置于温灸盒内,灸15~20分钟,每日1~2次。

4. 按摩疗法

(1)血热证:患者仰卧位,用掌揉、掌按法按摩小腹;一指禅推法按摩脐下冲脉、任脉;点按、点揉法按摩关元、肓俞,点按法按摩太冲穴,每穴每次2~3分钟,中等刺激强度,反复3~5次,隔日1次,10次为1个疗程。

(2)气虚证:患者俯卧位,用两掌分推背腰部;掌根按揉脊柱两侧(重点部位肝俞至大肠俞及腰骶部)及八髎穴部位;点按法按摩肝俞、三焦俞、肾俞、次髎等穴,每穴每次2~3分钟,中等刺激强度,反复3~5次,隔日1次,10次为1个疗程。

(3)肝郁脾虚证:患者左侧卧位,用两掌于右胁下自上而下分推,掌摩法按摩胁肋部;点按、点揉法按摩肺俞、肝俞、三焦俞、膻中、气海、期门等穴,每穴每次2~3分钟,中等刺激强度,反复3~5次,隔日1次,10次为1个疗程。

5. 脐疗法 取人参、五味子、山茱萸、麦冬、鹿茸各5克,麝香1克,研成细末,以生姜汁调匀,敷于脐中,用纱布盖住,再以腹带固定,每2日换药1次,并注意防止脐部感染。从下次月经来之前7日开始治疗,每日1次,直至月经来为止。

【编者按】 经络锻炼法对本病是非常有效的,本病如合并经量过多或经期延长,日久可致经血大下或淋漓不尽,最终形成"崩中"或"漏下",使病情加重,难以治愈。因此,重视月经先期的治疗十分必要。

十六、月经后期

月经后期是指月经周期延后7日以上,甚至3~5个月一行,连续两个周期以上。本病又被称为"月经错后""经水后期""经迟"等,是妇科常见病、多发病,若不及时治疗,则可向闭经转化。对育龄期的患者而言长期月经失调,内分泌紊乱除影响其生育功能外,还会使某些患者出现面部痤疮、焦虑不安、性情改变、体重增加等症,给患者带来一定的身心痛苦,从而影响妇女的健康、工作及家庭生活质量。

经络锻炼方法:

1. 意拳养生桩 预备式。每次 40 分钟甚至更长,每日 1 次。

2. 站式八段锦 各式均可。在养生桩锻炼后 20 分钟即可。

3. 艾灸疗法

(1)艾条回旋灸:取艾条 1 支,将其一端点燃,以关元、归来穴为中心,向外周扩展 1～3 厘米的部位,将艾条放在距离穴位 3 厘米的位置顺时针方向旋转 10～15 分钟,隔日 1 次。

(2)温灸盒灸:仰卧位,用大号温灸盒横放在中下腹部,将艾炷点燃置于温灸盒内,灸 15～20 分钟,每日 1～2 次。

4. 按摩疗法

(1)血寒证:患者俯卧位,用两掌分放于骶部两侧,自上而下揉至尾骨两旁;用点按、点揉法按摩骶后孔、肺俞、脾俞、次髎等穴;患者仰卧位,用点按、点揉法按摩中脘、中极、足三里等穴。每穴每次 2～3 分钟,中等刺激强度,反复 3～5 次,隔日 1 次,10 次为 1 个疗程。

(2)气虚证:患者俯卧位,用两掌分推背腰部;掌根按揉脊柱两侧(重点部位肝俞至大肠俞及腰骶部)及八髎穴部位;点按法按摩肝俞、三焦俞、肾俞、次髎等穴,每穴每次 2～3 分钟,中等刺激强度,反复 3～5 次,隔日 1 次,10 次为 1 个疗程。

（3）肝郁证：患者左侧卧位，用两掌于右胁下自上而下分推，掌摩法按摩胁肋部；点按、点揉法按摩肺俞、肝俞、三焦俞、膻中、气海、期门等穴，每穴每次2~3分钟，中等刺激强度，反复3~5次，隔日1次，10次为1个疗程。

（4）肾虚证：患者俯卧位，用两掌根反复揉搓骶腰部及两侧肾俞穴，反复3~5次，点按、点揉法按摩肝俞、脾俞、次髎、气海、归来、足三里、三阴交等穴，每穴每次2~3分钟，中等刺激强度，隔日1次，10次为1个疗程。

5. 贴敷疗法 取当归、白芍、川芎、益母草、桃仁、红花、牛膝各15克，肉桂6克，研成细末，黄酒调匀，制成药饼，敷于三阴交、足三里、太冲、合谷等穴位，6小时后去掉，隔日1次，10次为1个疗程。

6. 走罐法 俯卧位，家属先将患者腰骶部进行常规消毒，再在腰骶部或火罐口内涂以适量介质，如润滑液等，用闪火法将罐体拔于皮肤上，循着腰骶肌上下推拉罐体，可急可缓，可轻可重，但要柔和。以罐口把皮肤刮出红色并逐步形成紫黑色或鲜红色为度。治疗时，应密切观察皮肤状况，以免刮破。每次起罐后慢慢活动腰部2~3分钟。每周2次。

【编者按】 月经后期是临床常见的一种疾病，经络锻炼法对本病有独特的疗效，重在坚持。应提醒患者注意生活调养和经期卫生。

十七、产后缺乳

产后缺乳是妇女在产后哺乳期，乳汁分泌不足，甚至全无，不能满足哺乳需要的一种病证。多发于产后数天至半个月内,也可发生在整个哺乳期,临床上以新产妇的缺乳最为常见。在产后1周内,由于分娩失血,气血耗损,出现暂时的乳汁缺少为正常现象,当机体气血恢复后,乳汁很快充盈并泌出。据统计产后缺乳的发病率占产妇的20%～30%,且有上升趋势,由于母乳喂养对母婴健康均有重要意义,因此预防和治疗产后缺乳值得重视。

经络锻炼方法:

1. 意拳养生桩 卧式二。每次30分钟,每日2次。

2. 艾灸疗法

(1)隔姜雀啄灸:取鲜姜1块,切成直径3厘米左右、厚0.2～0.3厘米的薄片,中间用针刺几个小孔,然后将姜片置于患者膻中、乳根穴位上,点燃艾条,采用雀啄法一上一下地隔姜对穴位施灸,强度以局部有灼热感为度,每穴每次灸5～8分钟,5次为1个疗程。

(2)隔姜艾炷灸:取鲜姜1块,切成直径3厘米左右、厚0.2～0.3厘米的薄片,中间用针刺几个小孔,然后将姜片置于患者足三里、阴陵泉穴位上,再将艾炷置于姜片上点燃,灸3～5壮,5次为1个疗程。

3. 按摩疗法 用点按、点揉法按摩乳根、天溪、膻中、肩井、中脘、足三里穴位,每次每穴2～3分钟,白天4次,夜间2次,气血虚弱者,刺激强度宜轻,频率宜慢;肝气郁滞者,刺激强度稍重,频率稍快,然后用拿(捏而提起)法按摩合谷、少泽2～3分钟。再挤压按摩乳房3～5分钟,并让婴儿吸吮乳头。5次为1个疗程。

4. 贴敷疗法 取黄芪、当归、川芎各20克,通草、路路通、王不留行30克,麦冬、桔梗15克,研为细末。加蜂蜜汁调匀,将药膏摊于牛皮纸上,贴双侧乳根穴上,外用胶布固定,每次2~3小时,每日1次,3日为1个疗程。

5. 坐罐法 取坐位,家属将拔罐部位消毒后,用长纸条或用镊子夹酒精棉球一个,点燃后使火在罐内绕1~3圈后,将火退出,迅速将罐扣在天宗、肩井穴,强度以单手上提罐体能带动肌肉且患者能忍受为度,留罐时间10分钟。每日1次,5次为1个疗程。

【编者按】 穴位按摩法对产后缺乳有独特的疗效,应注意对乳汁排出不畅而乳房胀满者,要及时用吸乳器排乳,以免罹患乳腺炎。

十八、消　渴

消渴以多饮、多食、多尿,身体消瘦,或尿浊、尿中有甜味为主症的一种疾病,糖尿病属于"消渴"范畴。糖尿病是由于胰岛素分泌绝对或相对不足所引起的糖、脂肪、蛋白质等代谢紊乱的一种疾病。各种年龄均可发病,半数以上见于40~60岁,有阳性家族史者约占8.7%。

经络锻炼方法:

1. 站式八段锦 第一式两手托天理三焦;第八式背后七颠诸病消。在防治糖尿病时,八段锦中的这二式是非常有效的。一般在上午9时和下午3时左右锻炼较好,每次10分钟即可。

2. 意拳养生桩 扶按式或垂提式,每日练习1小时。

3. 太极拳 每日锻炼1小时。

4. 艾灸疗法 取五灵脂、生甘草、石菖蒲、白术、牛膝、菟丝子各 10 克,红花、穿山甲各 3 克,制成直径 2～3 厘米、厚 0.5 厘米的药饼,置于神阙、关元穴,用艾条于药饼上用温和灸施灸,待有温热感后用雀啄灸 15～20 分钟,隔日 1 次,10 次为 1 个疗程。

5. 按摩疗法 用一指禅推法推背部脊柱两侧膀胱经第一侧线 3～5 次,然后点按、点揉法按摩肺俞、胃俞、肾俞、胰俞、三焦俞、命门等穴,每次每穴 2～3 分钟,每日 1 次;刺激强度中等偏下,以微觉穴位处有酸胀感为度。以按揉法顺时针方向按摩腹部约 15 分钟,以腹部有微热感为最佳,然后再点按、点揉法按摩中脘、梁门、气海、关元、曲池、足三里、三阴交等穴,每次每穴 2～3 分钟,以有酸胀感为度,每日 1 次;用擦法按摩涌泉穴,以透热为度。10 次为 1 个疗程。

6. 拔罐疗法

(1)腰背部闪罐法:俯卧位,家属先将患者腰背部常规消毒,将罐体拔住后立即起下,如此反复多次地拔住起下,直至皮肤潮红、充血为度。每次起罐后慢慢活动腰部 2～3 分钟。每周 1 次。

(2)坐罐法:俯卧位,家属将拔罐部位消毒后,用闪火法把形成负压的罐体依次吸拔在肺俞、胃俞、肾俞、胰俞、三焦俞穴处,强度以单手上提罐体能带动肌肉且患者能忍受为度,留罐时间 10～15 分钟。每周 1 次。

7. 脐疗法 取石膏 5 克,知母 2 克,生地黄、党参、炙甘草、玄参、天花粉、黄连各 1 克,粳米少许,诸药共研细末,敷脐窝中,外以胶布或伤湿止痛膏封闭固定。每 5 日换药 1

次,休息约 1 周后再敷 5 日,循环往复,直至病愈。

【编者按】 消渴(糖尿病)的发病机制目前不是十分清楚,但该病的发生与肥胖、高热量饮食、缺乏锻炼及不良生活习惯及遗传因素等有密切关系。对于本病,经络锻炼法的预防优于治疗,希望广大读者能够加入到运用经络治疗法防治糖尿病的队伍中。

十九、小儿积滞

积滞是指小儿内伤乳食,停聚不化,气滞不行所形成的一种胃肠疾患。以不思乳食,腹部胀满、大便不调等为特征。积滞与伤食、疳证有密切的关系。若伤于乳食,经久不愈,病情进展可转化为积,积久不愈,迁延失治影响小儿的营养和生长发育,形体日渐羸瘦,可转化成疳。三者唯有病情轻重深浅不同。本病可单独出现,也可夹杂于其他疾病中。

经络锻炼方法:

1. 捏脊疗法 用麻油为介质,双手保持一定的温度,推脾经、大肠经、三关,揉板门,揉脐摩腹分推腹阴阳。然后用拇指和其余手指从尾椎部位开始,把皮肤提起来,右手食指紧紧顶住左手食指甲上,沿着椎骨及椎骨两旁分三条线按左、中(脊柱)、右从下往上捏,一直到肩部,捏完 1 次以后,点揉胃俞穴及脾俞穴各 2～3 分钟,轻刺激,重复以上动作 10 次,每日捏脊 1 次。

2. 按摩疗法

(1)穴位按摩:点揉法按摩中脘、中庭、四缝、足三里穴,每次每穴 3～4 分钟,刺激强度中等偏下,以穴位处有轻微酸胀感为度,每日1次。

(2)摩腹:用掌摩法摩腹,手法宜轻,方向顺时针,时间约8~10分钟,在饭后2小时进行,日久方可见效果。

3. 艾灸疗法

(1)艾条温和灸:取艾条将其一端点燃,灸关元、足三里、下脘、中脘、上脘等穴,每次每穴2分钟,每日1次。

(2)雀啄灸法:用雀啄法一上一下地对关元及足三里两穴施灸,强度以局部有微热感为度,每穴每次灸5~8分钟。每日1次。

4. 脐疗法 取砂仁、炒白术、陈皮、香附、人参各2克,研为细末后敷于患者脐内,用纱布盖住,再以腹带固定,每3日换药1次,并注意防止脐部感染。

5. 走罐疗法 取俯卧位,充分暴露背部皮肤,涂以适量介质,如润滑液等,依患儿胖瘦程度选取合适的火罐,用闪火法拔于大椎穴处,再沿左右两侧足太阳膀胱经循行路线向下推至脾俞、胃俞穴处,反复2~3次后,再将3~5个罐定于背部腧穴上,根据年龄及形体的胖瘦选择留罐时间3~5分钟,应密切观察皮肤状况,以免刮破。每日或隔日1次,2次为1个疗程。

【编者按】 本病迁延日久易致疳证,患儿家长应提早防治,注意调节饮食,合理喂养,忌暴饮暴食。小儿捏脊疗法是中医特色医疗,用于小儿积滞,有特效。

二十、小儿遗尿

遗尿是指3岁以上的小儿在睡眠中小便自遗,醒后方知,又称"尿床"。3岁以下的儿童,由于脑髓未充,智力未健,或正常的排尿习惯尚未养成,而发生尿床者不属于病理现象。本病必须及早治疗,如迁延日久,就会妨碍儿童的身心健康,影响发育。据统计,在4岁儿童中约有20%的孩子患有此病,在10岁的孩子中约有5%的孩子患此病,有少数患儿的遗尿症可持续到成年以后。

经络锻炼方法:

1. 捏脊疗法 患儿取俯卧位,家长双手保持一定的温度,先用手掌按摩背部,然后沿小儿脊柱自长强穴开始,用两手食指及拇指将皮肤提起,沿督脉上行,边推边捏至颈部风府穴,反复5遍,每遍捏推3下时,将两手之间皮肤向后提一下(走三提一),当捏推至风府穴时,再用两拇指在每个棘突处按摩3下,点揉肾俞、关元俞及膀胱俞各2～3分钟,刺激强度中等偏下,每日捏脊1次。

2. 按摩疗法 用擦法横擦腰骶部8～10分钟,手法宜轻,以皮肤温热感为度,然后点按、点揉法按摩百会、四神聪、肾俞、膀胱俞、气海、关元、三阴交、丹田等穴位,每次每穴3～4分钟,刺激强度中等偏下,以穴位处有轻微酸胀感为度,每日1次。

3. 艾炷隔姜灸 取鲜姜1块,切成直径2厘米、厚0.2～0.3厘米的薄片,中间用针刺几个小孔,然后将姜片置于患者肾俞、膀胱俞、气海俞穴位上,将艾炷置于姜片上点燃,灸2～3壮,5次为1个疗程。

4. 贴敷疗法 取附子、白术、吴茱萸各等份研成细末,装瓶备用。每晚取鲜姜汁少许,药末2匙混合调匀,制成直径 1.5 厘米、厚 0.2～0.3 厘米的药饼 2 个，分别敷于患儿双足心的涌泉穴上，外用胶布固定，次日晨起后将药饼取下，7 日为 1 个疗程。

5. 脐疗法 取麻黄、益智仁、肉桂各 1 克，研为细末后，用食醋调匀，敷于患者脐内，用纱布盖住，再以腹带固定，每 2 日换药 1 次，并注意防止脐部感染。

6. 刮痧疗法 用刮痧油等作为介质，均匀涂于背部华佗夹脊穴、双侧肾俞、双侧膀胱俞，用刮痧板轻柔的自上而下来回刮华佗夹脊穴，以出紫红色痧点为度，刮痧板角部稍用力再刮肾俞及膀胱俞部位，以出紫红色痧点为度。每周 1 次。

【编者按】 经络锻炼法对本病疗效确切，对患儿要耐心教育，鼓励其自信心，切勿嘲笑和歧视。督导患儿养成临睡前排尿及早起排尿的习惯。

二十一、湿 疹

湿疹是以皮损对称分布、多形损害、剧烈瘙痒、有渗出倾向、反复发作为特征的皮肤病。临床上急性期皮损以丘疱疹为主，有渗出倾向，慢性期以苔藓样变为主，病情易反复发作。本病病因尚不清楚，一般认为内部因素可能与慢性感染病灶、内分泌及代谢改变、血液循环障碍、精神神经因素、遗传因素有关；外部因素如食物（鱼、虾等）、吸入物（花粉、尘螨等）、生活环境（日光、炎热等）、动物皮毛等可诱发和加重本病。

经络锻炼方法：

1. 意拳养生桩 预备式或垂提式。一般在晨起锻炼为好，每次 30 分钟，每日 2 次。

2. 太极拳 每日练习1小时。

3. 站式八段锦 各式均可。

4. 艾炷隔姜灸 取鲜姜1块,切成直径2厘米、厚0.2~0.3厘米的薄片,中间以针刺几个小孔,然后将姜片置于患者曲池、风市、血海、阴陵泉等穴位上,将艾炷置于姜片上点燃,灸5~7壮,隔日1次,10次为1个疗程。

5. 按摩疗法 用掌推法从上至下按摩膀胱经第一侧线3~5次,然后点揉法按摩曲池、风市、血海、阴陵泉、三阴交、脾俞、肺俞、膈俞、足三里等穴,每日1次,每次每穴2~3分钟。刺激强度中等,以穴位处有酸胀且有轻度疼痛感为度。

6. 贴敷疗法 苦参15克,土茯苓、金银花各9克,蝉蜕6克,研成细末,清水调匀,制成直径2厘米、厚0.2~0.3厘米的药饼,敷于足三里、合谷、内关、上巨虚等穴位。每次选2~3个穴位,每次2~3小时,10日为1个疗程。

7. 湿敷法 取黄柏、苦参、地肤子、荷叶各30克,水煎200毫升,置凉后,浸于纱布内湿敷患处,每日3次,30日为1个疗程。

8. 药浴疗法 黄柏、苦参、地肤子、荷叶、麦冬、生地榆、黄芩各50克,煎煮药液1000毫升,待水温适中时浸泡患处,每次20~30分钟,每日1次,5次为1个疗程。

9. 熏洗疗法 取地肤子、苦参、白鲜皮、蛇床子、龙胆草、马齿苋各30克,苍术、土茯苓各20克,加水煮沸约10分钟,然后倒入脸盆内,待温度达60℃~65℃时,用以熏洗会阴穴及肛门处,注意防止烫伤。用于肛门及会阴部的湿疹。

【编者按】 经络锻炼法对本病有很好的疗效,众所周知,本病易于反复、诱因繁多、病因不明,临床治疗非常棘手,患者只有坚持锻炼,提高自身免疫力,防止湿疹发作。

二十二、荨麻疹

荨麻疹是一种皮肤出现红色或苍白色风团、时隐时现的瘙痒性、过敏性皮肤病,又称"风疹块""风团疙瘩",任何年龄均可发病。有急性、慢性荨麻疹之分。急性荨麻疹皮疹持续时间一般不超过 24 小时,但新皮疹可此起彼伏,不断发生;慢性荨麻疹皮疹反复发作,超过 6 周。

经络锻炼方法:

1. 意拳养生桩 预备式或垂提式。一般在晨起锻炼为好,每次 30 分钟,每日 2 次。

2. 太极拳 每日坚持练太极拳可明显提高身体的健康素质和抗过敏性。

3. 艾炷隔姜灸 取鲜姜 1 块,切成直径 2 厘米、厚 0.2～0.3 厘米的薄片,中间用针刺几个小孔,然后将姜片置于患者合谷、阳池、行间、解溪、风门等穴位上,再将艾炷置于姜片上点燃,灸 3～5 壮,一般每日 1～2 次,至症状完全消失为止。慢性者症状消失后再灸 2～5 次,以巩固疗效。

4. 按摩疗法 用擦法从上至下按摩膀胱经第一侧线 3 次,然后用点揉法按摩曲池、风池、风门、风市、血海、阴陵泉、大椎、肺俞、膈俞、足三里等穴,每日 1 次,每次每穴 2～3 分钟。刺激强度中等,以穴位处有酸胀且有轻度疼痛感为度。

5. 拔罐疗法

(1)脐部闪罐法:俯卧位,家属先将患者神阙穴处常规消毒,将罐体拔住后立即起下,如此反复 3 次地拔住起下,然后留罐5分钟,至皮肤充血为度。每周1次。

(2)刺络拔罐法:将肺俞、大椎等穴位的皮肤消毒后,用三棱针点刺出血或用皮肤针叩打后,用闪火法将火罐拔于点刺部位,使之出血,以加强刺血治疗的作用。一般刺血后拔罐留置10～15分钟。

6. 脐疗法 取吴茱萸、防风各2克,研为细末后,用清水调匀,敷于患者脐内,用纱布盖住,再以腹带固定,每2日换药1次,并注意防止脐部感染。

【编者按】 经络锻炼法对荨麻疹的防治起很大的作用,同时,应注意寻找本病病因。有过敏史者,注意生活调摄,避风寒、慎饮食。

二十三、痤 疮

痤疮是一种累及毛囊与皮脂腺的慢性炎症,好发于面部,重者亦可发生于胸背部,可以形成粉刺、丘疹、结节或囊肿等,常伴有皮脂溢出,青春期过后,大部分自然痊愈或减轻。本病有一定的损容性,各年龄段人群均患病,但以青少年发病率最高,男性多于女性。一般认为与内分泌、皮脂腺活动和细菌感染有关。

经络锻炼方法:

1. 意拳养生桩 预备式或垂提式。每次1小时。

2. 太极拳 每日锻炼40分钟。

3. 隔姜雀啄灸 取鲜姜1块,切成直径2厘米、厚0.2～0.3厘米的薄片,中间用针刺几个小孔,然后将姜片置于患者天枢、足三里、丰隆、支沟等穴位上,将点燃的艾条以雀啄灸法施灸,每次 10～15 分钟。隔日 1 次,10 次为 1 个疗程。

4. 按摩疗法 用点按、点揉法按摩曲池、大椎、肺俞、膈俞、四白、颧髎、内庭、天枢等穴,每日 1 次,每次每穴 2～3 分钟。刺激强度中等偏上,以穴位处有酸胀且有轻度疼痛感为度。

5. 拔罐疗法

(1)刺络加闪罐法:俯卧位,家属先将患者皮损局部常规消毒,用梅花针点刺出血后,将罐体拔住后立即起下,如此反复 5 次地拔住起下。每周 1 次。

(2)刺络拔罐法:将肺俞、大椎穴及皮损处等部位的皮肤消毒后,用三棱针点刺出血或用皮肤针叩打后,用闪火法将火罐拔于点刺部位,使之出血,以加强刺血治疗的作用。一般刺血后拔罐留置 10 分钟。

6. 贴敷疗法 取大青叶、黄芩、黄柏、白芷、山药各 15 克,研成细末,加入适量珍珠粉,以清水调匀,清洁面部后,均匀地敷于面部,每次 15～20 分钟,每日睡前 1 次,30 日为 1 个疗程。

【编者按】 穴位按摩前一定要先做好痤疮局部皮肤的清洁工作,使毛孔处于开放状态。另外,按摩的力度要适宜,尤其是眼周围部位一定要轻,以免加重损伤皮肤。

二十四、颈椎病

颈椎病是由于颈椎增生刺激或压迫颈神经根、颈部脊髓、椎动脉或交感神经而引起的症候群。轻者头、颈、肩、背麻木疼痛,重者可致肢体酸软无力,甚至大小便失禁、瘫痪。

病变累及椎动脉、交感神经时则可出现头晕、心慌等相应的临床表现。本病是中老年人的常见病、多发病,且有年轻化趋势。

经络锻炼方法:

1. 意拳养生桩 各式均可。每次30分钟,每日2次

2. 站式八段锦 第二式左右开弓似射雕及第八式背后七颠诸病消为佳,每日晨起、睡前各1次,每次10分钟即可。

3. 太极拳 练太极拳可缓解本病的症状和体征。

4. 艾灸疗法

(1)艾炷非化脓灸:用直径为1厘米的圆锥形艾炷,直接置于双侧颈夹脊穴、双侧风池、双侧肩井、双侧外关等穴位,点燃采用直接灸法,每穴灸5~7壮,灸至局部皮肤红晕为度,隔日1次,2周为1个疗程。

(2)温灸盒灸:取俯卧位,用小号温灸盒横放在颈部,将艾炷点燃置于温灸盒内,灸15~20分钟,每日1次,10次为1个疗程。

(3)艾炷隔药灸:取白芍、白术、威灵仙、葛根、肉桂各等份,研成细末,以清水调匀,制成直径3厘米左右、厚0.2~0.3厘米的药饼,将药饼置于颈夹脊、大椎、陶道、阿是穴等穴位上,再将艾炷置于药饼上点燃,灸5~7壮,隔日1次,2周为1个疗程。

(4)隔姜雀啄灸:取鲜姜1块,切成直径3厘米左右、厚0.3~0.4厘米的薄片,中间用针刺几个小孔,然后将姜片置于风府、风池、大椎、颈夹脊等穴位上,点燃艾条,采用雀啄法一上一下的隔姜对穴位施灸,强度以局部有灼热感为度,每

穴每次灸 8～10 分钟,15 次为 1 个疗程。

5. 按摩疗法 用掌推法按摩颈项肩背部,以斜方肌为重点,时间 3～5 分钟,使颈部痉挛的肌肉得以放松。然后用点按、点揉法按摩风府、肩中俞、肩外俞、天宗、风池、风府、肩井、曲池、合谷、阿是穴等穴位,每次每穴 2～3 分钟,刺激强度中等偏上,再用一手置于头颈,一手置于颌部,以手力带动患者颈部行后伸、左右旋转和环绕等动作,若在运动过程中患者感觉某一角度出现疼痛不适,则减轻该侧运动幅度,以患者易耐受为宜,注意动作轻柔缓慢,最后以揉法按摩颈肩部 5 次。以上动作每日 1 次,10 次为 1 个疗程。若为椎动脉型颈椎病患者,用分推法、按揉法按摩头面部,时间 20～30 分钟。

6. 贴敷疗法 取透骨草 20 克,桂枝、生附子各 15 克,桃仁、红花、川乌、草乌、细辛各 3 克,研成细末,生姜汁调匀,制成直径 2 厘米、厚 0.2～0.3 厘米的药饼,敷于颈 3～7 夹脊穴、肩井、天宗、曲池、手三里、外关等穴位,伴有头晕头痛者,加取百会、天柱、风池、风府;手足麻木者,加取八邪、合谷、中渚。每次选 5～6 个穴位,外用胶布固定,每次 3～5 小时,隔日 1 次,7 日为 1 个疗程。

7. 热敷疗法

(1)盐热敷法:取盐(青盐为佳)约 500 克,放入锅内炒热,趁热出锅,用布包裹,扎紧,置于颈项部热敷。每次敷 15～20 分钟,每日 1 次,注意勿烫伤。

(2)药物热敷法:取五加皮、桂枝、秦艽各 60 克,艾叶 30 克,川乌、红花、葛根各 20 克,使用时加黄酒 50 毫升,装在 2

个宽10厘米、长2厘米的布袋内,缝上袋口后蒸1小时,取出一个待用,敷于颈项部;敷时先用一块温水毛巾,拧干后双层放于将敷部位,然后将蒸过的布袋敷在上面,每隔10~15分钟与蒸锅内药袋交换,共敷1小时,每日1次。每一药袋可重复用3~4日,其后如前法另装新药再敷。

【编者按】 颈椎病属常见病,以颈型、神经根型和椎动脉型多见,大多数病人经治疗后可使症状改善或消失,但常可反复发作,对该病的预防和治疗经络锻炼疗效好。

二十五、落　枕

落枕是指以颈部疼痛,颈项僵硬,转侧不便为主要表现的颈部软组织急性扭伤或炎症。又称"失枕",是一种常见症状,多见于成年人,以冬春季多见。其常见发病经过是入睡前并无任何症状,晨起后却感到项背部明显酸痛,颈部活动受限,说明与睡枕及睡眠姿势有密切关系,落枕轻者几天内可自愈,重者症状严重,可延至数周不愈,给日常生活造成不少痛苦。

经络锻炼方法:

1. 意拳养生桩　各式均可。每次30分钟,每日2次。

2. 太极拳　每日1次,每次练习1小时。

3. 艾灸疗法

(1)艾炷非化脓灸:用直径为1厘米的圆锥形艾炷,直接置于颈夹脊穴、风池、肩井、风门等穴位,点燃采用直接灸法,每穴灸5~7壮,灸至局部皮肤红晕为度,隔日1次,5次为1个疗程。

(2)温灸盒灸:取俯卧位,用小号温灸盒横放在颈部,将艾炷点燃置于温灸盒内,灸15~20分钟,每日1次,5次为1个疗程。

4. 按摩疗法 用一指禅推法由上至下按摩督脉及两侧膀胱经3~5遍,然后点按、点揉法按摩百会、大椎、天柱等穴位,每次每穴2~3分钟。用掌揉法按摩颈肩部、背部肩胛间区约5分钟,患侧重点揉8分钟,以微微发热为度,再用按揉法从风府穴往下按揉至大椎穴,从风池穴往下按揉至肩井穴,配合轻缓的头部前屈、后伸及左右旋转活动,用弹拨法在胸锁乳突肌上分段各弹拨数下。最后,用掌揉法或掌擦法按摩颈肩部及斜方肌,以放松项背部肌肉。疼痛甚者,可点揉外劳宫、悬钟、后溪穴各2~3分钟,刺激强度中等偏上,以有酸麻胀感为度,隔日1次,5次为1个疗程。

5. 拔罐疗法

(1)走罐法:取俯卧位,充分暴露背部皮肤,涂以适量润滑油,用闪火法拔于大椎穴处,再沿督脉和膀胱经自上而下走罐,反复3~5次,以皮肤微红为度,密切观察皮肤状况,以免刮破。每日或隔日1次,5次为1个疗程。

(2)刺络拔罐法:在颈项肩背处找到压痛点,酒精棉球消毒,梅花针叩刺,有出血点为度,后用闪火法将火罐拔住,留罐10~15分钟,拔下火罐,消毒干棉球将血拭净,嘱患者刺络部位24小时勿沾水,一般治疗1~2次。

6. 刮痧疗法 患者取俯卧位,暴露颈背部,自然放松后,家属用刮痧板以45°斜度先以百会为中心向四神聪刮拭,再刮双侧风池穴。然后将刮痧油均匀地涂于患者背部,选取督脉、颈夹脊、足太阳经及手足少阳经从上至下循经刮拭,轻者出现潮红,重者出现紫红色痧点。头皮部刮痧要力度轻缓,以不引起疼痛为度,颈项部刮拭时要用力均匀。

7. 贴敷疗法 取威灵仙、白芍、甘草、桂枝各 60 克,使用时加黄酒 50 毫升,装在 2 个宽 10 厘米、长 2 厘米的布袋内,缝上袋口后蒸 1 小时,取出一个待用,敷于颈项部;敷时先用一块温水毛巾,拧干后双层放于将敷部位,然后将蒸过的布袋敷在上面,每隔 10~15 分钟与蒸锅内药袋交换,共敷 1 小时,每日 1 次。每一药袋可重复用 3~4 日,其后如前法另装新药再敷。

【编者按】 落枕虽是一种常见病和多发病,治疗并不困难,但如果初次患病不能及时有效的治疗,反复发作,将成为颈椎病的一个诱发因素。因此,经络锻炼法尤为重要。

二十六、肩周炎

肩周炎是一种由于肩关节周围组织退行性改变而引起的肩关节囊及其周围韧带肌腱和滑囊的一种慢性特异性炎症,是以肩部疼痛不适、活动受限甚至局部肌肉萎缩为主要表现的多发病。本病的好发年龄在 50 岁左右,女性发病率略高于男性,多见于体力劳动者。

经络锻炼方法:

1. 易筋经 易筋经全套,每日 1 次。

2. 太极拳 每日练 1 小时。

3. 艾灸疗法

(1)艾炷非化脓灸:用直径为 1 厘米的圆锥形艾炷,直接置于肩髃、肩前、肩贞、曲池、阳陵泉等穴位,从顶端点燃待皮肤感觉灼热时用镊子夹掉,换第二壮,每穴灸 5～7 壮,灸至局部皮肤红晕为度,隔日 1 次,10 次为 1 个疗程。

(2)隔附子饼灸:将附子研成粉末,用酒调和,制成直径 3 厘米、厚 0.8 厘米的药饼,中间以针刺数孔,放在肩髃、肩髎、肩贞、肩前、阿是穴等穴位,上面再放艾炷施灸,每穴每次灸 5～7 壮,隔日 1 次,10 次为 1 个疗程。

(3)艾条悬起灸:取肩髃、肩前、肩贞、曲池、阳陵泉穴。将艾条放在距离穴位 3 厘米处进行熏烤,温度以病人耐受为度,每次 8～10 分钟,隔日 1 次,10 次为 1 个疗程。

4. 按摩疗法 用掌揉法按摩肩部 5～10 分钟,然后拿揉肩关节 3～5 分钟,再用点按、点揉法按摩阿是穴、风池、肩井、秉风、肩髃、肩髎、天宗、肩贞、曲池、手三里、合谷等穴,每次每穴 2～3 分钟,弹拨粘连部位或压痛点 3～5 分钟;最后用拿揉法按摩肩部肌肉,搓抖肩部、上肢 3～5 分钟。隔日 1 次,10 次为 1 个疗程。

5. 拔罐疗法

(1)闪罐法:患者俯卧位,患肩的疼痛部位常规消毒后,将罐体拔住后立即起下,如此反复多次地拔住起下,再拔腰部脊柱两侧部位,直至皮肤潮红、充血,或瘀血为度。每次起罐后慢慢活动肩部 2～3 分钟,每周 3 次。

(2)刺络拔罐法:患肩的疼痛部位常规消毒后,给予三棱针点刺,每个部位刺络放血 3～5 滴,然后加拔火罐,以出血量 3～5 毫升为宜,出血后以消毒酒精棉球擦拭干净,每次 1～2 个疼痛点,每周 3 次。

6. 贴敷疗法 取威灵仙、木瓜、姜黄、延胡索、苏木、伸筋草、透骨草、桑枝、羌活、川乌、草乌、僵蚕、杜仲、桑寄生各20克,研成细末,以生姜汁调匀,制成直径2厘米,厚0.2~0.3厘米的药饼,敷于阿是穴、肩井、秉风、肩髃、肩髎、天宗、肩贞等穴位上,每次3~4个穴位,外用胶布固定,每次3~5小时,隔日1次,10次为1个疗程。

7. 经络运动锻炼法 摆臂运动:分腿站立,腰部前屈70°左右,双臂自然下垂,患肩放松做前后摆臂练习。环形运动:患者弯腰,患肢自然下垂,健手搭于患肩,患侧上肢做顺时针方向及逆时针方向的旋转环形运动,范围由小到大,方向相互交替,每日分别顺时针方向和逆时针方向旋转肩关节10次。

【编者按】 经络锻炼法对肩周炎的治疗起决定性作用,与其预后密切相关,贵在坚持。本病治疗时,首先要排除肩关节结核、肿瘤等疾患。

二十七、足跟痛

足跟痛是由于跖腱膜的跟骨结节附着处发生慢性劳损,或骨质增生,致使局部无菌性炎症刺激引起疼痛,表现为晨起后站立或久坐起身站立时足跟部疼痛剧烈,行走片刻后疼痛减轻,但行走或站立过久疼痛又加重。多发生于40~60岁的中老年人,更年期女性及体型肥胖者易患此症,青年人也偶见罹患。

经络锻炼方法:

1. 意拳养生桩 每次30分钟,早、晚各1次。

2. 站式八段锦 第二式左右开弓似射雕、第六式两手攀足固肾腰及第八式背后七颠诸病消适于本病,于养生桩锻炼后,每次10分钟即可,每日2次。

3. 艾灸疗法 将艾条点燃,置于足跟疼痛点下方,让艾条燃烟熏灸疼痛点。开始可距皮肤近些,以能耐受热,且让皮肤被熏黄为度。时间为20~40分钟,每日1次,10次为1个疗程。

4. 按摩疗法 用温水浸浴患足后,以一指禅推法按摩跟腱两侧、足背踝下方、足底部,每个部位3~5遍,然后以擦法按摩患侧跟腱、足底部,以透热为度,在用点揉法按摩承山、昆仑、太溪、照海、然谷、涌泉等穴,每次每穴2~3分钟。最后分别牵拉各足趾、揉按足跟部数次结束。每日1次,10次为1个疗程。

5. 贴敷疗法 取威灵仙50克,生乳香30克,罂粟壳20克,研成细末,用醋调成糊状,摊在敷料(如膏药)上0.5厘米厚,敷于压痛点上,用胶布固定,24小时换药1次。5次为1个疗程。

6. 足浴疗法 取伸筋草、透骨草、川乌、草乌、红花、黄柏各20克,丝瓜络10克,制乳香、制没药各15克。上方加水2500毫升左右,煮沸15分钟,加入白酒100毫升,将药汁放在盆内,熏洗、浸浴双足,每次20分钟,然后顺时针方向和逆时针方向交替按摩足跟10分钟,每日睡前1次,10次为1个疗程。

7. 药物鞋垫法 取花椒、吴茱萸、五味子各等份,研成细末,按鞋子大小缝制布袋,将药末装入布袋内,封口,放入鞋内,每5日更换1次。

【编者按】 本病治疗困难,建议读者以预防为主,注重足部的经络锻炼法。

二十八、妊娠恶阻

妊娠恶阻,又称"孕吐",是指妊娠早期出现的头晕倦卧,厌食或恶心呕吐等症状,是妊娠早期常见的疾病,西医称之为妊娠剧吐。此类症状多发于年轻的初产妇,反应严重者甚至出现闻食味或者食入即吐的现象。本病一般发生于停经40日左右,妊娠12周之后反应逐渐消退,主要是由于妊娠初期孕妇冲脉之气偏盛,阴血下聚养胎,上逆犯胃而使胃失和降所致。

经络锻炼方法:

1. 意拳养生桩 卧式二。一般在饭后2小时锻炼为好,每次30分钟,每日2次。

2. 太极拳 每日40分钟或更长。

3. 艾灸疗法

(1)艾炷隔姜灸:取鲜姜1块,切成直径2~3厘米、厚0.2~0.3厘米的薄片,中间用针刺几个小孔,然后将姜片置于患者两侧内关、中脘、足三里穴位上,再将艾炷置于姜片上点燃施灸,灸3~5壮,早、晚各1次,10次为1个疗程。

(2)温和灸:取中脘、巨阙、内关、足三里穴。将艾叶250克,苍术50克,研末后混匀,用细麻纸制成艾条,将艾条的一端点燃,对准应灸穴位,距离2~3厘米进行熏烤,使患者局部有温热感而无灼痛为宜,一般每处灸10~15分钟。隔日1次,10次为1个疗程。

4. 按摩疗法 用点按、点揉法按摩膻中、中脘、内关、公孙等穴位,每次每穴 2～3 分钟,刺激强度中等偏下,以有酸胀感为度,每日 1 次,10 次为 1 个疗程。脾胃虚弱者加按揉脾俞、足三里、胃俞等穴位;肝胃不和者加按揉肝俞、期门、太冲、冲阳、章门穴;痰饮阻滞者加按揉阴陵泉、丰隆。眩晕者加百会、风池;神倦嗜卧者加百会、气海;厌食者加四缝、天枢;少寐、多梦、心悸者加心俞、神门。手法及时间同上。

5. 贴敷疗法 取砂仁、紫苏叶各 50 克,研成细末,以生姜汁调匀,制成直径 3 厘米、厚 0.5 厘米的药饼,孕妇取卧位,将药饼敷于双侧内关、中脘穴上,胶带固定,每次 4 小时,每日 1 次,5 次为 1 个疗程。

6. 脐疗法 取半夏、砂仁、丁香各 10 克,研成细末,以生姜汁调匀,敷于脐中,用纱布盖住,再以腹带固定,每 2 日换药 1 次,并注意防止脐部感染。

【编者按】 经络锻炼法对妊娠恶阻有特效。由于呕吐频繁或持续过久容易导致孕妇和胎儿营养不良、酸碱失衡,甚至肝、肾功能受损而演变为重症恶阻,继而可能会引起发热、黄疸、血压降低、蛋白尿、尿酮体阳性等症状,严重者甚至发生昏迷危及生命而需终止妊娠。因此,在妊娠早期积极地预防和缓解妊娠恶阻是非常重要的。

二十九、视疲劳综合征

视疲劳综合征又称视力疲劳、眼疲劳综合征,是患者在用眼后自觉眼胀、头痛、头晕、眼眶胀痛等症状的疾病。视疲劳不是一个独立的疾病,可以是多种原因引起的一组疲劳综合征,与眼睛本身、全身因素及环境因素密切相关。总之,本病是由视觉器官长期过度的紧张活动超过其代偿能力而引起。

经络锻炼方法:

1. 意拳养生桩 垂提式。每次30分钟,每日2次。

2. 太极拳 每日锻炼1小时。

3. 易筋经 全套每日锻炼1~2遍。

4. 八段锦 全套每日练1遍。

5. 头面保健经络锻炼法 每日锻炼40分钟。

6. 按摩疗法

(1)挤、按、揉睛明穴:用左手或右手拇指与食指相对挤按睛明穴,先向下按揉,然后向上挤揉。每次1~2分钟。操作速度快慢适中,手要干净,手法由轻到重,刺激强度中等偏下,以觉穴位处有明显酸胀感为度(以下同此)。

(2)点按、点揉四白穴:先将左右食指与中指并拢,放在紧靠鼻翼的两侧,拇指支撑在下颌骨凹陷处,然后放下中指,点按、点揉四白穴部位。每次1~2分钟。

(3)点按、点揉太阳穴:每次1~2分钟。

(4)点按、点揉翳明穴:每次1~2分钟。

(5)轮刮眼眶:握起四指,用左右拇指螺纹点按太阳穴,用左右食指的第二节在眼眶各穴(太阳、攒竹、鱼腰、丝竹空、承泣、瞳子髎等穴)上轮刮,先上后下,轮刮一圈。每次2~3分钟。一般每日3次。

7. 艾条温和灸 将艾条一端点燃,灸翳明穴10~15分钟,每日1次。

8. 热敷法 先用一块热水毛巾,拧干后双层放于眼部,以能忍受为度,每次15～20分钟,视疲劳时热敷,避免烫伤。

【编者按】 经穴按摩法可增强眼部血液循环,通经活络,迅速改善眼疲劳。视疲劳与不科学的用眼关系密切,故在治疗期间患者要劳逸结合,避免长时间地过度用眼。

三十、慢性疲劳综合征

慢性疲劳综合征是以长期极度疲劳而休息后不能缓解为突出表现,可伴有低热、咽痛、淋巴结肿大等流感样症状及注意力集中困难、记忆力与理解力下降、抑郁等神经精神症状,影响正常的生活和工作,但客观检查却没有器质性病变的一组综合征。本病与精神压力、不良生活习惯、脑和体力过度劳累及病毒感染等多种因素有关,导致人体神经、内分泌、免疫等多系统的功能调节失常而发病。

经络锻炼方法:

1. 意拳养生桩 卧式二或垂提式。一般在睡前1小时锻炼为好,每次40分钟。

2. 太极拳 每日练1小时。

3. 站式八段锦 各式均可,养生桩锻炼后10分钟即可。

4. 艾灸疗法

(1)艾条温和灸:取穴百会、肾俞、足三里、三阴交。将艾条的一端点燃,对准应灸穴位,距离2～3厘米进行熏烤,使患者局部有温热感而无灼痛为宜,一般每处灸10～15分钟。隔日1次,10次为1个疗程。

（2）温灸盒灸：取俯卧位，选用中号温灸盒，将中号盒放在患者关元穴上，将艾炷点燃置于温灸盒内，灸15～20分钟；每日1～2次，10次为1个疗程。

5. 按摩疗法

（1）头部叩击法：取坐位或卧位，用两手的手指尖和指腹处交替叩击头部各处，叩击的力度以觉舒适为度。每次20～30分钟，每日早、晚各1次。

（2）穴位按摩法：用点按、点揉法按摩百会、关元、足三里、肾俞、三阴交、太冲等穴位，失眠、多梦、易醒者加安眠、神门、申脉、照海；心悸、焦虑者加内关、心俞；注意力不集中者加风池、悬钟。每次每穴2～3分钟，刺激强度中等偏上，以有酸胀微痛感为度，每日1次，10次为1个疗程。

【编者按】 经络锻炼法可以较好地缓解躯体疲劳的自觉症状，能调节患者的情绪和睡眠，并在一定程度上改善患者的体质，对本病的康复十分有益。

三十一、便　秘

便秘是指大便次数减少，排便困难和粪便形状改变而言。正常人因排便习惯、饮食状况和生活习惯的不同，排便的次数也明显不同，但大部分的健康成年人1～2日排便1次，或1天排便2次，如超过48小时不排便且有不适的感觉即称之为便秘。便秘的主要临床表现为数天不便，大便干结或排便困难，患者可有腹胀、腹痛、嗳气、食欲减退及头痛、头昏等症状。此外，便秘和肛门疼痛可互为因果，便秘可诱发痔疮和肛乳头炎，而痔疮、肛门周围炎也可引起便秘。

经络锻炼方法：

1. 意拳养生桩 多采用扶按式站桩法。时间以每次20分钟左右为宜，每日锻炼2次。

2. 站式八段锦 练习第三式调理脾胃臂单举。在养生桩锻炼结束后随即锻炼10分钟即可。

3. 腹部按摩 建议在清晨起床前进行。在按摩前先饮凉（或温）白开水约300毫升或更多，然后仰卧位，平卧在床上，两腿屈曲，双手重叠置于腹部，沿右上腹（横行至）左上腹、左上腹（直行至）左下腹、左下腹（横行至）右下腹、右下腹（直行至）右上腹的顺序，顺时针方向按摩；按摩的手法从轻到重，自然呼吸；一般按摩20～30分钟较好。

4. 穴位按摩 由于引起便秘的原因较复杂，针对不同中医病证须分别对待。

（1）热证便秘：症见大便干结不通，腹满，按之有块而且疼痛，矢气（屁）多而臭，烦热口渴，面红，或伴有头痛，小便黄，口臭，舌苔黄燥等。

以点按、点揉法按摩双侧合谷、曲池、腹结、上巨虚等穴位，每日2次；每次每穴2分钟。刺激强度中等偏上，以觉穴位处有酸胀、痛感为度。

（2）气滞便秘：症见便秘而不干结，腹部胀痛连及两胁，口苦，目眩，嗳气、舌苔薄白等。

以点按、点揉法按摩中脘、阳陵泉、气海、行间等穴位，每日2次；每次每穴2分钟。刺激强度中等偏上，以觉穴位处有酸胀、痛感为度。

（3）气血虚弱便秘：多见于慢性病患者，症见腹无胀痛，小腹不舒,有便意而无力排出大便,多汗,短气,疲惫,面色少华,心悸,头晕眼花,粪质松散如糟粕,舌质淡,苔薄白,脉细弱无力等。

以点按、点揉法按摩脾俞、胃俞、大肠俞、三阴交、足三里、关元等穴位,每日2次;每次每穴3分钟。刺激强度中等偏下,以微觉穴位处有酸胀感为度。

(4)寒证便秘:症见大便难不易排出,甚则脱肛,腹中有时冷痛,面色㿠白,小便清长,四肢欠温,腰冷酸软,舌淡苔白,脉沉迟等。

以点按、点揉法按摩气海、照海、石关、肾俞、关元俞等穴位,每日1次;每次每穴3分钟。刺激强度中等偏下,以微觉穴位处有酸胀感为度。

5. 艾灸疗法 适用于气血虚弱便秘及寒证便秘患者。用大号温灸盒灸腹部30分钟,同时用艾炷隔姜灸法,灸合谷、足三里、解溪、大都、商丘、大肠俞、肓门、大钟、五枢、长强等穴,每日1次,每次选用3~4个穴,每穴每次灸6~8分钟,足三里穴必选,直至病愈。因便秘常易反复发作,所以可常灸。

【编者按】 便秘是临床常见的一种疾病,难以根治,患者只要坚持经络锻炼法治疗就能在较短的时间内解决这一问题。目前多数患者靠长期服用各种泻药解决,但是长时间运用会失效,同时长期使用泻药的不良反应要引起大家的重视。

三十二、肥胖症

肥胖是脂肪的异常堆积状态,脂肪过多堆积无疑给身体增加了各种负担。有统计资料表明,目前我国的肥胖症患者大约占人口比重的20%,肥胖者与正常人相比,糖尿病患病率是正常人的5倍,高血压患病率是正常人的3.5倍,不孕症患病率是正常人的3倍。身体肥胖时,脂肪堆积在胸腹部,会影响呼吸运动,加重腰、膝关节负担,容易引起变形性关节炎。另外,肥胖还影响激素代谢,容易引发高脂血症、动脉硬化症、脑梗死、心肌梗死等。女性肥胖者容易发生子宫癌、乳腺癌。最近有学者认为,最理想的体重是低于标准体重的15%[简易标准体重计算公式:标准体重(千克)=身高厘米-105],因为这种体重水平的人死亡率最低。

经络锻炼方法:

1. 腹部经络按摩减肥法 建议在清晨起床前和晚上睡觉前各进行一次,要持之以恒。仰卧位,两腿屈曲,双手重叠置于腹部,沿右上腹(横行至)左上腹、左上腹(直行至)左下腹、左下腹(横行至)右下腹、右下腹(直行至)右上腹的顺序,顺时针方向按摩;按摩的手法从轻到重,以腹部有明显的温热感为度,一般每次按摩20~30分钟较好。在完成上述整体按摩后行穴位按摩,以双手重叠掌心向下,放在中脘、关元、神阙、下脘、气海等穴上,顺时针方向按揉各穴位2~3分钟,以各穴有明显的酸胀感为度。最后用双手指和手掌从剑突(心口部位)推按揉腹部至耻骨联合处,从上往下,每次5~7分钟。

2. 穴位按摩 取足三里、丰隆、三阴交、膻中等穴;用点揉法按摩,每穴每次2~3分钟,每日1次。强度以能忍受为度。

3. 经络运动锻炼法 每日1次,每次每个动作做2~3分钟。

4. 艾灸疗法

(1)艾条温和灸:取艾条2支,将其一端点燃,双手同时灸足三里、丰隆、三阴交各5~8分钟,每日1次。

(2)温灸盒灸:仰卧位,选用中号温灸盒横放在关元穴处,将艾炷点燃置于温灸盒内,灸15~20分钟;每日1次。

(3)艾炷隔姜灸:取鲜姜1块,切成直径3厘米左右、厚0.3~0.4厘米的薄片,中间用针刺几个小孔,然后将姜片置于丰隆穴上,再将艾炷放在姜片上点燃,灸1~3壮;每日1次。

5. 走罐法 俯卧位,家属先将患者腰背部进行常规消毒,再在腰、背部或火罐口内涂以适量介质,如润滑液等,用闪火法将罐体拔于皮肤上,循着腰背肌上下推拉罐体,可急可缓,可轻可重,但要柔和。为追求强刺激效果,也可用不涂任何润滑液的走罐法。在与皮肤接触过程中,以罐口把皮肤刮出红色并逐步形成紫黑色或鲜红色为度。治疗时,更讲究手法,应密切观察皮肤状况,以免刮破。每次起罐后慢慢活动腰部2~3分钟。每周2次。

【编者按】 对肥胖症患者,经络锻炼法的疗效是客观、成熟的,但是在锻炼的同时一定要处理好摄入和消耗的矛盾。对肥胖症患者若能坚持经络锻炼,按每月减少体重0.5千克计算,试想5年以后我国的肥胖症患者还能有几个。

三十三、慢性肝炎

慢性肝炎,是指病程在6个月以上的肝炎性病变,是一种世界性疾病,发展中国家发病率高,其中尤以病毒性肝炎为多见,多数无症状,慢性肝炎中有 1/3 以上的患者出现不同程度肝损害的临床表现。乙型和丙型肝炎主要通过血液及日常生活密切接触传播,另一方式为母婴传播。慢性肝炎的常见症状有乏力、右胁部不适或隐痛、食欲缺乏,其次有口苦、口淡、口中黏腻、腹胀、低热、头晕、失眠、小便黄等。慢性肝炎尤其是慢性乙型病毒性肝炎和慢性丙型病毒性肝炎患者中,25%～40% 可能发生肝纤维化,肝硬化发生率为 2%～20%,代偿性肝硬化发展成失代偿性肝硬化比率为 20%～23%,发展成肝癌的比率为 6%～15%,我国的慢性乙肝病人中有 25%～40% 死于肝硬化或合并肝癌。

经络锻炼方法:

1. 意拳养生桩 卧式二或垂提式一般在饭前 1 小时锻炼为好,每次 30 分钟,每日 2 次,通常在坚持锻炼 3 个月后会有明显的疗效。

2. 太极拳 每日晨起练习 1 小时。

3. 艾灸疗法

(1)艾条温和灸:取艾条 2 支,将其一端点燃,双手同时灸足三里、三阴交、阳陵泉、足五里各 3～5 分钟,每日 1～2 次。

(2)温灸盒灸:仰卧位,选用大号温灸盒横放在腹部,将艾炷点燃置于温灸盒内,灸 15～20 分钟,每日 1 次。

(3)艾炷隔姜灸:取血海、关元俞、足三里、下脘、中脘、上脘、丰隆等穴,隔日 1 次,每次选用 2～4 穴,每穴每次灸 2～4 分钟,足三里穴必选。

4. 按摩疗法 点按、点揉法按摩水道、足三里、三阴交、阳陵泉、足五里等穴,每日1次,每次每穴3～5分钟。刺激强度中等偏下,以微觉穴位处有酸胀且有轻度疼痛感为度。心烦易怒者加点揉双侧太冲穴3～5分钟,宜强刺激,有明显痛感为度;恶心者加点揉双侧内关穴各3～5分钟,宜轻刺激;头晕者加点揉丰隆、涌泉、百会等穴各3～5分钟,中等刺激强度。

5. 贴敷疗法 取肉桂、黄连各15克,黄芪50克,焦栀子10克,人工麝香1克,生大黄、泽兰叶各20克,当归尾30克。上药加生姜500克,加水2000毫升,煎取药汁500毫升,过滤去渣,再浓缩成药膏。将药膏摊于牛皮纸上,贴足三里、丰隆、期门、神阙等穴位上,外用胶布固定,3～5日换药1次。

6. 坐罐法 患者俯卧位,家属将拔罐部位消毒后,用闪火法把形成负压的罐体吸拔在腰眼、肾俞穴及背部夹脊穴处,强度以单手上提罐体能带动肌肉且患者能忍受为度,留罐时间10～15分钟。起罐后慢慢活动腰部2～3分钟。每周1次。

【编者按】 慢性肝炎病人经过一段时间的经络锻炼法锻炼后,往往能出现食欲好转,食量增加,腹胀腹泻减轻,大便通畅,嗳气减少,肝区疼痛减轻或消失,乏力好转,头脑清醒,精神愉快。对经络锻炼治疗慢性肝炎的实验研究发现,患者在锻炼过程中胆汁分泌活动明显增加,对蛋白质代谢、胆色素排泄及代谢功能等均有调节作用。采用同位素肝血流量测定表明,经络锻炼对肝脏血液循环有促进作用,从而调整肝内外侧支循环的异常,改善了肝脏血流动力学状态。此外,在经络锻炼的同时,患者应重视调整精神活动,保持愉快的心情和良好的心境。由于慢性肝炎病程长，治疗时间也较长，切勿求速效而操之过急，只要循序渐进，坚持锻炼，一定会收到良好的效果。

三十四、流行性感冒

流行性感冒简称流感，是由流感病毒引起的以呼吸道症状为主的急性传染病。以急性起病，临床多见高热、畏寒、头痛、背痛、四肢疼痛、无力、面颊潮红、结膜充血、干咳、犬吠样咳或刺激性频咳、鼻塞、流清涕、咽痛、腹泻、流泪、畏光、眼球疼痛或烧灼感。现代医学中上呼吸道感染属于中医学感冒的范畴；流行性感冒属于时令感冒的范围；对流行性感冒的治疗要区分是风寒还是风热。风寒感冒的临床特点：恶寒重，发热轻，无汗，头痛，肢节酸痛，鼻塞，流清涕，咽痒，咳嗽，痰液稀薄色白，口不渴或渴而喜热饮等；风热感冒的临床特点：发热明显，微恶风，出汗不畅，头胀痛，咳嗽，痰黏而黄，咽燥，或扁桃体红肿疼痛，鼻塞，流黄浊涕，口渴，舌苔薄白微黄等。

经络锻炼方法：

1. 意拳养生桩 每次30分钟，每日2次，坚持锻炼对预防感冒好。

2. 太极拳 每日晨起练习1小时。

3. 艾灸疗法

（1）艾炷隔姜灸：治疗风寒感冒。取穴列缺、合谷、风门、风池、大椎。每日1次，每穴每次灸3～5分钟。

（2）雀啄灸：治疗风寒、风热感冒。取鲜薄荷叶300克，捣烂如泥膏状,制成薄荷膏饼放置于合谷、曲池及风池穴位上,点燃艾条,采用雀啄法一上一下地隔着薄荷饼对穴位施灸,强度以局部有灼痛感为度,每穴每次灸6～9分钟。

4. 按摩疗法

(1)风寒感冒:点按、点揉法按摩列缺、合谷、风门、风池、风府、鱼际、少商、大椎等穴,每日1次,每次每穴2～3分钟。刺激强度中等偏上,以穴位有酸胀且疼痛能忍受为度。

(2)风热感冒:点按、点揉法按摩鱼际、尺泽、风池、曲池、内庭、大椎、外关等穴,每日1次,每次每穴2～4分钟。刺激强度中等偏上,以觉穴位处有强酸胀且疼痛能忍受为度,若能出汗效果更佳。

(3)冬季预防感冒:用两手上下交替搓大鱼际(拇指下方,肌肉隆起之处)3～5分钟;然后点按、点揉双侧太阳穴3～5分钟,掌摩双面颊2～3分钟,用两手拇指在鼻梁两侧自上而下刮擦2～3分钟,再点按、点揉双侧迎香穴3～5分钟,最后按摩风池穴2～3分钟。刺激强度中等,以觉穴位处有酸胀且轻度疼痛为度。每日早、晚各按摩1次。

(4)祛散外风法:治疗各种感冒。仰卧位,家属用鱼际擦、揉法先在患者前额部擦、揉2～3分钟,点按及点揉睛明穴2～3分钟;继之用推法用力快速自睛明穴推至发际处往返约30遍;再继之用推法自睛明穴沿眉弓向外侧推至两侧太阳穴处,并点按太阳穴1～2分钟,点穴手法由轻到重,强度以患者能忍受为度。再取俯卧位,用推法治疗,操作时手掌贴紧患者皮肤快速从背部从上至下用力推,直至患者背部皮肤充血或瘀血为度,并注意保暖。最后用点按及点揉法按摩少商、大椎、风池、曲池等穴位各1~3分钟。

5. 闪罐法 治疗风寒感冒。仰卧位,家属先将患者太阳穴常规消毒,将罐体拔住后立即起下,如此反复多次地拔住起下,开启双侧太阳穴部。直至皮肤潮红、充血,或瘀血为度。每日1次,3次即愈。

6. 贴敷疗法

(1)风寒感冒:羌活、独活(炒)各45克,赤芍30克,白芷20克,石菖蒲18克,葱头5茎。将前5味药混合粉碎过筛,葱头加水煎成浓汁,再加入药末调和成膏;取药膏贴太阳、风池、风府等穴位,盖以纱布,胶布固定,每日1换。

(2)风热感冒:将生桃叶适量加少许盐捣烂如泥。取药泥敷太阳及合谷穴上。外用胶布固定,每日换药1次。

7. 脐疗法

(1)风寒感冒:紫苏叶、杏仁、白芷各30克,葱白10克,生姜5克,蜂蜜、萝卜汁各等量。将紫苏叶、葱白、生姜加蜂蜜捣烂如泥,再将杏仁、白芷碾成极细末,最后兑入萝卜汁将药调成膏状备用。使用时取大小合适的药膏填敷于患者脐孔中,外以纱布覆盖,胶布固定。每日换药1次。贴药后嘱患者盖厚被卧床休息,见汗则病愈。

(2)风热感冒:板蓝根、生石膏、连翘、薄荷、淡豆豉各30克,葱白、蜂蜜、鸡蛋清各适量。将板蓝根、生石膏、连翘、薄荷、淡豆豉碾成极细末,装瓶密闭备用。使用时取药末40克,加入葱白、蜂蜜、鸡蛋清捣烂如膏,烘热后迅速填敷于患者脐孔中和脐周,外以纱布覆盖,胶布固定。每日换药1次。

(3)病毒性、流行性感冒:淡豆豉60克,连翘30克,薄荷

20克,葱白适量。将淡豆豉、连翘、薄荷碾成极细末,装瓶密闭备用。使用时取药末15~20克,加入葱白捣烂如膏,填敷于患者脐孔中,外以纱布覆盖,胶布固定。贴药后嘱患者喝热稀粥300毫升,并盖厚被卧床休息。每日换药1次。

(4) 妇女月经期感冒:柴胡140克,当归、川芎、桂枝各60克,白芍、桃仁各90克,葱白适量。将柴胡、当归、川芎、桂枝、白芍、桃仁碾成极细末,装瓶密闭备用。使用时取药末15~20克,加入葱白共捣烂,制成直径3厘米、厚0.5厘米左右的药饼,把药饼填敷于患者脐孔中和脐周,外以纱布覆盖,胶布固定。每日换药1次。直至病愈为止。

【编者按】 对感冒应防重于治,社会上流传的感冒治与不治一个样的观点是极端错误的,人体有很多疾病都是轻视感冒导致的,切记!

三十五、高血压病

高血压病是一种主要由于高级神经中枢功能失调引起的全身性疾病。该病是引发颅内出血的主要诱因之一,严重危害人类的身体健康,是目前须重点防治的疾患。临床主要症见为头痛、头晕、心悸、耳鸣、眩晕、失眠、健忘、易怒、注意力不集中、乏力、神经质等。

经络锻炼方法:

1. 站式八段锦 第四式五劳七伤向后瞧;第六式两手攀足固肾腰;第八式背后七颠诸病消。饭后30分钟锻炼,每次20~30分钟,每日2次。

2. 意拳养生桩 垂提式或卧式三。一般在睡前1小时和早晨起床前锻炼,每次30分钟,每日2次,通常在坚持锻炼 6 个月后会有明显的疗效。

3. 太极拳 每日晨起练习 1 小时。

4. 头面保健经络锻炼法 尤其是其中的推桥弓一法，操作时一定要做到位，以局部有明显的酸胀疼痛为好，如此反复操作 10～20 次。这一方法降血压是非常有效的。

5. 按摩疗法 在进行完整的头面保健经络锻炼法后，首先用两手大小鱼际按住头部两侧点揉，由太阳穴揉到风池穴，然后改用两手拇指揉风池穴，每次 8～10 分钟，以达到酸胀感为度；其次双手食指弯曲，用食指的侧面，从两眉间印堂穴沿眉抹到太阳穴处，至少 10～20 遍，以各处有酸胀感为度；再次双手平放在胸部，掌心贴胸部，双手慢慢向下推揉到小腹部，往返 10～20 遍；最后用两掌手指并拢，紧按腰背脊柱两侧，从上往下按压揉至臀部尾骨处，往返 30～40 遍，速度要快，以每次按压揉后腰部有明显的温热感为度。在上述一般按摩的同时针对患者的不同症状加用以下穴位按摩：头痛者，点揉合谷、风池、百会、涌泉、率谷等穴各 2～3 分钟；失眠者，点揉百会、涌泉、安眠、太冲、四神聪等穴各 2～3 分钟；急躁易怒者，点揉合谷、涌泉、太冲、申脉、内关等穴各 2～3 分钟；疲乏者，点揉关元、四神聪、足三里、膻中等穴各 3～5 分钟。

6. 贴敷疗法 取生黄芪 30 克，生大黄、归尾各 15 克，夏枯草 60 克，牛膝、石决明、天麻、钩藤各 100 克。上药用黄酒 2 000 毫升煎取药汁 500 毫升，过滤去渣，再浓缩成药膏。每晚临睡前先将脚洗干净，再将药膏摊于牛皮纸上，贴敷涌泉穴，清晨起床即取掉。每日 1 次，不要怕麻烦。

7. 闪罐法 患者俯卧位,家属先将患者背部常规消毒,将罐体拔住后立即起下,如此反复多次地拔住起下,直至皮肤潮红、充血,或瘀血为度。每月2次。

【编者按】 高血压病的病因目前不是十分清楚,但该病的发生与肥胖、高脂肪饮食、缺乏锻炼及不良生活习惯等有密切关系。应提醒读者注意的是,经络锻炼法对治疗该病是非常有效的,但预防的效果更好。希望读者,尤其是中年读者能从此加入经络锻炼防治高血压的队伍中来。

三十六、冠心病

冠心病是冠状动脉粥样硬化性心脏病的简称,亦称缺血性心脏病。它是严重危害人民健康的常见病、多发病。本病多发生在40岁以后,男性多于女性,脑力劳动者居多。

经络锻炼方法:

1. 站式八段锦 第五式摇头摆尾去心火;第八式背后七颠诸病消。在防治冠心病时,八段锦中的这二式是非常有效的。一般在上午10时和下午4时左右锻炼较好,锻炼可不受场地的影响,每次10分钟即可,锻炼前先饮200毫升温开水更好。

2. 意拳养生桩 扶按式。每日1次,每次30分钟。

3. 太极拳 每日练习1小时。

4. 按摩疗法 先以按揉法顺时针方向按摩腹部约15分钟,以腹部有微热感为最佳,然后再点按、点揉法按摩足三里、通里、少府、少冲、曲泽、郄门、内关、大陵、神道、巨阙、膻中、安眠等穴,每次每穴2~3分钟;每日1次。刺激强度中等偏下,以微觉穴位处有酸胀感为度。

5. 贴敷疗法 将鲜茜草、葱白(3∶1)分别捣烂,混匀,制成直径约 1.8 厘米、厚度 0.2~0.4 厘米大小的药膏,敷于膻中、内关穴,并用胶布固定。每日换药 1 次。

6. 经络放松锻炼法 经络的放松锻炼法能最大限度地减低心肌耗氧量,同时由于机体神经、肌肉的放松又可促使增强冠状动脉的供血,因而该法治疗冠心病已被许多从事传统锻炼的锻炼者采用。通常情况下,要求锻炼者闭眼,放松全身的每一块肌肉。

7. 拔罐疗法

(1)腰背部闪罐法:俯卧位,家属先将患者腰背部常规消毒,将罐体拔住后立即起下,如此反复多次地拔住起下,开启腰背部,直至皮肤潮红、充血,或瘀血为度。每次起罐后慢慢活动腰部 2~3 分钟。每周 1 次。

(2)坐罐法:俯卧位,家属将拔罐部位消毒后,用闪火法把形成负压的罐体依次吸拔在脊柱两侧华佗夹脊穴处,强度以单手上提罐体能带动肌肉且患者能忍受为度,留罐时间10~15 分钟。每周 1 次。

8. 脐疗法 人工麝香 1 克,香附、檀香、白芷各 3 克,安息香 2 克。诸药共研细末,敷脐窝中,外以胶布或伤湿止痛膏封闭固定。每 5 日换药 1 次,休息约 1 周后再敷 5 日,循环往复,直至病愈。

9. 艾条温和灸 取艾条 1 支,将其一端点燃,灸膻中、内关、关元穴各 5~7 分钟,每日 1~2 次。

【编者按】 经络锻炼法可以明显地改善、减轻或消除冠心病患者胸闷、心悸、气促等症状,大部分病例心绞痛缓解,心律失常减轻,精神愉快,体力增强,食欲增加,睡眠改善,对其机制进行的探索,认为锻炼改善了大脑皮质的功能,调节自主神经功能活动,改善各系统器官功能的协调性和血流动力学情况,使冠状动脉扩张,侧支循环增加,有助于减少心肌的耗氧量,从而消除了冠心病的各种症状和体征。

三十七、黄褐斑

黄褐斑是一种以面部发生黄褐斑片为特征的皮肤病。由于妊娠妇女及肝病患者常有黄褐斑,故又有妊娠斑、肝斑之称;因为黄褐斑的形状常似蝴蝶,所以又名为蝴蝶斑。临床症状:皮损为淡褐色、深褐色或黑褐色斑片,其境界清晰,边缘常不整,形如地图或蝴蝶,对称分布于额、眉、颊、鼻、上唇等处,亦能使整个面部受累,褐斑表面光滑,无鳞屑,无自觉症状。

经络锻炼方法:

1. 按摩疗法 点按、点揉法按摩合谷、曲池、血海、大椎、百虫窝、丰隆、足三里等穴,每日1次,每次每穴2～4分钟;刺激强度宜强,以穴位处有明显痛感为度。一般经1个月治疗就会取得效果。

2. 贴敷疗法 取生薏苡仁60克,丹参90克,黄连30克,薄荷、藿香各20克,青黛10克,大黄120克,将上药研细、混匀备用。使用时取适量药末用黄酒调匀呈膏状,贴敷在合谷、曲池、血海、大椎、百虫窝、丰隆、足三里等穴处,外用胶布固定,每次选3～5个穴,每日一换。另外,也可用药末以芦荟汁调匀敷于面部患处,待干后去掉即可,每日1次。

3. 刺络拔罐法 将肺俞、膈俞、血海三穴部位严格消毒，用三棱针在穴位点刺，再在点刺部位拔火罐，留罐时间5~8分钟。起罐后，用消毒棉球擦净局部皮肤。每月2次。

4. 艾条温和灸 取艾条将其一端点燃，灸丰隆、足三里、风池、血海等穴各3~5分钟，每周3次。

5. 太极拳 每日晨起练习1小时。

6. 刮痧疗法 患者俯卧位，家属用刮痧板由上到下从腰背部左、右两侧进行刮治3~5遍，再从脊柱正中向两侧分别刮治2~4遍，轻重适量，以被刮部位皮肤轻至中度瘀血为度，每2周1次。

【编者按】 黄褐斑是临床常见的一种皮肤疾患，坚持治疗是能基本痊愈的，同时注意多饮水并保持大便通畅。

三十八、近 视

近视，简单地说就是看不清远处的东西。除少数由先天发育不全、疾病引起，多数近视的发生与平时不注意用眼卫生有关。

经络锻炼方法：

1. 意拳养生桩 垂提式。每次30分钟，每日2次。

2. 太极拳 每日晨起练习1小时。还可以练习八段锦和易筋经。

3. 头面保健经络锻炼法 每日30分钟。

4. 按摩疗法

(1)点按、点揉天应穴：闭目静坐，用左、右拇指点按、点揉天应穴，其余手指散开弯曲如弓状，支撑在前额上，按揉面不要大,每次1~2分钟。操作速度快慢适中,手要干净,手法由轻到重,刺激强度中等,以觉穴位处有明显酸胀感且微觉疼痛感为度(以下同此)。

(2)挤、按、揉睛明穴:用左手或右手拇指与食指相对挤按睛明穴,先向下按揉,然后向上挤揉。每次1~2分钟。

(3)点按、点揉四白穴:先将左右食指与中指并拢,放在紧靠鼻翼的两侧,拇指支撑在下颌骨凹陷处,然后放下中指,点按、点揉四白穴部位。每次1~2分钟。

(4)点按、点揉太阳穴:每次1~2分钟。

(5)点按、点揉瞳子髎穴:每次1~2分钟。

(6)点按、点揉承泣穴:每次1~2分钟。

(7)点按、点揉风池穴:每次1~2分钟。

(8)轮刮眼眶:握起四指,用左右拇指螺纹点按太阳穴,用左右食指的第二节在眼眶(太阳、攒竹、鱼腰、丝竹空、承泣、瞳子髎等穴)上轮刮1圈,先上后下,轮刮1圈。每次2~3分钟。一般每日3次。

5. 艾条温和灸 将艾条一端点燃,灸翳明穴10~15分钟,每日1次。

【编者按】 经穴按摩法可增强眼部血液循环,通经活络,改善眼部的神经营养,起到消除眼睛疲劳、预防和治疗近视的目的。同时,须注意用眼卫生。另外,建议少年儿童尤其是学龄前儿童,应尽量少看电视。

三十九、老年性阴道炎

正常的育龄妇女,卵巢分泌雌激素充足,阴道黏膜上皮增生肥厚，抗菌能力强，局部很少发炎。老年妇女的阴道发生改变，阴道局部抵抗力弱，因细菌侵袭而导致阴道发炎称为老年性阴道炎。其症状有阴道灼热感、下腹坠感、阴道分泌物呈水样或脓性，少数病人还有点滴出血及臭味。如炎症累及外阴口部，还能刺激尿道口引起尿频、尿痛等症状。阴道检查可见阴道壁及宫颈黏膜发红、水肿，还可见有点状或大片状出血斑，严重者可见黏膜浅层溃疡。西医对老年性阴道炎的治疗方法不外两方面。一是增加阴道黏膜抵抗力，可服用少量雌激素，使阴道黏膜增厚；另一方面是用一些抗生素，抑制细菌生长。

经络锻炼方法：

1. 太极拳　每日练习1小时。

2. 艾炷隔姜灸　取血海、关元、足三里、丰隆、肾俞等穴，隔日1次，每穴每次灸2～4分钟。

3. 熏洗　先选用0.5%醋酸、1%乳酸或1∶5000高锰酸钾液冲洗阴道，然后取蛇床子、地肤子各40克，五味子、黄柏各20克，煎汤熏会阴穴，每日1次，每次30分钟。

4. 按摩疗法　病人俯卧位，家属用擦法先在腰骶部往返按摩8～10遍，手法由轻到重，强度以患者能忍受为度；继之使用拍击法拍击腰背部及腰骶部，拍法力度以局部皮肤微红为度。再次点压或点揉会阴、委中、昆仑、太溪等穴各1～3分钟，点压穴位的治疗力度应以患者自觉有穴位局部的酸、麻、胀、痛等感觉，并能忍受为限度。治疗结束后，患者在床上继续休息5～10分钟，稍做肢体活动后再起床。

5. 贴敷疗法　取黄连、王不留行、细辛、威灵仙、生大黄、泽兰叶、防风各15克,当归尾30克,功劳叶、甘遂各20克。上药用黄酒2000毫升煎取药汁500毫升,过滤去渣,再熬药成膏,将药膏摊于牛皮纸上,贴敷肾俞、会阴穴上,1~2日后去掉,每月3~5次。

【编者按】 老年性阴道炎的诊断并不难,如果形成慢性炎症则长期不愈,能引发阴道狭窄,严重者可造成阴道闭锁及蓄脓。对该病应防重于治,目前研究确定了大豆里面含有一种雌激素,对老年性阴道炎有极好的预防和治疗作用。因此,建议患者在治疗的同时宜多食用豆制品。另外,已有不少人通过练太极拳在不知不觉中治愈了老年性阴道炎。

四十、类风湿关节炎

类风湿关节炎简称类风湿,是一种以关节病变为主的慢性全身性自身免疫性疾病。凡构成关节的各部分组织均可受到侵犯。其突出的临床表现呈对称的多发关节炎,特别以手足指、趾、腕、踝等小关节最易受累。早期或急性期发病关节呈红、肿、热、痛和运动障碍,晚期则关节强直或畸形,并有骨和骨骼肌萎缩。本病起病缓慢,常与其他免疫性疾病同时发病,在关节未变形之前易误诊,典型表现为疲倦、肌肉酸痛、关节晨僵、关节疼痛、关节肿胀、关节运动障碍。少数患者淋巴结及肝脾肿大,眼部有巩膜炎、角膜炎、结膜炎,侵犯心、肺时,出现二尖瓣病、胸膜炎、心慌、胸痛、咳嗽等症。

经络锻炼方法:

1. 按摩疗法

(1)循经按摩:先用搓法放松全身肌肉,然后用点按、点揉法沿十二正经的循行顺序逐穴按摩。按摩的时候一定要使每个穴位处都感觉有明显的酸痛,否则疗效会受影响,每日1次,不可放松。

(2)叩击疗法:手握成空拳,用屈曲的指背一侧在患者腰背部及各阿是穴痛处轮番往复叩击,以全身感觉舒适为度,每日1~2次。

2. 艾灸疗法

(1)艾炷隔姜灸:取鲜姜1块,切成直径3厘米左右、厚0.3~0.4厘米的薄片,中间用针刺几个小孔,然后将姜片置于犊鼻、足三里、阳陵泉、关元等穴位上,将艾炷放在姜片上点燃,每穴各灸1~3壮,每日1次。

(2)艾条温和灸:取艾条将其一端点燃,灸肾俞3~5分钟,然后灸各个疼痛关节,每日1次。

(3)温灸盒灸:先俯卧位,用大号温灸盒横放在腰部(腰眼、命门、肾俞穴处),将艾炷点燃置于温灸盒内,灸10~15分钟;然后再仰卧位,选用中号温灸盒横放在关元穴处,将艾炷点燃置于温灸盒内,灸5~7分钟,每日1次。

(4)艾炷非化脓灸:取俯卧位,从上到下灸华佗夹脊穴2~3壮,每次灸1侧,每周1次。

3. 意拳养生桩 卧式二。每日1次,每次40分钟。

4. 站式八段锦 每日练习全套路1遍。

5. 走罐法 取俯卧位,家属先将患者腰背部进行常规消毒,用闪火法将罐体拔于皮肤上,循着腰背肌上下推拉罐体,可急可缓,可轻可重,但要柔和。在与皮肤接触过程中,以罐口把皮肤刮出红色并逐步形成紫黑色或鲜红色为度。

治疗时,应密切观察皮肤状况,以免刮破。每次起罐后慢慢活动腰背部2~3分钟。每月3次。

6. 贴敷疗法 将人工麝香5克,附子、木香、丁香、乳香、没药、雄黄、白芥子、胡椒各30克,碾末混匀,用生姜汁加工成直径1厘米、厚0.2厘米的膏药,从上而下贴敷华佗夹脊穴,外用胶布固定;每次贴12~18小时。每周2次。

【编者按】 对于类风湿关节炎患者,经络锻炼法非常适用,经络锻炼对延缓关节损伤、减轻和控制疾病发展进程、提高生存质量等方面的作用,是其他治疗手段无可比拟的。该病患者面临的选择是躺在病床上等待,还是主动地去应用经络锻炼法战胜疾病的问题。

四十一、慢性鼻炎

慢性鼻炎是一种常见的鼻腔黏膜及黏膜下层的慢性炎症,通常包括慢性单纯性鼻炎和慢性肥厚性鼻炎。慢性单纯性鼻炎的主要症见为鼻塞,多涕,鼻涕常为黏液性,较黏稠,脓性分泌物多于感染后出现,鼻涕长期刺激鼻前庭和上唇的皮肤可使之变红,发生湿疹或毛囊炎;鼻涕向后流入咽喉,可出现咽喉不适、多痰等症状。慢性肥厚性鼻炎的主要症见为鼻塞声重,多呈持续性,嗅觉可减退,鼻涕通常不多,呈黏液性或黏脓性,不易擤出;若肥大的下鼻甲后端压迫咽鼓管咽口,可出现耳鸣、听力减退。

经络锻炼方法:

1. 意拳养生桩 垂提式。一般在睡前1小时锻炼为好,每次30分钟。

2. 按摩疗法 点按、点揉法按摩迎香、印堂、上星、风池、口禾髎、鼻通、人中、印堂等穴。每日1次,每次每穴3～5分钟,刺激强度中等偏上,以穴位处有酸胀且有中度疼痛感为度。对急性发作者,加合谷、列缺、大椎三穴,每次每穴点揉法按摩3～5分钟;对慢性发作者加足三里穴,用点揉法按摩,手法宜轻。

3. 艾灸疗法

(1)艾条温和灸:取艾条将其一端点燃,灸少商、迎香各5～7分钟,每日1次。灸迎香穴时患者须闭眼。

(2)艾炷隔姜灸:取鲜姜1块,切成直径3厘米左右、厚0.3～0.4厘米的薄片,中间用针刺几个小孔,然后将姜片置于迎香(患者须闭眼)、印堂、上星、风池、关元等穴位上,将艾炷放在姜片上点燃,每穴各灸1～3壮;每日1次。

4. 头面保健经络锻炼法 每日做1遍。

5. 贴敷疗法 生马钱子3克,细辛、防风各15克,当归尾30克。上药共研细末。用时以少量米醋调成药膏摊于牛皮纸上,贴敷于肺俞、迎香、风池穴穴位上,1～2日后去掉。每周1次。

【编者按】 慢性鼻炎的经络治疗具有独特疗效,患者只要坚持经络锻炼治疗,定能彻底治愈。

四十二、慢性腹泻

慢性腹泻是一个临床上常见的症状,主要表现为大便次数增多,粪便不成形,呈溏软、溏稀、薄状或稀水样,或带黏液脓血,或含多量脂肪。临床上如腹泻持续或频频反复超过2个月以上者,即可称为慢性腹泻。可由于慢性消化性疾病,消化系以外的慢性疾病及其他原因而引起。慢性腹泻的病理改变主要为器质性,个别或有时为功能性。

经络锻炼方法:

1. 意拳养生桩 多采用托抱式站桩法。时间以每次30分钟左右为宜,每日锻炼2次。

2. 站式八段锦 第一式两手托天理三焦;第三式调理脾胃臂单举;第六式两手攀足固肾腰。在养生桩锻炼结束后随即锻炼20分钟即可。

3. 易筋经 每日练习1个套路。

4. 按摩疗法 先以掌揉法揉腹部,待腹部有温热感后再以点按、点揉法按摩曲池、上廉、手三里、上巨虚、下巨虚、太白、三阴交、公孙、水分、上脘、下脘、关元、神阙、百会、命门、长强、商曲、肓俞、中注、委中、关元俞、小肠俞、肾俞、脾俞、三焦俞、阴陵泉、腹结、商丘、足三里等穴位,每次选用6~8个穴,每穴每次点揉3~4分钟,足三里、关元、肾俞穴必选,每日1~2次;每次每穴2分钟。刺激强度中等偏上,以觉穴位处有酸胀、痛感为度。

5. 艾灸疗法

(1)艾条温和灸:取艾条将其一端点燃,灸肾俞、上脘、下脘、关元各3~5分钟,每日1次。

(2)温灸盒灸:用大号温灸盒灸腹部30分钟。

(3)艾炷隔盐灸:灸手三里、上巨虚、下巨虚、三阴交、命门、长强、关元俞、脾俞、三焦俞、腹结等穴,每日1次,每次选用3~4个穴,每穴每次灸5~7分钟,脾俞穴必选,直至病愈。

(4)艾炷隔姜灸:取鲜姜1块,切成直径3厘米左右、厚

0.3～0.4厘米的薄片,中间用针刺几个小孔,然后将姜片置于大肠俞、腰眼、跟上(与内踝平行,跟腱上2寸)、关元等穴位上,将艾炷放在姜片上点燃,每穴各灸1～3壮;每日1次。

(5)隔盐温灸盒灸:取干燥洁净粗盐平铺于腰部,厚度约0.3厘米,选用大号温灸盒,置于患者腰部,将艾炷点燃置于温灸盒内,灸20～30分钟;每日1次。

(6)艾炷非化脓灸:取俯卧位,灸肾俞2～3壮,灸足三里6～9壮,灸商丘3～5壮。每次灸1侧穴位,每周2次。

6. 贴敷疗法 将党参2克,黄芪3克,升麻1克,人工麝香0.2克共碾成极细末,取药末填敷于患者神阙(脐)穴中,外以纱布覆盖,胶布固定。5日后去掉,休息10日后再贴敷。须严格防止感染。

7. 沙热敷法 选择颗粒大小均匀、没有杂质且干燥的细沙适量,倒入铁锅中,用文火慢慢加热,边加热边搅拌,待温度达55℃～60℃时,装入大小合适的布袋内,扎紧袋口,敷于腹部;每次热敷20～30分钟,每日1次。

【编者按】 慢性腹泻的治疗只要按照以上经络锻炼法去做,是可以治疗的,需提醒读者,注意饮食卫生和腹部保暖。

四十三、慢性肾炎

慢性肾炎通常是指肾脏的慢性炎症,在我国的发病率很高,常可导致肾衰竭,危及生命。慢性肾炎临床常见有腰部酸痛、低热、头昏、食欲减退、恶心呕吐、头晕乏力、体重减轻及面色萎黄等症状,部分患者有轻度的面部或下肢水肿,少数患者反复发作血尿,并可有或无症状性菌尿,在出现肾衰竭前可有夜尿多的表现。儿童患者另有表现为畏食、精神委靡、贫血、发育不良和生长迟缓,还可见遗尿或尿失禁。

经络锻炼方法:

1. 意拳养生桩 多采用预备式站桩法。时间以每次15分钟左右为宜,每日锻炼2~3次。

2. 站式八段锦 第一式两手托天理三焦;第三式调理脾胃臂单举;第六式两手攀足固肾腰。在养生桩锻炼结束后随即锻炼10分钟即可。

3. 按摩疗法

(1)穴位按摩:以点按、点揉法按摩曲池、三阴交、水分、关元、百会、命门、长强、委中、关元俞、肾俞、脾俞、足三里等穴位,每次选用6~8个穴,每穴每次点揉3~4分钟,足三里、肾俞穴必选,每日1次;每次每穴3分钟。刺激强度中等,以觉穴位处有酸胀感为度。

(2)腰部按摩:俯卧位,用擦法以中等强度在腰骶部反复按摩15~20分钟,至患者腰部有温热感为止,然后用点按法按压上髎、次髎、中髎、下髎穴各2分钟。最后用拳击法,两手握成空拳,用屈曲的指背一侧在患者腰部轮番往复捶击。每次5~8分钟,每日1次。

4. 艾灸疗法

(1)艾条温和灸:取艾条将其一端点燃,灸关元、命门、长强、委中、肾俞、脾俞各3~5分钟,每日1次。

(2)温灸盒灸:先俯卧位,用大号温灸盒横放在腰骶部,将艾炷点燃置于温灸盒内,灸10~12分钟;然后再仰卧位,选用中号温灸盒横放在关元穴处,将艾炷点燃置于温灸盒内,灸5~8分钟;每日1次。

(3)艾炷隔姜灸:取鲜姜1块,切成直径3厘米左右、厚0.3~0.4厘米的薄片,中间用针刺几个小孔,然后将姜片置于命门、腰眼穴、肾俞、关元等穴位上,将艾炷放在姜片上点燃,每穴各灸1~3壮;每日1次。

(4)隔盐温灸盒灸:取干燥洁净粗盐平铺于腰部,厚度约0.3厘米,选用大号温灸盒,置于患者腰部,将艾炷点燃置于温灸盒内,灸10~12分钟;每日1次。

5. 头面保健经络锻炼法 每日做2套。再同时配合如下食疗:白母鸡1只,丹参30克,黄芪90克,黏大米、香油各150克,蜂蜜60克,紫皮蒜3瓣。将鸡开膛去肠,将上药全部装入鸡肚内,炖熟。随时吃,每日1只,5日为1个疗程。

6. 贴敷疗法 当归15克,细辛、白芍、大黄各9克,黄芪12克,云南白药6克,蜂蜜、黄酒各等量。将上述药物研成细末,再加入搅匀的黄酒和蜂蜜制成药膏。将药膏平摊在腰部,每次6小时,每日1次,15日为1个疗程。

7. 拔罐疗法

(1)坐罐法:俯卧位,家属将拔罐部位消毒后,用闪火法把形成负压的罐体吸拔在腰眼、委中、肾俞、八髎、足三里等穴位处,强度以单手上提罐体能带动肌肉且患者能忍受为度,留罐时间10~15分钟。起罐后慢慢活动腰部2~3分钟。每日1次。

(2)药罐疗法:取金匮肾气丸(水丸)100克、六味地黄丸(水丸)50克,加入适量的清水放于砂锅内置于火上,煎煮10分钟后,再将竹罐放入砂锅中一起煮5分钟。用镊子将罐口朝下夹出,迅速用凉毛巾紧扣罐口,立即将罐拔在腰眼、委中、肾俞等穴位上,留罐时间10分钟,每日1次,10次为1个疗程。

【编者按】 慢性肾炎的养生桩法和穴位按摩疗法是中医特色治疗,坚持经络锻炼法辅助治疗慢性肾炎在缓解临床症状、减轻疾病支出、提高患者身体免疫力及减少并发症等方面大有脾益。

四十四、慢性胃炎

慢性胃炎是胃黏膜上皮遭到各种致病因子的经常反复侵袭,发生持续性慢性炎症性病变,由于黏膜的再生改造,最后导致固有的腺体萎缩,并可伴有肠上皮化生及异型增生或非典型增生的癌前组织学病变。慢性胃炎一般表现为胃痛、上腹胀满、嗳气和食欲缺乏等症状,有的无症状;浅表性胃炎临床症见上腹隐痛、上腹饱胀不适、嗳气、食欲缺乏、泛酸、恶心等症状;萎缩性胃炎临床症见上腹胀满、痛或不痛,部分患者有贫血、消瘦等表现。

经络锻炼方法:

1. 意拳养生桩 卧式二或垂提式。一般在饭后2小时锻炼为好,每次30分钟,每日2次,多数患者在坚持锻炼6个月后会治愈。

2. 太极拳 每日锻炼40分钟或更长。

3. 站式八段锦 每日练习全套1次。

4. 艾灸疗法

(1)艾条温和灸:患者取合适体位,家属取艾条2支,将其一端点燃,双手同时灸肾俞、足三里、下脘、中脘、上脘各

3～5分钟,然后灸一侧三阴交穴2～4分钟。每日1次。

(2) 隔姜雀啄灸:取鲜姜1块,切成直径3厘米左右、厚0.3～0.4厘米的薄片,中间用针刺几个小孔,然后将姜片置于患者肾俞、足三里穴位上,点燃艾条,采用雀啄法一上一下地隔姜对穴位施灸,强度以局部有灼痛感为度,每穴每次灸10～15分钟,每日灸治一侧穴位,10次为1个疗程。

(3) 温灸盒灸:取仰卧位,家属选用大号温灸盒,将温灸盒放在患者中下腹部,将艾炷点燃置于温灸盒内,灸15～20分钟;每日1次。

(4) 艾炷非化脓灸:取穴足三里、下脘、中脘、上脘、合谷、不容、梁门、关门、天枢等,隔日1次,每次选2～4穴,每穴每次灸2～4壮,足三里穴必选,尤其在夏季三伏天灸效果更好。

5. 按摩疗法　先用掌摩法摩腹,手法宜轻,方向为顺时针,时间为15～20分钟,然后点揉法按摩足三里、公孙、曲泽、内关、下脘、中脘、落枕穴、里内庭等穴,每日1次;每次每穴2～3分钟。刺激强度中等偏下,以微觉穴位处有酸胀且有轻度疼痛感为度。胃肠神经官能症者加点揉双侧太冲穴、合谷穴各3～5分钟,宜强刺激,有明显痛感为度;头晕者加点揉丰隆、百会、风池等穴各3～5分钟,中等刺激强度。每日1次,以午后或睡前按摩最佳,按摩前先排空大小便。

【编者按】　对慢性胃炎的治疗,目前绝大多数采用口服消炎药及健胃消食类药物治疗,其治疗临床症状的作用是不容否定的,但时间长了患者就会感到效果越来越差,原因是治疗无针对性。事实上对慢性胃炎的治疗经络锻炼法应是首选的，尤其对于严重消化障碍的患者，难以想象大把大把的药物何以消化吸收。再有，笔者在临床遇见不少患者缺乏必要的医学常识，他们忽略了肝、胆、胰腺等脏器对消化的作用，同时受文化及经济状况不佳的影响，往往又疏于必要的检查，结果将早期肝硬化等疾患简单地认为是胃部疾病治疗，延误了最好的治疗时机。

四十五、慢性咽炎

慢性咽炎为咽部黏膜、黏膜下及淋巴组织的弥漫性炎症。临床表现为咽部可有各种不适感觉，如灼热、干燥、微痛、发痒、异物感、痰黏感，习惯以咳嗽清除分泌物，常在晨起用力清除分泌物时，有作呕不适，通过咳嗽，清除出稠厚的分泌物后症状缓解。

经络锻炼方法：

1. 意拳养生桩 垂提式。每次30分钟，每日2次。

2. 头面保健经络锻炼法 头面保健经络锻炼法中叩齿、搅海、鼓漱三法。对该病有特别治疗作用。

3. 太极拳 每日练习1小时。

4. 艾条温和灸 取穴尺泽、列缺、经渠、太渊、鱼际、少商、商阳、合谷、曲池等，每次选用2~4个穴，每穴每次灸2~4分钟，隔日1次。

5. 按摩疗法 点按、点揉法按摩尺泽、列缺、经渠、太渊、鱼际、少商、商阳、合谷、曲池、丰隆、内庭、极泉、少泽、前谷、太溪、悬钟、太冲、风府、风池等穴，每日1次，每次选用4~6个穴，每次每穴3~5分钟。刺激强度中等，以穴位处有酸胀且有中度疼痛感为度。恶心患者加点揉双侧内关穴各3~5分钟,宜轻刺激。

6. 贴敷疗法 将冰片5克,黄芩、黄芪、白芥子各30克,碾末混匀,用生姜汁加工成直径1厘米、厚0.2厘米的膏药,贴敷太渊、合谷、曲池、丰隆、太溪、风府、风池等穴,外用胶布固定;每次选3个穴位,贴12~18小时。每周2次。

【编者按】 慢性咽炎的治疗效果与戒烟否有关。

四十六、慢性支气管炎

慢性支气管炎简称慢支,凡以咳嗽、咳痰为主要症状或部分患者伴发喘息,每年发作累计3个月以上,并持续2年或2年以上者,且能排除心肺其他疾患引起的咳嗽、咳痰、喘息症状的称为慢性支气管炎。慢支的主要症状为晨起咳嗽并咳少量黏液性稀痰,冬季加重,反复发作,咳大量白痰,甚至喉中喘鸣,并有脓痰,偶可见痰中带血。

经络锻炼方法:

1. 意拳养生桩 卧式二或垂提式。一般在晨起锻炼为好,每次30分钟。

2. 太极拳 每日练习1小时。

3. 艾灸疗法

(1)艾炷隔姜灸:取穴膻中、定喘、合谷、肺俞、心俞、膈俞等,每次选用2~3个穴,每穴每次灸2~4分钟,隔日1次。

(2)温灸盒灸:俯卧位,用大号温灸盒横放在腰部,将艾炷点燃置于温灸盒内,灸10~12分钟;每周1~2次。

4. 按摩疗法 点揉法按摩合谷、气户、乳根、丰隆、天溪、大杼、肺俞、心俞、膈俞、太溪、步廊、身柱、膻中、定喘等穴,每日1次;每次每穴2～3分钟。刺激强度中等偏下,以微觉穴位处有酸胀且有轻度疼痛感为度。

5. 贴敷疗法 白芥子、细辛、生甘草、麻黄各50克,研成细末备用;使用时用鲜姜汁将药末调成浓膏状,然后制成直径1.8厘米、厚度0.5厘米大小的药片数枚,将该膏药片贴在肺俞、膈俞、膻中、定喘、足三里、肾俞、大椎等穴位处,每次贴4个穴位,外用胶布固定,贴药后以贴药穴位处有灼热感出现即可去掉,最长不超过16小时。每周1次。

6. 药罐疗法 取红花、麻黄、桂枝各50克,藿香、柴胡、黄芪、黄芩、浙贝母、生地黄各30克,杏仁、冰片各5克;装入纱布袋内,扎紧袋口后放入砂锅中,然后加入适量的清水放置于火上,煎煮20分钟后,再将竹罐放入砂锅中一起煮20分钟。用镊子将罐口朝下夹出,迅速用凉毛巾紧扣罐口,立即将罐拔在肺俞、膈俞、肾俞、大椎上,留罐时间10～15分钟,每日1次,15次为1个疗程。

【编者按】 慢性支气管炎天久不治会导致慢性阻塞性肺气肿和慢性肺源性心脏病,贴敷法治疗慢性支气管炎有数百年的历史,值得推广。

四十七、前列腺炎

前列腺炎是以前列腺实质感染、充血、肿胀、炎细胞浸润、腺上皮坏死,甚至小脓肿形成为主要病理改变的疾病。前列腺炎有急、慢性之分,主要症状有尿急、尿频、尿痛、排尿困难、疼痛(会阴部痛、后尿道痛、腰骶部痛、射精痛)、反射痛

(阴茎、睾丸、腹股沟、大腿内侧、臀部)、尿道灼热、阴囊潮湿、阳痿、遗精、早泄、乏力、头晕、失眠、情绪低落、性欲减退、大便溏等。

经络锻炼方法:

1. 意拳养生桩 坐式一、卧式或预备式。每次 30 分钟,每日 2 次。

2. 太极拳 每日晨起练习 1 小时。

3. 按摩疗法 点按、点揉法按摩养老、复溜、水沟、跗阳、丰隆、委中、腰眼、夹脊、肾俞等穴,每日 1 次;每次每穴 2~4 分钟。刺激强度中等偏下,以微觉穴位处有酸胀且有轻度疼痛感为度。

4. 艾灸疗法

(1)艾条温和灸:取艾条 2 支,将其一端点燃,双手同时灸肾俞、命门各 10~15 分钟,然后灸一侧太溪、三阴交各 5~10 分钟,再灸丰隆穴 2 分钟(下次灸另一侧太溪和三阴交穴),每日 1~2 次。

(2)温灸盒灸:先俯卧位,用大号温灸盒横放在腰眼穴、大肠俞、次髎穴上,将艾炷点燃置于温灸盒内,灸 15~20 分钟;然后再仰卧位,选用中号温灸盒横放在关元穴处,将艾炷点燃置于温灸盒内,灸 15~20 分钟;每日 1~2 次。

(3)艾炷隔姜灸:取鲜姜 1 块,切成直径 3 厘米左右,厚 0.3~0.4 厘米的薄片,中间以针刺几个小孔,然后将姜片置于腰眼、肾俞、关元等穴位上,再将艾炷放在姜片上点燃,每穴各灸 1~3 壮;每日 1 次。

(4)隔盐温灸盒灸:取干燥洁净粗盐平铺于腰部,厚度约

0.3厘米,选用大号温灸盒,置于患者腰部,将艾炷点燃置于温灸盒内,灸10~15分钟;每日1次。

5. 沙热敷法 取油菜籽大小和黄豆大小沙粒各一半混匀备用。使用时取适量沙粒放在铁锅内炒热,趁热出锅,用布包裹后敷于下腹部,热敷的温度要适当,以患者感到舒适、能耐受为度,每次热敷10~15分钟,每日1次。

6. 贴敷疗法 将人工麝香5克,附子30克,黄柏、牛膝、焦栀子、红花、当归、川芎、清半夏各40克,碾末混匀,用生姜汁加工成直径1厘米、厚0.2厘米的膏药,贴敷关元、会阴、长强、肾俞、命门等穴,外用胶布固定;每次贴12~18小时。每周1次。

【编者按】 对前列腺炎的防治要从青春期开始,并须特别注意夫妻生活时的卫生保健。

四十八、三叉神经痛

三叉神经痛是一种病因尚未明了的神经系统常见疾患。其特点是三叉神经分布区域内出现阵发性、反复发作的剧烈疼痛,多发生于40岁以上的中年人或老年人,女性略多于男性,大多数为单侧性,少数为双侧性。三叉神经痛的症状特点是三叉神经分布区出现撕裂样、通电样、切割样、针刺样或犹如拔牙样疼痛,疼痛发生急骤、剧烈,有无痛间歇,间歇期长短不定,短者仅数秒、数分钟,或数小时乃至数天,长者可达数年,突然发作,突然停止。每次发作十几秒钟至1~2分钟,发作时用手遮面用力捂脸,呈极度痛苦的表情。疼痛常先起始于三叉神经的一个小分支,以后逐渐扩延,由下向上或由上向下,大多数情况下活动时易发作,常见于咀嚼运动、刷牙、洗脸、谈话,有时简单的张嘴、光刺激即可诱发;此外,打喷嚏、哭、舌头活动、转头、进食、饮水、面部吹风、皮肤的触摸都可诱发。凡能引起疼痛的部位叫扳机点,疼痛多为一侧性,少数可为两侧性,但也不是同时发病。

经络锻炼方法:

1. 意拳养生桩 卧式二或垂提式。一般在饭前1小时锻炼为好,每次30分钟,每日2次。

2. 太极拳 每日晨起练习1小时。

3. 艾灸疗法

(1)艾条温和灸:取艾条将其一端点燃,灸听会、上关、风池各3~5分钟,再灸三阴交穴2分钟。每日1次。

(2)艾炷隔姜灸:取鲜姜1块,切成直径3厘米左右、厚0.3~0.4厘米的薄片,中间用针刺几个小孔,然后将姜片置于听会、上关、脑户、足三里等穴位上,再将艾炷放在姜片上点燃,每穴各灸1~3壮;每日1次。

4. 按摩疗法 点按、点揉法按摩听会、上关穴,每次每穴5~8分钟。刺激强度中等,以穴位处有酸胀且有中度疼痛感为度。每日1次。

5. 头面保健经络锻炼法 头面保健经络锻炼法中的叩齿锻炼法。每日锻炼2~3次。

6. 刺络拔罐法 患者仰卧位,家属将拔罐部位(颊车穴和太阳穴)严格消毒,用三棱针在颊车穴和太阳穴点刺,再在点刺部位拔火罐,留罐时间5~8分钟。起罐后,宜用消毒棉球擦净局部皮肤。

7. 贴敷疗法 生马前子3克,生大黄、红花、防风各15

克,蜈蚣2条。碾末混匀,用生姜汁加工成直径1厘米、厚0.2厘米的膏药,贴敷太阳穴及合谷穴,外用胶布固定;每次贴12~18小时。每周2次。

【编者按】 三叉神经痛的经络锻炼防治,要在疼痛发作的间隙期,持续不断地实施。

四十九、神经衰弱

神经衰弱是由于大脑神经活动长期持续性过度紧张,导致大脑的兴奋抑制功能失调而产生的。其主要表现为兴奋性增高,如易激动、易伤感、感觉器官对机体内部及外界刺激过敏,睡眠障碍,记忆力减退,脑力及体力劳动后均易疲劳,工作学习效率低,自主神经功能障碍,焦虑不安及多疑等。

经络锻炼方法:

1. 意拳养生桩 卧式二或垂提式。一般在睡前1小时锻炼为好,每次30分钟,有特效。

2. 太极拳 每日晨起练习1小时。

3. 艾灸疗法

(1)艾条温和灸:晚上临睡前用温水泡脚10分钟,擦干后仰卧于床,盖好被褥露出双脚,由施灸者点燃艾条卷,对准涌泉穴行温和灸,使病人感到温热舒适不烫为度。每侧各灸5~8分钟,每日1次,10次为1个疗程。

(2)温灸盒灸:取俯卧位,选用中号和小号温灸盒,将中号盒放在患者命门及一侧肾俞、志室穴上,小号盒放在另一侧的肾俞及志室穴上,将艾炷点燃置于温灸盒内,同时灸15~20分钟;每日1~2次。

4. 按摩疗法　头部叩击法。取坐位或卧位,用两手的手指尖和指腹处交替叩击头部各处,叩击的力度以觉舒适为度。每次20~30分钟,每日早、晚各1次。

5. 贴敷疗法　朱砂3~5克。将朱砂研末,用干净的布一块,涂糨糊少许,将朱砂末均匀黏附于上。外敷足心涌泉穴,胶布固定。用前先用热水浴足,睡前贴敷,每日1次,连续3~5日。

6. 药枕疗法　黄连、牡丹皮、龙骨、磁石各500克,生地黄、肉桂各300克,细辛150克。将上药一起烘干,共研为粗末,混匀后装入枕芯,制成药枕。让患者睡眠时枕用。

【编者按】　对神经衰弱的治疗,主要原则是消除引起紧张的原因,调整紧张引起的大脑功能失调。从性格上说,那些偏于胆怯、自卑、敏感、多疑、依赖性强、缺乏自信,或过于主观任性,急躁好强,自制力差的人易患神经衰弱。神经衰弱患者应认清病因并认识到本病是可以治愈的,树立信心,消除紧张和疑虑,保持心情愉快舒畅,发挥主观能动性,掌握经络锻炼对神经衰弱的作用和疗效,持之以恒。

五十、失　眠

失眠即睡眠障碍,是指睡眠时间和质量不能达到正常睡眠要求,从而出现疲乏、注意力不集中、情绪不佳等难受的感觉。睡眠的时间和质量要以平素睡眠习惯为标准,而且只有连续长期无法成眠才算患有失眠症,时间至少3周以上。失眠是一种最常见的睡眠障碍,由于患者睡眠的质和量不能满足个体的生理需要,从而白天出现疲乏嗜睡、精神不振、注意力不集中、头脑不清、情绪低落等难受的感觉。因此,在临床上诊断失眠必须具备两点:不仅有睡眠量减少的睡眠生理功能障碍主诉,同时还要有睡眠不足所致的白天疲倦困乏、头昏脑胀等躯体不适症状。随着社会发展,生活节奏加快,工作学习紧张,失眠的发病率不断上升。目前,日本人发病率在18%～23%,美国人在32%～35%,我国的失眠患者亦日趋增多,发病率在30%左右。失眠已不仅是医学问题,同时逐渐成为社会问题。

经络锻炼方法:

1. 意拳养生桩 卧式二或垂提式。一般在睡前1小时锻炼为好,每次30分钟,每日2次。

2. 太极拳 每日晨起练习1小时。

3. 艾灸疗法

(1)艾条温和灸:患者取合适体位,家属取艾条2支,将其一端点燃,双手同时灸肾俞、命门各6～8分钟,然后灸一侧太溪、三阴交各5～7分钟,再灸外关穴2分钟(下次灸另一侧太溪和三阴交穴)。每日1次。

(2)隔姜雀啄灸:取鲜姜1块,切成直径3厘米左右、厚0.3～0.4厘米的薄片,中间用针刺几个小孔,然后将姜片置于患者命门、肾俞、足三里穴位上,点燃艾条,采用雀啄法一上一下地隔姜对穴位施灸,强度以局部有灼痛感为度,每穴每次灸5～8分钟,每日灸治一侧穴位,10次为1个疗程。

(3)温灸盒灸:仰卧位,家属选用大号温灸盒,将温灸盒放在患者中脘、关元、气海穴上,再将艾炷点燃置于温灸盒内,同时灸15～20分钟;另取艾条2支,将其一端点燃,双手同时灸足三里,灸10分钟;每日1~2次。

4. 拔罐疗法

(1)走罐法:取俯卧位,家属先将患者腰背部进行常规消毒,再在腰背部或火罐口内涂以适量介质,如润滑液等,用闪火法将罐体拔于皮肤上,循着腰背肌上下推拉罐体,可急可缓,可轻可重,但要柔和。为追求强刺激效果,也可用不涂任何润滑液的走罐法。在与皮肤接触过程中,以罐口把皮肤刮出红色并逐步形成紫黑色或鲜红色为度。治疗时,应密切观察皮肤状况,以免刮破。每次起罐后慢慢活动腰背部2~3分钟。每周1次。

(2)坐罐法:取俯卧位,家属将拔罐部位消毒后,用闪火法把形成负压的罐体吸拔在脊柱两侧膀胱经穴位处,从上到下排列成两排,强度以单手上提罐体能带动肌肉且患者能忍受为度,留罐时间10~15分钟。起罐后慢慢活动腰部2~3分钟。每日1次,10次为1个疗程。

(3)药罐法:取淫羊藿、当归、肉桂、川乌各50克,朱砂5克,茯苓20克,川芎30克,白芍100克,装入纱布袋内,扎紧袋口后放入砂锅中,然后加入适量的清水放置于火上,煎煮20分钟后,再将竹罐放入砂锅中一起煮20分钟。用镊子将罐口朝下夹出,迅速用凉毛巾紧扣罐口,立即将罐拔在腰背部及腰眼穴,留罐时间10~15分钟,每月3次。

5. 按摩疗法 一般穴位按摩疗法。先用掌揉法轻揉患者额头部5分钟以使精神放松,其次用点揉法按摩百会、率谷、囟会、安眠各2~3分钟,并重复以上过程2次。再用点按及点揉法按摩风池穴3~4分钟,最后同样以点按及点揉法按摩合谷穴1～2分钟,要求双手同时进行按摩,强度以被按摩穴位局部酸胀感,患者能忍受并感觉舒适为度。每日可进行1次。在一般穴位按摩疗法治疗失眠的基础上,针对失眠的发病特点和失眠伴有头痛的患者可选择下列穴位按摩以加强疗效及加强治疗的针对性。失眠伴前额痛者:点揉及点按印堂、上星、头维、内庭、鱼腰、攒竹等穴各2分钟。较适用于神经性失眠患者。失眠伴头顶部疼痛者:点揉及点按通天、行间、太冲、至阴、后溪、内关、涌泉等穴各2分钟,较适用于高血压及卒中后遗症失眠患者的治疗。失眠伴后头痛及头枕部疼痛者:点揉及点按后顶、天柱、昆仑、后溪、申脉等穴各3分钟,多用于颈椎病、脑震荡后遗症、高血压、卒中后遗症等疾病引起的失眠。失眠伴偏头痛及三叉神经痛者:点揉及点按头维、外关、悬颅、足临泣、颊车等穴各4分钟。失眠伴风寒感冒者:点揉及点按列缺、风门、少商、曲池等穴各3分钟。失眠伴风热感冒者:点揉及点按曲池、大椎、外关等穴各3分钟。肝气郁结失眠者:点揉及点按气海、行间、足三里、涌泉等穴各3分钟,适用于高血压、精神神经疾患导致的失眠患者。气血虚弱及脾胃虚弱失眠者:点揉及点按气海、肝俞、脾俞、合谷、足三里、关元、命门等穴各2分钟。肾虚失眠者:点揉及点按心俞、肾俞、太溪、命门、关元、三阴交等穴各2分钟。

6. 贴敷疗法 将朱砂、石菖蒲各5克,研末过120目筛,蜂蜜20克炼至滴水成珠,共混匀,加工成直径1厘米,厚0.2厘米的药饼;每晚睡前浴足后,贴敷双足涌泉穴,外用胶布固定并按摩3～5分钟,以穴位热、胀感为止。每日换药1

次,按摩次数不限。连续7~10日。

7. 脐疗法 将人工麝香、龙骨、狗骨、蛇骨、附子、木香、丁香、乳香、没药、雄黄、朱砂、五灵脂、夜明砂、胡椒、小茴香、两头尖(红背银莲花)、青盐各50克,共研末。艾炷若干。荞麦面适量,碾成极细末,装瓶密闭备用。使用时先用荞麦面在脐周围成一圈,再取药末30克,填敷于患者脐孔中,然后用艾炷置于药粉上点燃灸之,连灸20壮,最后去除脐周的荞麦面,将脐部以纱布覆盖,胶布固定。

8. 经络放松锻炼法 每晚睡前练习1次。

【编者按】 众所周知,人生约有1/3的时间在睡眠,睡眠的功能概括起来大致有以下几个方面:储存能量、恢复体力、消除疲劳;保护大脑、提高工作效率;增强机体免疫力、预防疾病发生;促进儿童生长发育;延缓衰老、促进长寿;增强记忆力、保证大脑发挥最佳功能;促进皮肤血循环。因此,良好的睡眠对人体的作用是显而易见的。正因为如此,本节在介绍失眠的经络锻炼防治上,力求详细一点儿,给大家提供更多的防治方法和思路。其他的疾病同样有很多经络锻炼防治法,读者可以在选定经络、穴位和药物后参照使用。

五十一、痛 经

妇女在行经前后,或行经期间,小腹或腰部疼痛,甚则剧痛难忍,常可伴有面色苍白,头面冷汗淋漓,手足厥冷,泛恶呕吐等,并随着月经周期而发作,称为"痛经"。本症可见于子宫发育不良、过度前倾和后倾、子宫颈管狭窄、子宫内膜呈片状排出、盆腔炎和子宫内膜异位症等病。

经络锻炼方法:

1. 意拳养生桩 各式均可。每次 30 分钟,每日 2 次,行经期停练。

2. 艾灸疗法

(1)艾条温和灸:取艾条 2 支,将其一端点燃,灸血海、太冲、三阴交穴各 5~8 分钟,每日 1~2 次。

(2)温灸盒灸:仰卧位,用大号温灸盒横放在中下腹部,将艾炷点燃置于温灸盒内,灸 15~20 分钟,每日 1~2 次。

(3)艾炷隔姜灸:取鲜姜 1 块,切成直径 3 厘米左右,厚 0.3~0.4 厘米的薄片,中间用针刺几个小孔,然后将姜片置于腰眼穴、关元、肝俞、肾俞、足三里等穴位上,再将艾炷放在姜片上点燃,每穴各灸 1~3 壮,每日 1 次。另外,若身体偏寒(症见经前或经期小腹冷痛,重则连及腰背,得热痛减)者,在上述治疗基础上加灸中极、地机、水道,每穴各灸 1~3 壮;每日 1 次。肾虚(症见月经后小腹隐痛,按之痛减,月经量少色淡,质稀,腰膝冷痛,头晕耳鸣等)者,在上述治疗基础上加灸照海、命门、上髎、次髎、中髎、下髎穴,每穴各灸 1~3 壮。

3. 按摩疗法 点按、点揉法按摩中极、地机、水道、血海、太冲、三阴交、关元、肝俞、肾俞、照海、足三里等穴,每日 1 次;每次每穴 2~3 分钟。刺激强度中等偏下,以微觉穴位处有酸胀且有轻度疼痛感为度。

4. 脐疗法 将人工麝香 0.3 克,小茴香粉 2 克,川芎粉 2 克,乳香粉 1 克药物混匀。填入肚脐内,外用胶布固定,每周换药 1 次。

5. 贴敷疗法

(1)盐敷法:选择颗粒大小均匀、没有杂质而干燥的青盐适量,倒入铁锅中,用文火慢慢加热,边加热边搅拌,待温度达55℃～60℃时,装入大小合适的布袋内,扎紧袋口,敷于腰骶部;每次热敷10～15分钟;然后再加热后敷于下腹部10～15分钟,每日1次。

(2)药物贴敷法:取生乳香、没药、王不留行、细辛、生草乌、干姜各10克,全蝎、威灵仙、泽兰叶各15克,当归尾30克,蜈蚣4条,十大功劳叶、甘遂各20克。上药用香油1千克煎枯,过滤去渣,再熬油至滴水成珠。将药膏摊于牛皮纸上,贴敷肾俞、关元穴位上,3～5日后去掉,每月2次。

6. 热敷法

(1)葱热敷法:取新鲜葱白约500克,捣烂后放入铁锅内炒热,趁热出锅,用布包裹,扎紧,置于腰部和下腹部热敷,每次敷15～20分钟。每日1次。

(2)药物热敷法:取五加皮、桂枝、秦艽各120克,艾叶210克,川乌、红花、麻黄各90克,桑枝、木瓜各300克,牛膝150克,皂荚600克。共研为粗末后,500克装1袋。使用时每袋药加葱100克,黄酒150毫升,分装在2个宽10厘米、长2厘米的布袋内,缝上袋口后蒸1小时,取出一个待用,敷于腰部和下腹部;敷时先用一块温水毛巾,拧干后双层放于将敷部位,然后将蒸过的布袋敷在上面,每隔10～15分钟与蒸锅内药袋交换,共敷1小时,每日1次。每一药袋可重复用4日,4日后如前法另装新药再敷。

(3)热水袋热敷法:选择大号不漏水的热水袋,然后将70℃左右的热水装至热水袋容量的2/3,排出袋内气体,旋紧袋盖,装入棉布套内或用棉布包好后敷于腰骶部和腹部,每次热敷 20～30 分钟。每日 1 次。

【编者按】 痛经属妇科常见病,定期发作,对该病的预防和治疗经络锻炼比吃药好。

五十二、头 痛

头痛是指从前额向上、向后至枕部(相当头皮区域)的疼痛。临床上一般包括各种病因,尤以五官疾病所致的颅面部痛为多见。头痛是众多疾病常有的症状之一,然而大多数的头痛并无特异性,如急性传染病所致的头痛,常随原发病的好转或痊愈而消失。少数头痛性疾病如偏头痛、三叉神经痛等,因其临床特殊表现而有诊断意义。头痛发生的机制主要有血管病变、脑膜受刺激、肌肉病变、神经病变、血管活性物质、功能性、精神性、中枢神经系统的异常放电等。

经络锻炼方法:

1. 意拳养生桩 卧式二或垂提式。一般在饭前 1 小时锻炼为好,每次 30 分钟,每日 2 次,通常在坚持锻炼 3 个月后会有明显的疗效。

2. 太极拳 每日晨起练习 1 小时。

3. 易筋经 每日练习 1 次。

4. 艾灸疗法

(1)艾条温和灸:取合适体位,家属取艾条 2 支,将其一端点燃,双手同时灸肾俞、命门各 10～15 分钟,然后灸一侧太溪、三阴交各 5～10 分钟,再灸外关穴 2 分钟(下次灸另一侧太溪和三阴交穴)。每日 1 次。

(2)雀啄灸:取艾条 1 支,将其一端点燃,先靠近风池穴灸,然后慢慢抬高,直至患者感到有温热感又比较舒服时,采用雀啄法一左一右地灸双侧风池穴15~20分钟,每日1次,10次为1个疗程。

5. 拔罐疗法

(1)刺络拔罐法:患者仰卧位,家属将拔罐部位(阿是穴和太阳穴)严格消毒,用三棱针在阿是穴和太阳穴点刺,再在点刺部位拔火罐,留罐时间10~15分钟。起罐后,宜用酒精棉球擦净局部皮肤。

(2)药罐疗法:取云南白药粉10克,大黄粉50克,三七粉15克,红花末30克,当归末60克,放置于砂锅内加入适量的清水置于火上,煎煮10分钟后,再将竹罐放入砂锅中一起煮5分钟。用镊子将罐口朝下夹出,迅速用凉毛巾紧扪罐口,立即将罐拔在风池穴、阿是穴、太阳穴等部位上,留罐时间5分钟,每周1~2次。

(3)闪罐法:患者仰卧位,将太阳穴常规消毒,将罐体拔住后立即起下,如此反复多次地拔住起下,开启双侧太阳穴部。直至皮肤潮红、充血或瘀血为度。每周1~2次。

6. 按摩疗法

(1)一般穴位按摩疗法:先用掌揉法轻揉患者额头部5分钟以使患者精神放松,其次用点揉法按摩百会、率谷、囟会、阿是穴各2~3分钟,并重复以上过程2次。再以点按及点揉法按摩风池穴5~6分钟,最后同样以点按及点揉法按摩合谷穴1~2分钟,强度以被按摩穴位局部酸胀感,能忍受并感觉舒适为度。每日1次。

在一般穴位按摩疗法治疗头痛的基础上,针对头痛的发病特点,可选择下列穴位按摩以加强疗效及加强治疗的针对性。以前额痛为主及头痛伴有眉棱骨痛者:点揉及点按印堂、上星、头维、内庭、鱼腰、攒竹等穴各 2 分钟,较适用于眼部疾患引起的头痛及血管神经性头痛患者;头顶部疼痛较重者:点揉及点按通天、行间、太冲、至阴、后溪、内关、涌泉等穴各 2 分钟,较适用于高血压头痛患者及卒中后遗症头痛患者的治疗;后头痛及头枕部疼痛者:点揉及点按后顶、天柱、昆仑、后溪、申脉等穴各 3 分钟,多用于颈椎病、脑震荡后遗症、高血压、卒中后遗症等疾病引起的头痛;偏头痛及三叉神经痛者:点揉及点按头维、外关、悬颅、足临泣、颊车等穴各 4 分钟;风寒感冒头痛者:点揉及点按列缺、风门、少商、曲池等穴各 3 分钟;风热感冒头痛者:点揉及点按曲池、大椎、外关等穴各 3 分钟;气血虚头痛者:点揉及点按气海、肝俞、脾俞、合谷、足三里、关元、命门等穴各 2 分钟;各种头痛、久治不愈者:点揉及点按中脘、内关、丰隆、解溪等穴各 5 分钟。

(2)头部穴位叩击法:用两手的手指尖和指腹处交替叩击患者头部各处,叩击的力度以患者感觉舒适为度。每次 20~30 分钟,每日 3 次。

7. 贴敷疗法

(1)药物贴敷疗法:取白砒、藤黄、斑蝥、红娘子各 30 克,共研细末。临用时取药末,加水为丸如梧桐子大。将一丸放膏药中间,另用一张膏药将药合入粘住,用针刺数孔后贴敷在太阳、列缺、风池、合谷等穴位上,胶布固定,每日 1 换。

(2)药物热敷疗法:取刘寄奴、透骨草、伸筋草、五加皮、地骨皮、白鲜皮、桂枝、独活、秦艽各 120 克,艾叶 210 克,天花粉、川乌、草乌、红花、麻黄、干姜、狼毒各 90 克,桑枝、木瓜各 300 克,牛膝 150 克,硫黄、轻粉、黄丹各 60 克,皂荚 600 克,混合研为粗末后,500 克装 1 袋。使用时每袋药加葱 100 克,醋 250 毫升,分装在 2 个宽 10 厘米、长 2 厘米的布袋内,缝上袋口后蒸 1 小时,取出 1 个待用。敷于头部时,先用一块薄温水毛巾,拧干后双层放于患部,然后将蒸过的布袋敷在上面,每隔 10~30 分钟与蒸锅内药袋交换,共敷 1~2 小时,每日 1 次。每药袋可重复用 4 日,4 日后如前法另装新药再敷。8 次为 1 个疗程。

8. 脐疗法 取生石膏 100 克,白芷、川芎各 50 克,共研细末,每次用 5~8 克敷脐窝中,外以胶布或伤湿止痛膏封闭固定。每日换药 1 次。直至病愈。

9. 头面保健经络锻炼法 每日早、晚各 1 次。

【编者按】 对头痛的防治上述方法都比较好,但读者注意一定要诊断准确后方可采用。

五十三、小儿厌食

小儿厌食是指小儿在除外其他急慢性疾病后的较长时期食欲缺乏或减退,甚至拒食的一种病证。表现为以厌食为主,无食欲,食量减少,大便或干或稀,精神尚可,严重者拒食,并可见面色萎黄、消瘦、疲乏,有的体重下降或不增,或见皮肤干燥、毛发稀黄、枯干或发育不良等症。

经络锻炼方法:

1. 捏脊疗法 操作时要先使双手保持一定的温度,用拇指和其余手指从尾椎部位开始,把皮肤提起来,右手食指紧紧顶住左手食指甲上,沿着椎骨及椎骨两旁分三条线按左、中(脊柱)、右从下往上捏,一直到肩部,捏完1次以后,点揉肾俞、脾俞穴各2~3分钟,重复以上动作10次,每日捏脊1次。

2. 脐疗法 取砂仁、炒白术、陈皮、香附、人参各2克,研为细末后敷于患者脐内,用纱布盖住,再以腹带固定,每3日换药1次,并注意防止脐部感染。

3. 按摩疗法

(1)穴位按摩:点揉法按摩胃仓、中庭、四缝、足三里穴,每次每穴3~4分钟,刺激强度中等偏下,以穴位处有轻微酸胀感为度,每日1次。

(2)摩腹:用掌摩法摩腹,手法宜轻,方向顺时针,时间为8~10分钟,在饭后2小时进行,日久方可见效果。

4. 艾灸疗法

(1)艾条温和灸:取艾条将其一端点燃,灸关元、足三里、下脘、中脘、上脘等穴,每次每穴2分钟,每日1次。

(2)温灸盒灸:仰卧位,选用中号温灸盒横放在腹部,将艾炷点燃置于温灸盒内,以腹部有轻微温热感为度,灸5~8分钟;隔日1次。

(3)雀啄灸法:用雀啄法一上一下地对关元及足三里两穴施灸,强度以局部有微热感为度,每穴每次灸5~8分钟。每日1次。

5. 穴位挑刺法 将四缝穴严格消毒后,用灭菌的三棱针对准四缝穴快速点刺,使出血或挤出少许黄白色透明黏液,然后用消毒干棉球擦净。每3个月1次。

【编者按】 小儿厌食的捏脊疗法,是中医特色医疗的良好临床疗效的体现,屡用屡验。

五十四、牙 痛

牙痛是指以牙齿疼痛为主要症状的一种疾病,多在遇冷、热、酸、甜等刺激时牙痛加剧。常兼有口臭、口渴、便秘、牙龈肿或牙齿松动等。中医学将其分为胃火牙痛(牙痛甚剧,兼有口臭、口渴、便秘)和肾虚牙痛(牙痛隐隐,时作时休,口不臭,或牙齿浮动)。

经络锻炼方法:

1. 意拳养生桩 每次30分钟,每日2次。

2. 太极拳 每日晨起练习1小时。

3. 头面保健经络锻炼法 每日锻炼1次,其中叩齿、搅海及鼓漱应在清晨起床前、午后及睡前各1遍。

4. 按摩疗法 点按、点揉法按摩下关、内庭、颊车、太溪、行间、合谷等穴,每日1次;每次每穴2~4分钟。刺激强度中等,以觉穴位处有明显酸胀且有中度疼痛感为度。按摩后用升麻20克,黄芩10克,黄连10克,泡水漱口3~5次,疗效更好。

5. 艾灸疗法

(1)艾条温和灸:取艾条将其一端点燃,灸合谷、颊车、下关等穴,每穴每次2~4分钟,每日1次。适用于肾虚牙痛。

(2)温灸盒灸:俯卧位,用大号温灸盒横放在腰眼、大肠俞、次髎穴位上,将艾炷点燃置于温灸盒内,灸15~20分钟;然后再仰卧位,选用中号温灸盒横放在关元穴处,将艾炷点燃置于温灸盒内,灸5~7分钟;每日1次。适用于肾虚牙痛。

(3) 薄荷灸：取干薄荷叶，制成薄荷灸，将其一端点燃，灸合谷、颊车、下关等穴，每穴每次 2～4 分钟，每日 1 次。适用于胃火牙痛。

6. 贴敷疗法 生姜汁 150 毫升，黄明胶 90 克，乳香末 6 克，没药末 9 克，川椒末 12 克，白芍 30 克，麸皮 300 克，醋适量。将生姜汁、黄明胶、白芍入锅加热，再放乳香、没药，熬 5 分钟后取下放在沸汤上炖，以柳条不停搅动。成膏后加入川椒末搅匀，离汤取下锅，待温时，以牛皮纸摊贴，每张约 4 平方厘米。取摊成的膏药贴颊车、合谷、下关等穴处，以醋炒麸皮，布包放膏药上熨之，1～2 日取下，或以敷贴处穴位起小疱为度。

【编者按】 俗话说"牙痛不是病，疼起来真要命"。建议读者以防为主，尤其重视头面部保健经络锻炼法。

五十五、亚健康状态

亚健康是指人体处于健康和疾病之外的第三种状态，该现象越来越引起大家的重视。亚健康状态不是疾病，但有疲乏、记忆力减退、食欲缺乏、偶发失眠、烦躁易怒、性功能下降、大便不规律等多种临床表现。多发生在中年人和白领阶层，是长期体力、脑力透支的结果，也与不良生活习惯密切相关。

经络锻炼方法：

1. 意拳养生桩 每次 30 分钟，每日 2 次。

2. 太极拳 每日晨起练习 1 小时。

3. 艾灸疗法

(1) 艾炷隔姜灸：取血海、关元俞、足三里、百会等穴，隔日1次,每穴每次灸2~4分钟。

(2)艾条温和灸:俯卧位,家属取艾条1支,将其一端点燃对准患者腰背部,沿腰背部夹脊穴自上而下灸,灸20分钟,每日1次。

(3)温灸盒灸:先俯卧位,用大号温灸盒2个放在腰部及背部,将艾炷点燃置于温灸盒内,灸10~12分钟;然后再仰卧位,选用中号温灸盒横放在关元穴处,将艾炷点燃置于温灸盒内,灸5~8分钟,每日1次。

4. 按摩疗法

(1)穴位按摩:点按、点揉法按摩关元、足三里、百会、会阴、肾俞、风池、太阳、合谷、太冲、肩井等穴,每日1次,每次每穴3~5分钟。刺激强度中等,以觉穴位处有酸胀且有中度疼痛感为度。头晕者加点揉丰隆、涌泉穴各3~5分钟,中等刺激强度。

(2)消疲健身按摩:俯卧位,用推、擦、按、揉、摩等手法在患者的整个背部及腰部进行按摩,以患者感觉身体发热、微汗出为治疗目的,若在按摩过程中患者能入睡效果最好。通常应在温度26℃以上进行,每日1次。

5. 坐罐法 俯卧位,家属将拔罐部位消毒后,用闪火法把形成负压的罐体从上到下吸拔在腰背部脊柱两侧膀胱经穴,强度以单手上提罐体能带动肌肉且患者能忍受为度,留罐时间10~15分钟。起罐后慢慢活动腰部2~3分钟。每周1次,10次为1个疗程。

6. 刮痧疗法 俯卧位,家属用刮痧板由上到下从左、右两侧腰背部进行刮治3~5遍,再从脊柱正中向两侧分别刮治 2～4 遍,轻重适量,以被刮部位皮肤轻至中度瘀血为度,1～2 周 1 次。

操作及作用:刮痧疗法是指用边缘光滑的瓷器片、硬币、玻璃短棍、牛角、刮痧板或手指等在体表皮肤由上至下、从左至右或从中心向外侧刮动的一种治疗方法。刮痧疗法的作用是,通过对皮肤、肌肉及皮下神经末梢的刺激,起到活血化瘀、舒筋通络作用。刮痧疗法能调整整个循环、神经系统的功能,可使血液回流加快,循环增强,促使毛细血管的渗出液自行吸收,加强人体的抗病能力。

【编者按】 相对于亚健康状态的预防来说,亚健康状态的治疗并不难;亚健康的预防关键在于能否正确处理好工作、学习、休息和锻炼之间的关系。

五十六、阳 痿

阳痿,是指男子未届性功能衰退时期,性欲要求缺乏,阴茎不能勃起,或勃起而不坚,不能进行正常的性生活。本证可见于性神经衰弱及某些慢性虚弱性疾病,严重影响生活质量和夫妻感情。

经络锻炼方法:

1. 意拳养生桩 每次 30 分钟,每日 2 次。

2. 太极拳 每日晨起练习 1 小时。

3. 易筋经 每日练习 1 次。

4. 艾灸疗法

(1)艾条温和灸:取合适体位,家属取艾条 2 支,将其一端点燃,双手同时灸肾俞、命门各 10～15 分钟,然后灸一侧太溪、三阴交各 5~10 分钟,再灸关元穴 2 分钟(下次灸另一侧太溪和三阴交穴)。每日 1 次,有特效。

(2)艾炷隔姜灸:取穴关元俞、足三里、丰隆、关元等,隔日 1 次,每穴每次灸 2~4 分钟。

(3)雀啄灸:取鲜姜 1 块,切成直径 3 厘米左右、厚 0.3~0.4 厘米的薄片,中间用针刺几个小孔,然后将姜片置于命门、肾俞、足三里等穴位上,点燃艾条,采用雀啄法一上一下地隔姜对穴位施灸,强度以局部有灼痛感为度,每穴每次灸 10~15 分钟,每日灸治一侧穴位,10 次为 1 个疗程。

5. 按摩疗法

(1)一般穴位按摩:点按、点揉法按摩关元俞、会阳、关元、委中、肾俞、会阴、丰隆、三阴交等穴,每日 1 次;每次每穴 2~3 分钟。刺激强度中等偏下,以微觉穴位处有酸胀且有轻度疼痛感为度。

(2)补督强腰法:俯卧位,家属用滚法以中等强度在腰骶部反复按摩 20~30 分钟,至患者腰骶部有温热感为止,再用点按及点揉法从上到下自百会穴至长强穴沿脊柱进行按摩 3~5 次。每日 1 遍。

6. 贴敷疗法 取川芎、川椒、大茴香(炒)、肉桂、补骨脂、川楝子、升麻各 30 克,附片 15 克,葱汁、姜汁各适量。将药粉碎为末,过筛。每次取药粉 20 克,加姜汁、葱汁调膏,放于腰眼穴位上,上盖净布,以艾炷放膏上点燃灸之。每日 1 次。

7. 拔罐疗法

(1)坐罐法:俯卧位,家属将拔罐部位消毒后,用闪火法把形成负压的罐体吸拔在腰眼、委中、八髎、足三里、肾俞等穴位处,强度以单手上提罐体能带动肌肉且患者能忍受为度,留罐时间10~15分钟。起罐后慢慢活动腰部2~3分钟。每周1次。

(2)药罐疗法:取牛膝、肉桂、附子、生地黄、杜仲、红花、益母草、补骨脂各50克,金匮肾气丸(水丸)100克,装入纱布袋内,扎紧袋口后放入砂锅中,然后加入适量的清水放置于火上,煎煮30分钟后,再将竹罐放入砂锅中一起煮20分钟。用镊子将罐口朝下夹出,迅速用凉毛巾紧扣罐口,立即将罐拔在腰眼、肾俞、八髎等穴位上,留罐时间8~10分钟,每周2次。

【编者按】 阳痿一证,发病较众。经络锻炼法治疗阳痿,方法简单而疗效显著。但须注意以下几点:首先,自身年龄是否到了阳不举的阶段?其次,要找到发病的原因,如疲劳、其他疾病导致等;再次,治疗期间要禁止房事,顺其自然,力争水到渠成;最后,因为该病不是一个人的事,对方也有责任,所以夫妻要协调同治,同时重视心理治疗。

五十七、腰　痛

腰痛是以腰部疼痛为主要症状的一类病证,可表现在腰部一侧或两侧,也可牵涉上下左右各部组织,因腰脊相邻,其疼痛部位或以正中脊部为重,或在脊柱两侧腰部为甚,故一般合称腰背痛,或统称为腰痛。腰痛是一种常见病、多发病,尤其是慢性腰痛,因其发病率高,临床治疗效果差,使患者长期遭受病痛折磨,影响正常生活和工作,也给患者及其家属带来痛苦和烦恼。腰痛发生多与外伤、姿势不良、先天性畸形、炎症、肿瘤性疾患、气候及环境因素等有关。本节介绍的方法比较适用于对腰椎间盘突出症、慢性腰肌劳损、椎管狭窄等病症的治疗。

经络锻炼方法：

1. 意拳养生桩 坐式一、卧式二或预备式。每次30分钟,每日2次。

2. 太极拳 每日晨起练习1小时。

3. 经络运动锻炼法 每日练习1遍。

4. 艾灸疗法

(1)艾条温和灸:取艾条2支,将其一端点燃,双手同时灸肾俞、命门各10～15分钟,然后灸一侧太溪、三阴交各5～10分钟,再灸外关穴2分钟(下次灸另一侧太溪和三阴交穴),每日1次。

(2)温灸盒灸:先俯卧位,用大号温灸盒横放在(腰眼穴、大肠俞、次髎)穴位上,再将艾炷点燃置于温灸盒内,灸15～20分钟;然后再仰卧位,选用中号温灸盒横放在关元穴处,将艾炷点燃置于温灸盒内,灸15～20分钟,每日1次。

(3)艾炷隔姜灸:取鲜姜1块,切成直径3厘米左右,厚0.3～0.4厘米的薄片,中间用针刺几个小孔,然后将姜片置于大肠俞、腰眼、跟上(内踝平行跟腱上2寸)、关元等穴位上,将艾炷放在姜片上点燃,每穴各灸1～3壮,每日1次。

(4)隔盐温灸盒灸:取干燥洁净粗盐平铺于腰部,厚度约0.3厘米,选用大号温灸盒,置于患者腰部,将艾炷点燃置于温灸盒内,灸20～30分钟,每日1次。

(5)艾炷非化脓灸:取俯卧位,灸肾俞4~6壮,灸腰俞6~9壮,灸志室4~6壮,灸膈俞6~8壮。每次灸一侧穴位,每周2次。

5. 按摩疗法

(1)穴位按摩疗法:取俯卧位,先用掌揉法轻揉腰部5分钟以放松腰部肌肉,其次用点揉法按摩肾俞、命门、腰眼穴及腰阳关各3~5分钟,按摩阿是穴5~8分钟,再次用点揉法按摩阳陵泉3分钟,最后同样以点揉法按摩委中穴1~2分钟,要求双手同时进行按摩,强度以被按摩穴位局部酸胀感、患者能忍受并感舒适为度。每日可进行1~2次。在一般穴位按摩疗法治疗腰痛的基础上,针对腰痛的发病特点可选择下列穴位按摩以加强疗效。急性腰痛者:点揉横骨、水沟穴各5分钟。腰部重痛者:点揉养老、复溜、跗阳穴各5分钟,适用于妇科病及外感风寒引起的腰痛。腰部酸痛者:点揉犊鼻、足三里穴各5分钟,多用于慢性腰肌劳损、老年骨质疏松、慢性前列腺炎等疾病引起的疼痛。腰痛连腿(牵涉痛)者:点揉髀关、伏兔、阴市、环跳、涌泉穴各3分钟,其中在按摩环跳穴时,须有从环跳穴开始向下肢放射的感觉。腰部闪挫伤后疼痛者:点揉承山、水沟穴各5分钟。腰骶痛者:点揉秩边、上髎、次髎、中髎、下髎穴各3分钟。肾虚腰痛者:点揉气海、关元、命门穴各5分钟。腰部空痛者:点揉中髎穴各5分钟,适用于妇女产后及放置宫内节育环而腰痛的患者。

(2)㨰按腰骶法:俯卧位,用㨰法以中等强度在腰骶部反复按摩20~30分钟,至患者腰骶部有温热感为止,再用掌按法按压脊柱两侧肌肉丰厚处,按法操作时需先选定被压部位,双手固定后,利用身体的力量逐渐对被压部位加压,局部所加压力以患者中等忍受程度为限度,此时宜保持恒定压力按压恒定部位90秒钟左右,再缓缓减压至无压力后松开手掌。最后用点按法按压上髎、次髎、中髎、下髎穴各2分钟。

(3)腰部拳击法:取坐位或俯卧位,两手握成空拳,用屈曲的指背一侧在患者腰部轮番往复捶击。每次20~30分钟,每日2次。

6. 贴敷疗法

(1)盐热敷法:选择颗粒大小均匀、没有杂质而干燥的青盐适量,倒入铁锅中,用文火慢慢加热,边加热边搅拌,待温度达55℃~60℃时,装入大小合适的布袋内,扎紧袋口,敷于腰部,每次热敷20~30分钟,每日1次。

(2)药物敷贴法:取生马钱子、透骨草、生穿山甲、汉防己、乳香、没药、王不留行、细辛、独活、生草乌、五倍子、肉桂、枳实、牛蒡子、血余、干姜各10克,全蝎、威灵仙、生大黄、泽兰叶、僵蚕、防风各15克,当归尾30克,蜈蚣4条,功劳叶、甘遂各20克。上药用香油2千克煎枯,过滤去渣,再熬油至滴水成珠,下黄丹1千克搅匀即成。将药膏摊于牛皮纸上,贴肾俞、阿是穴穴位上,3~5日换药1次。每月3次。

(3)脐疗法:将麝香0.3克,马钱子粉0.5克,川芎粉2克,甘草粉1克混匀。填入肚脐眼(神阙穴)内,外用胶布固定,每周换药1次。

7. 拔罐疗法

(1)腰部走罐法:俯卧位,家属先将患者腰骶部进行常规消毒,再在腰骶部或火罐口内涂以适量介质,如润滑液等,用闪火法将罐体拔于皮肤上,循着腰肌上下推拉罐体,可急可缓,可轻可重,但要柔和。为追求强刺激效果,也可用不涂任何润滑液的走罐法。在与皮肤接触过程中,以罐口把皮肤刮出红色并逐步形成紫黑色或鲜红色为度。治疗时,更讲究手法,应密切观察皮肤状况,以免刮破。每次起罐后慢慢活动腰部 2~3 分钟。每周 1 次,10 次为 1 个疗程。

(2) 腰部闪罐法:俯卧位,家属先将患者腰骶部常规消毒,将罐体拔住后立即起下,如此反复多次地拔住起下。直至皮肤潮红、充血或瘀血为度。每次起罐后慢慢活动腰部 2~3 分钟。每周 2 次,10 次为 1 个疗程。

(3) 坐罐法:患者俯卧位,家属将拔罐部位消毒后,用闪火法把形成负压的罐体吸拔在腰眼、委中、环跳、肾俞、承山等穴位处,强度以单手上提罐体能带动肌肉且患者能忍受为度,留罐时间 10~15 分钟。起罐后慢慢活动腰部 2~3 分钟。每周 1 次,10 次为 1 个疗程。

(4) 药罐疗法:取羌活、当归、独活、红花、麻黄、桂枝、艾叶、川乌各 50 克,装入纱布袋内,扎紧袋口后放入砂锅中,然后加入适量的清水放置于火上,煎煮 20 分钟后,再将竹罐放入砂锅中一起煮 20 分钟。用镊子将罐口朝下夹出,迅速用凉毛巾紧扣罐口,立即将罐拔在腰背部及腰眼穴上,留罐时间 10~15 分钟,每周 1 次,15 次为 1 个疗程。

8. 易筋经 每日全套练 1 次。

【编者按】 腰痛的发生原因极多,要想彻底治愈腰痛,方法只有一个,那就是持之以恒的坚持经络锻炼。

五十八、痔　疮

痔疮是直肠末端和肛管皮下的静脉丛发生扩大、曲张所形成的柔软的肿块。由于其发病部位不同，又有内痔、外痔、混合痔之分。内痔：位于齿状线以上，由痔内静脉丛扩大、曲张而形成，表面覆盖黏膜，多发生在直肠末端的右前方、右后方和左侧，又称为母痔区。齿状线以下者为外痔，齿状线上、下均有者为混合痔。痔疮发作的常见症状有出血、痔块脱出、疼痛、黏液自肛内流出、瘙痒、便秘等。

经络锻炼方法：

1. 意拳养生桩　卧式二或垂提式。一般在便后锻炼为好，每次30分钟，每日2次。

2. 太极拳　每日练习1小时。

3. 艾炷隔姜灸　取次髎、会阳、长强、承山、二白等穴，隔日1次，每穴每次灸2~4分钟。

4. 按摩疗法　点揉法按摩长强、承山、二白、阳谷、孔最、太白、气海俞、小肠俞、会阳、秩边、百会、会阴等穴，每日1次；每次每穴3~5分钟。刺激强度中等偏下，以微觉穴位处有酸胀且有轻度疼痛感为度。按摩结束后做提肛动作30次。

5. 熏洗疗法　取附片、肉桂、干姜、细辛、皂荚刺、川芎、苍术、独活、冰片、威灵仙、土鳖虫、全蝎、羌活各10克，红花、川椒各30克，加水煮沸约10分钟，然后倒入脸盆内，待温度达60℃~65℃时，用以熏洗会阴穴及肛门处，注意防止烫伤。

【编者按】　痔疮的防治是慢功夫，多数痔疮患者都知道，尽管手术治疗效果可观，可是容易复发，苦不堪言。请相信若想根治痔疮，离不开经络锻炼法。

五十九、卒中后遗症

卒中后遗症是指脑出血、脑血栓形成、脑栓塞等脑血管病所导致的后遗症。临床症见半身不遂、肌肤不仁、手足麻木、口眼㖞斜、语言不利或兼见头痛、眩晕、烦躁等症。

经络锻炼方法：

1. 意拳养生桩 卧式。一般在饭前1小时锻炼为好，每次30分钟，每日3次，通常在坚持锻炼6个月后会有明显的疗效。

2. 按摩疗法

(1)循经按摩：先充分活动四肢各关节，然后用点按、点揉法沿十二正经的循行顺序逐穴按摩，每日1次。

(2)一般穴位按摩：点揉、点按、鱼际，擦法按摩水沟、十二井穴、太冲、劳宫、丰隆、肩髃、曲池、合谷、外关、环跳、阳陵泉、足三里、冲阳、昆仑等穴，每日1次，每次每穴2~4分钟。刺激强度中等偏下，以微觉穴位处有酸胀且有轻度疼痛感为度。心烦易怒者加点揉双侧太冲穴3~5分钟，宜强刺激，有明显痛感为度；头晕者加点揉丰隆、涌泉、百会等穴各3~5分钟，中等刺激强度。

3. 艾灸疗法

(1)艾炷隔姜灸：①取曲池、合谷、外关、环跳、阳陵泉、足三里、肾俞等穴，隔日1次，每次选用2~4个穴，每穴每次灸2~4分钟，足三里穴必选。②艾炷隔盐灸，取关元、神阙穴，隔日1次，每穴每次灸5~7分钟。

(2)隔盐温灸盒灸：取干燥洁净粗盐平铺于腰部，厚度约

0.3厘米,选用大号温灸盒,置于患者腰部,将艾炷点燃置于温灸盒内,灸20～30分钟,每日1次。

4. 拔罐疗法

(1)腰背部走罐法:俯卧位,家属先将患者腰背部进行常规消毒,再在腰背部或火罐口内涂以适量介质,如润滑液等,用闪火法将罐体拔于皮肤上,循着腰背肌上下推拉罐体,要柔和。治疗时,更讲究手法,应密切观察皮肤状况,以免刮破。每次起罐后慢慢活动腰部2～3分钟。每周1次。

(2)四肢闪罐法:取舒适体位,家属将罐体拔住后立即起下,如此反复多次地拔住起下,开启四肢肌肉丰厚处,直至皮肤潮红为度。每周2次。

【编者按】 卒中后遗症的治疗,一定要用科学的态度去对待,冷静地分析各种治疗方案。笔者认为,对卒中后遗症宜采用针对经络的按摩及艾灸疗法,目的主要是防止肌肉的萎缩变形,预防关节脱位及关节活动障碍,防止压疮、肺炎、静脉栓塞等并发症的发生,最大限度地提高患者的生存质量,减轻疾病给患者及其家庭带来的痛苦。